Situações Clínicas em Neonatologia

Bases para o Diagnóstico e Conduta

Série Atualizações Pediátricas

- **Casos Clínicos em Gastroenterologia Pediátrica – Diagnóstico e Terapia** (*2023*)
- **Oftalmologia pediátrica e os desafios mais frequentes** (*2022*)
- **Nutrição na consulta pediátrica – como conduzir** (*2022*)
- **Hematologia e Hemoterapia Pediátrica - um guia prático** (*2022*)
- **Aleitamento materno na era moderna – vencendo desafios** (*2021*)
- **O dia a dia do pediatra** (*2021*)
- **Cuidados paliativos na prática pediátrica** (*2019*)
- **Dermatologia pediátrica no consultório** (*2019*)
- **Infectologia nas emergências pediátricas** (*2019*)
- **Medicina do sono** (*2019*)
- **Pneumologia pediátrica no consultório** (*2019*)
- **Puericultura passo a passo** (*2019*)
- **Da queixa clínica à reumatologia pediátrica** (*2019*)
- **Adolescência e sexualidade – visão atual** (*2016*)
- **Atualização em alergia e imunologia pediátrica: da evidência à prática** (*2016*)
- **Do pediatra ao endocrinologista pediátrico: quando encaminhar** (*2016*)
- **Pediatria ambulatorial: da teoria à prática** (*2016*)
- **A saúde mental na atenção à criança e ao adolescente: os desafios da prática pediátrica** (*2016*)
- **Atualizações em terapia intensiva pediátrica – 2ª edição** (*2014*)
- **Doenças pulmonares em pediatria: atualização clínica e terapêutica** (*2014*)
- **Hematologia e hemoterapia pediátrica** (*2013*)
- **Obesidade no paciente pediátrico: da prevenção ao tratamento** (*2013*)
- **Otorrinolaringologia para o pediatra – 2ª edição** (*2013*)
- **Odontopediatria para o pediatra** (*2013*)
- **Imunizações em pediatria** (*2013*)
- **Oncologia para o pediatra** (*2012*)
- **Gastroenterologia e hepatologia na prática pediátrica – 2ª edição** (*2012*)
- **O recém-nascido de muito baixo peso – 2ª edição** (*2010*)
- **Oftalmologia para o pediatra** (*2010*)
- **Emergências pediátricas – 2ª edição – revisada e ampliada** (*2010*)
- **Atualidades em doenças infecciosas – manejo e prevenção** (*2009*)

O presente livro passou por criterioso processo de revisão científica e gramatical pelos coordenadores, editores e produtores. No entanto, ainda assim, está sujeito a erros. Caso o leitor tenha alguma dúvida, solicitamos que entre em contato com a Sociedade de Pediatria de São Paulo (SPSP).

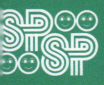

Sociedade de Pediatria de São Paulo
Departamento Científico de Neonatologia

Situações Clínicas em Neonatologia

Bases para o Diagnóstico e Conduta

Série Atualizações Pediátricas

Coordenadores

Lilian dos Santos Rodrigues Sadeck

Maria Regina Bentlin

Celso Moura Rebello

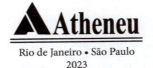

Rio de Janeiro • São Paulo
2023

Sociedade de Pediatria de São Paulo
– Diretoria de Publicações –

Diretora: Cléa Rodrigues Leone

Membros: Antonio Carlos Pastorino, Antonio de Azevedo Barros Filho, Celso Moura Rebello, Cléa Rodrigues Leone, Fabio Carmona, Gil Guerra Junior, Luis Eduardo Procopio Calliari, Marina Carvalho de Moraes Barros, Mário Cícero Falcão, Paulo Henrique Manso, Ruth Guinsburg, Sonia Regina Testa da Silva Ramos, Tamara Beres Lederer Goldberg, Tulio Konstantyner

Coordenadora Editorial: Paloma Ferraz

EDITORA ATHENEU

São Paulo	—	*Rua Maria Paula, 123 – 18º andar*
		Tel.: (11) 2858-8750
		E-mail: atheneu@atheneu.com.br
Rio de Janeiro	—	*Rua Bambina, 74*
		Tel.: (21) 3094-1295
		E-mail: atheneu@atheneu.com.br

Produção Editorial: *Know-How Desenvolvimento Editorial*
Capa: *Equipe Atheneu*

CIP-BRASIL. CATALOGAÇÃO NA PUBLICAÇÃO
SINDICATO NACIONAL DOS EDITORES DE LIVROS, RJ

S637

Situações clínicas em neonatologia: bases para o diagnóstico e conduta / coordenadores Lilian dos Santos Rodrigues Sadeck, Maria Regina Bentlin, Celso Moura Rebello. - 1. ed. - Rio de Janeiro : Atheneu 2023.

24 cm. (Atualizações pediátricas)

Inclui bibliografia e índice
ISBN 978-65-5586-513-4

1. Neonatologia. 2. Recém-nascidos - Cuidado e tratamento. I. Sadeck, Lilian dos Santos Rodrigues. II. Bentlin, Maria Regina. III. Rebello, Celso Moura. IV. Série.

22-81591

CDD: 618.9201
CDU: 616-053.31

Meri Gleice Rodrigues de Souza - Bibliotecária - CRB-7/6439
13/12/2022   15/12/2022

SADECK, L. S. R.; BENTLIN, M. R.; REBELLO, C. M.
Situações Clínicas em Neonatologia – Bases para o Diagnóstico e Conduta *– SPSP.*

© *Direitos reservados à EDITORA ATHENEU – Rio de Janeiro, São Paulo, 2023.*

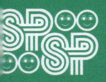

Sociedade de Pediatria de São Paulo
Departamento Científico de Neonatologia

Diretoria Executiva 2019-2022
Presidente: Sulim Abramovici
1º Vice-presidente: Renata Dejtiar Waksman
2º Vice-presidente: Claudio Barsanti
Secretária-geral: Maria Fernanda Branco de Almeida
1º Secretário: Ana Cristina Ribeiro Zollner
2º Secretário: Lilian dos Santos Rodrigues Sadeck
1º Tesoureiro: Mário Roberto Hirschheimer
2º Tesoureiro: Paulo Tadeu Falanghe

Diretoria de Publicações
Diretora: Cléa Rodrigues Leone
Membros: Antonio Carlos Pastorino, Antonio de Azevedo Barros Filho, Celso Moura Rebello, Cléa Rodrigues Leone, Fabio Carmona, Gil Guerra Junior, Luis Eduardo Procopio Calliari, Marina Carvalho de Moraes Barros, Mário Cícero Falcão, Paulo Henrique Manso, Ruth Guinsburg, Sonia Regina Testa da Silva Ramos, Tamara Beres Lederer Goldberg, Tulio Konstantyner

Coordenadora Editorial
Paloma Ferraz

Coordenadores

LILIAN DOS SANTOS RODRIGUES SADECK
Doutora em Pediatria pela Faculdade de Medicina da Universidade de São Paulo (FMUSP). Neonatologista do Centro Neonatal do Instituto da Criança do Hospital das Clínicas da FMUSP. Diretora de Cursos e Eventos da Sociedade Brasileira de Pediatria (SBP) e da Sociedade de Pediatria de São Paulo (SPSP). Secretária do Departamento Científico de Neonatologia da SBP. Membro do Departamento Científico de Neonatologia e Segunda Secretária da SPSP.

MARIA REGINA BENTLIN
Professora Livre docente da Disciplina de Neonatologia do Departamento de Pediatria da Faculdade de Medicina de Botucatu (FMB/UNESP). Chefe da UTI Neonatal do Hospital das Clínicas da FMB/UNESP (HC-FMB/UNESP). Chefe do Departamento de Pediatria da FMB/UNESP. Presidente do Departamento Científico de Neonatologia da Sociedade de Pediatria de São Paulo (SPSP).

CELSO MOURA REBELLO
Doutor em Pediatria pela Faculdade de Medicina da Universidade de São Paulo (FMUSP). Membro do Departamento Científico de Neonatologia da Sociedade de Pediatria de São Paulo (SPSP).

Colaboradores

ANA MARIA ANDRÉLLO GONÇALVES PEREIRA DE MELO
Mestre em Pediatria pela Faculdade de Medicina da Universidade de São Paulo (FMUSP). Neonatologista do Hospital Samaritano (SP/UHG). Médica assistente da Unidade Neonatal do Hospital Universitário (HC-FMUSP). Coordenadora da UTI Neonatal do Hospital Metropolitano (SP/UHG). Instrutora do Programa de Reanimação Neonatal da Sociedade Brasileira de Pediatria (SBP). Membro do Departamento Científico de Neonatologia da Sociedade de Pediatria de São Paulo (SPSP).

ANA TOMIE NAKAYAMA KURAUCHI
Doutora em Ciências pela Faculdade de Medicina da Universidade de São Paulo (FMUSP). Membro dos Departamentos Científicos de Neonatologia da Sociedade de Pediatria de São Paulo (SPSP) e da Sociedade Brasileira de Pediatria (SBP). Instrutora do Programa de Reanimação Neonatal.

BETTINA BARBOSA DUQUE FIGUEIRA
Mestre em Perinatologia pelo Instituto de Assistência Médica ao Servidor Estadual de São Paulo (IAMSP/SP). Médica Neonatologista do Hospital Municipal Dr. Carmino Caricchio. Membro do Departamento Científico de Neonatologia e do Grupo de Reanimação Neonatal da Sociedade de Pediatria de São Paulo (SBP).

CELESTE GOMEZ SARDINHA OSHIRO
Mestre e Doutora em Pediatria pela Universidade Estadual Paulista Júlio de Mesquita Filho (Unesp/Botucatu). Professora Assistente Doutora da Faculdade de Ciências Médicas de Sorocaba da Pontifícia Universidade Católica de São Paulo (PUC-SP). Médica Pediatra Neonatologista Diarista da UTI Neonatal do Conjunto Hospitalar de Sorocaba e Hospital Unimed de Sorocaba. Supervisora da Residência Médica de Neonatologia da PUC-SP. Membro do Departamento Científico de Neonatologia da Sociedade de Pediatria de São Paulo (SPSP).

CLAUDIO RIBEIRO AGUIAR
Doutor em Ciências pela Faculdade de Medicina da Universidade de São Paulo (FMUSP). Assistente Estrangeiro na Université de Lyon, França. Coordenador Médico da UTI Neonatal do Hospital Universitário Taubaté. Ex-presidente e Membro do Departamento Científico de Neonatologia da Sociedade de Pediatria de São Paulo (SPSP).

CLÉA RODRIGUES LEONE

Professora Livre-docente em Pediatria Neonatal pelo Departamento de Pediatria da Faculdade de Medicina da Universidade de São Paulo (FMUSP). Mestre e Doutora em Pediatria Neonatal pelo Departamento de Pediatria da FMUSP. Especialista em Neonatologia e Terapia Intensiva pela Sociedade Brasileira de Pediatria (SBP). Diretora de Publicações da Sociedade de Pediatria de São Paulo (SPSP). Médica Supervisora-técnica da Unidade Neonatal no Hospital e Maternidade Santa Joana-SP.

DANIELA TESTONI COSTA NOBRE

Professora Adjunta da Disciplina de Pediatria Neonatal do Departamento de Pediatria da Escola Paulista de Medicina da Universidade Federal de São Paulo (EPM/Unifesp). Membro do Departamento Científico de Neonatologia da Sociedade de Pediatria de São Paulo (SPSP).

HELENILCE DE PAULA FIOD COSTA

Mestre em Pediatria pela Universidade Federal de São Paulo (Unifesp). Especialista em Pediatria com área de atuação em Neonatologia e Nutrologia Pediátrica pela Sociedade Brasileira de Pediatria (SBP). Diretora do Serviço de Neonatologia do Hospital do Servidor Estadual de São Paulo (IAMSPE). Coordenadora da Equipe Multidisciplinar de Terapia Nutricional do Grupo Santa Joana-SP. Consultora Técnica-científica da UTI Neonatal do Hospital Santa Joana-SP. Membro do Departamento Científico de Neonatologia da Sociedade de Pediatria de São Paulo (SPSP) e da SBP.

JAMIL PEDRO DE SIQUEIRA CALDAS

Professor Associado do Departamento de Pediatria da Faculdade de Ciências Médicas da Universidade Estadual de Campinas (Unicamp). Membro do Departamento Científico de Neonatologia da Sociedade de Pediatria de São Paulo (SPSP).

JOÃO CESAR LYRA

Professor Livre-docente da Disciplina de Neonatologia do Departamento de Pediatria da Faculdade de Medicina de Botucatu (Unesp). Membro do Comitê Executivo do Programa de Reanimação Neonatal da Sociedade Brasileira de Pediatria. Membro do Departamento Científico de Neonatologia da Sociedade de Pediatria de São Paulo.

JULIANA BOTTINO NAVARRO

Médica assistente da Unidade Neonatal do Hospital Universitário da Universidade de São Paulo (HU-USP). Membro do Departamento Científico de Neonatologia da Sociedade de Pediatria de São Paulo (SPSP).

LIGIA MARIA SUPPO DE SOUZA RUGOLO

Professora Associada do Departamento de Pediatria da Faculdade de Medicina de Botucatu (Unesp). Chefe da Disciplina de Neonatologia e da Unidade Neonatal. Membro do Departamento Científico de Neonatologia da Sociedade de Pediatria de São Paulo (SPSP). Membro do Conselho da Rede Brasileira de Pesquisas Neonatais. Membro do Grupo Executivo do Programa de Reanimação Neonatal da Sociedade Brasileira de Pediatria (SBP).

MANDIRA DARIPA KAWAKAMI

Doutora em Ciências da Saúde pela Universidade Federal de São Paulo (Unifesp). Neonatologista da Disciplina de Pediatria Neonatal do Departamento de Pediatria da Escola Paulista de Medicina da Universidade Federal de São Paulo (EPM/Unifesp). Coordenadora Estadual, do Programa de Reanimação Neonatal – São Paulo da Sociedade Brasileira de Pediatria (SBP). Membro do Departamento Científico de Neonatologia da Sociedade de Pediatria de São Paulo (SPSP). Membro do International Liaison Committee on Resuscitation/Neonatal Life Support Task Force (ILCOR).

MARIA FERNANDA BRANCO DE ALMEIDA

Professora Associada da Disciplina de Pediatria Neonatal do Departamento de Pediatria da Escola Paulista de Medicina da Universidade Federal de São Paulo (EPM/Unifesp). Membro do Departamento Científico de Neonatologia da Sociedade de Pediatria de São Paulo (SPSP). Coordenadora do Programa de Reanimação Neonatal da Sociedade Brasileira de Pediatria (SBP). Membro do International Liaison Committee on Resuscitation/Neonatal Life Support Task Force (ILCOR).

MARIA LAURA HANNICKEL PRIGENZI

Mestre em Pediatria pela Universidade Estadual Paulista Júlio de Mesquita Filho (Unesp/Botucatu). Professora Assistente Mestre da Faculdade de Ciências Médicas de Sorocaba da Pontifícia Universidade Católica de São Paulo (PUC-SP). Coordenadora da Unidade Neonatal do Conjunto Hospitalar de Sorocaba. Membro do Departamento Científico de Neonatologia da Sociedade de Pediatria de São Paulo (SPSP).

MARINA CARVALHO DE MORAES BARROS

Doutora em Medicina pela Escola Paulista de Medicina da Universidade Federal de São Paulo (EPM/Unifesp). Professora Afiliada da Disciplina de Pediatria Neonatal da EPM/Unifesp. Professora Orientadora do Programa de Pós-graduação em Pediatria e Ciências Aplicadas à Pediatria da EPM/Unifesp. Membro do Departamento Científico de Neonatologia da Sociedade de Pediatria de São Paulo (SPSP). Editora Executiva da Revista Paulista de Pediatria *da SPSP.*

MARINICE DUARTE DA PONTE

Mestre em Saúde da Criança e do Adolescente pela Universidade Estadual de Campinas (Unicamp). Médica Neonatologista da Maternidade de Campinas, Hospital Santa Tereza (Campinas) e Maternidade Santa Ana (Santana de Parnaíba). Membro do Departamento Científico de Neonatologia da Sociedade de Pediatria de São Paulo (SPSP).

MARTA MARIA GALLI BOZZO MATALOUN

Mestre e Doutora em Ciências pela Faculdade de Medicina da Universidade de São Paulo (FMUSP). Neonatologista. Membro do Departamento Científico de Neonatologia da Sociedade de Pediatria de São Paulo (SPSP).

Paulo Roberto Pachi

Mestre e Doutor em Medicina pela Faculdade de Ciências Médicas da Santa Casa de São Paulo. Professor e Chefe de Clínica Adjunto do Departamento de Pediatria da Santa Casa de São Paulo. Neonatologista da Maternidade Pro Matre Paulista. Responsável pelo Ambulatório de Seguimento de Prematuros da Santa Casa de São Paulo. Membro do Departamento Científico de Neonatologia da Sociedade de Pediatria de São Paulo (SPSP).

Renata Sayuri Ansai Pereira de Castro

Professora Assistente do Departamento de Medicina da Universidade Federal de São Carlos (UFSCAR). Membro do Departamento Científico de Neonatologia da Sociedade de Pediatria de São Paulo (SPSP).

Renata Suman Mascaretti

Doutora em Ciências Médicas pela Faculdade de Medicina da Universidade de São Paulo (FMUSP). Médica Pediatra do Hospital Israelita Albert Einstein. Membro do Departamento Científico de Neonatologia da Sociedade de Pediatria de São Paulo (SPSP).

Renato Oliveira de Lima

Professor de Pediatria da Faculdade de Medicina do Centro Universitário São Camilo. Membro do Departamento Científico de Neonatologia da Sociedade de Pediatria de São Paulo (SPSP).

Ruth Guinsburg

Professora Titular da Disciplina de Pediatria Neonatal do Departamento de Pediatria da Escola Paulista de Medicina da Universidade Federal de São Paulo (EPM/Unifesp). Membro do Departamento Científico de Neonatologia da Sociedade de Pediatria de São Paulo (SPSP). Coordenadora do Programa de Reanimação Neonatal da Sociedade Brasileira de Pediatria (SBP). Membro do International Liaison Committee on Resuscitation/Neonatal Life Support Task Force (ILCOR).

Sérgio Tadeu Martins Marba

Professor Titular, Livre-docente e Doutor em Pediatria pela Faculdade de Ciências Médicas da Universidade Estadual de Campinas (FCM/Unicamp). Professor Titular do Departamento de Pediatria da FCM/Unicamp e da Divisão de Neonatologia do Hospital da Mulher – CAISM/Unicamp. Consultor Neonatal e do Método Canguru do Ministério da Saúde. Membro do Grupo Executivo do Programa de Reanimação Neonatal da Sociedade Brasileira de Pediatria (SBP) e do Conselho Superior da Rede Brasileira de Pesquisas Neonatais (RBPN). Membro do Departamento Científico de Neonatologia da Sociedade de Pediatria de São Paulo (SPSP).

Sílvia Heloisa Moscatel Loffredo

Médica Pediatra com especialização em Saúde Pública pela Universidade de Ribeirão Preto (UNAERP) e em Homeopatia pelo Instituto Brasileiro de Estudos Homeopáticos (IBEHE/UNAERP). Coordenadora e Médica Assistente do Banco de Leite Humano de Guarulhos. Coordenadora Adjunta do Programa de Reanimação Neonatal da Sociedade de Pediatria de São Paulo (SPSP). Membro do Departamento Científico de Neonatologia da SPSP.

Agradecimentos

São muitos os agradecimentos que precisamos fazer.

Em primeiro lugar, à Sociedade de Pediatria de São Paulo (SPSP). Em especial ao seu presidente, o Dr. Sulim Abramovici, e à Dra. Cléa Rodrigues Leone, diretora de publicações, pela oportunidade e principalmente por todo o apoio para a concretização deste livro.

Agradecemos muito a todos os coautores desta publicação, que colaboraram voluntariamente e com muita dedicação, disponibilizando seu tempo, competência e conhecimento para este projeto, destinado aos pediatras e neonatologistas. O estilo que foi proposto para o livro, no formato de casos clínicos, gerou um desafio que foi vencido com louvor. Com certeza será uma importante contribuição para a melhoria do atendimento aos recém-nascidos, pois oferece um guia prático de situações frequentes na unidade neonatal, desenvolvendo um raciocínio clínico que irá sustentar a conduta terapêutica, de forma detalhada, atualizada e consistente.

Agradecemos aos neonatologistas que integram ou já integraram o Departamento Científico de Neonatologia da SPSP, responsáveis pela grandeza da nossa área de atuação. São as peças-chave para manter ativas as reuniões e atividades do departamento, com eventos científicos, publicações, contatos e trocas de experiência que muito enriquecem a todos os participantes.

Agradecemos aos mestres e precursores da Pediatria, especialmente da Neonatologia, que trabalharam a favor do conhecimento, da comunicação e da união entre os colegas por meio da produção acadêmica, do ensino, da pesquisa e das associações de especialistas, abrindo caminhos e pavimentando estradas, hoje trilhadas com maior facilidade pelos médicos que desejam o melhor para os pacientes. É por isso que podemos atuar em práticas inovadoras e avançar para a excelência do cuidado aos recém-nascidos, incluindo medidas diagnósticas e terapêuticas, para alcançarmos uma medicina de excelência, com maior eficiência, economia e cada vez mais humana, justa e igualitária.

Lilian dos Santos Rodrigues Sadeck
Maria Regina Bentlin
Celso Moura Rebello
Coordenadores

Prefácio

Sinto-me muito honrada por ter sido convidada a escrever o prefácio desta nova obra que surge na área da Neonatologia. Em verdade, é um privilégio, ao qual, sem dúvida, não poderia me furtar.

Desde a década de 1960, quando se pôde situar o surgimento da Neonatologia científica como especialidade da Pediatria, os cuidados ao recém-nascido vêm se aprimorando gradativamente, tendo como consequência uma grande redução em sua morbimortalidade.

Tal aprimoramento tem ocorrido graças à dedicação de profissionais que, atuando no dia a dia para prover esses cuidados, não deixam de lado a transmissão de seus vastos e profundos conhecimentos.

Assim é que, neste livro, seus experientes coordenadores Profs. Drs. Lilian dos Santos Rodrigues Sadeck, Maria Regina Bentlin e Celso Moura Rebello inovaram na forma de apresentação, qual seja a de "casos clínicos", propiciando ao leitor uma exposição dinâmica e competente dos temas abordados. Juntamente com seus dedicados colaboradores, trouxeram aos estudiosos, pesquisadores e trabalhadores da área um guia seguro para a condução dos "seus" casos clínicos.

A sucessão dos capítulos é bastante criteriosa, abrangente e, de forma simples, lógica e rigorosa, salienta a importância da informação obtida a partir da história clínica materna, da exploração física do recém-nascido e da solicitação de exames laboratoriais pertinentes. Envolve e induz o leitor na abordagem aos possíveis diagnósticos que pareçam mais prováveis para descartar as distintas opções, de forma fundamentada, até se chegar ao diagnóstico definitivo.

Este livro vem trazer, portanto, uma importante contribuição ao conhecimento da Neonatologia. Estão de parabéns seus autores e colaboradores pela forma e pelo conteúdo da obra.

Leitores, aproveitem!

Conceição Aparecida de Mattos Segre
Livre-docente em Pediatria Neonatal pela Escola Paulista de Medicina
da Universidade Federal do Estado de São Paulo (EPM-Unifesp).
Membro Titular da Academia Brasileira de Pediatria (ABP).
Membro Titular da Academia de Medicina de São Paulo (AMSP).

Apresentação da Presidência

A Sociedade de Pediatria de São Paulo (SPSP) tem como missão o oferecimento de educação continuada aos pediatras, por meio de cursos, jornadas, congressos e publicações científicas. Sabedores da fundamental importância de um profissional capacitado para a orientação de uma vida saudável e para prevenção de doenças, a SPSP trabalha, continuamente, para levar conhecimento atualizado à comunidade médica.

A *Série Atualizações Pediátricas* é um dos resultados desse incansável trabalho. Organizada pela Diretoria de Publicações, a Série é elaborada pelos membros dos departamentos científicos, profissionais de elevado conhecimento médico e de destacada experiência clínica.

É com grande orgulho que apresentamos a edição de *Situações Clínicas em Neonatologia* – Bases para o Diagnóstico e Conduta, trabalho desenvolvido pelo Departamento Científico de Neonatologia da SPSP.

A Neonatologia preocupa-se com uma das mais importantes fases do desenvolvimento em Pediatria. Do sucesso de suas condutas, desde o nascimento e a estabilização, discutindo questões importantes, como prematuridade e suas intercorrências, agravos e emergências, importam em um crescimento mais saudável, com diminuição de eventuais sequelas.

A responsabilidade assumida pelos profissionais do departamento reflete o sucesso e a credibilidade conquistados durante o desenvolvimento da especialidade no Brasil. Os autores reúnem talentos com forte motivação que representam a vanguarda na especialidade e mantêm relacionamento e intercâmbio entre as demais especialidades.

O maior valor de seus profissionais é o compromisso de transmitir os conhecimentos adquiridos, originando novos multiplicadores.

O livro atualiza os conceitos de atendimento, rediscute a fisiopatologia, sempre abordando os temas com base em evidências. O texto é objetivo, didático e de proveitosa leitura.

Com esta publicação saem vencedores os pediatras e as crianças que podem receber atendimento especializado de qualidade.

Sulim Abramovici
Presidente da Sociedade de Pediatria de São Paulo (SPSP).

Apresentação da Diretoria de Publicações

Os avanços ocorridos ao longo do tempo no conhecimento dos mecanismos fisiopatológicos que permeiam os distúrbios neonatais, decorrentes do desenvolvimento de novas técnicas laboratoriais e de sequenciamento genético, têm contribuído para o desenvolvimento da Neonatologia e refletido na qualidade crescente da atenção ao recém-nascido desde o nascimento até sua evolução em longo prazo.

A Diretoria de Publicações da Sociedade de Pediatria de São Paulo (SPSP) procura disponibilizar o novo conhecimento nas diversas áreas da Pediatria por meio da *Série Atualizações Pediátricas*, tendo como base a interpretação das situações clínicas mais frequentes na prática clínica.

Neste volume, *Situações Clínicas em Neonatologia*: Bases para o Diagnóstico e Conduta, o Departamento Científico de Neonatologia oferece aos pediatras a interpretação e a aplicação do conhecimento atual em Neonatologia à prática diária de atenção ao recém-nascido, avaliando as situações clínicas mais frequentes e a definição da conduta a ser seguida, desde o nascimento até a evolução em longo prazo de seus pacientes.

Entre as várias situações clínicas analisadas estão: assistência ao nascimento e estabilização inicial em situações especiais, como nascimento prematuro, recém-nascido com asfixia perinatal e/ou com malformação de parede abdominal; distúrbios respiratórios, cardiorrespiratórios, nefrourológicos e neurológicos, além da nutrição em recém-nascidos de risco, particularmente em recém-nascidos pré-termo.

Dessa forma, os coordenadores e os autores deste volume, de uma forma muito prática, analisam e definem condutas em situações clínicas em Neonatologia que desafiam os pediatras em suas atividades diárias.

Por todos esses motivos, *Situações Clínicas em Neonatologia*: Bases para o Diagnóstico e Conduta configura uma fonte de consulta necessária e importante aos pediatras em suas atividades de atenção a recém-nascidos.

Profa. Dra. Cléa Rodrigues Leone
Diretora de Publicações da Sociedade de Pediatria de São Paulo (SPSP).

Apresentação dos Coordenadores

É com grande prazer que apresentamos o livro *Situações Clínicas em Neonatologia –
Bases para o Diagnóstico e Conduta*, planejado, coordenado e redigido por membros
do Departamento Científico de Neonatologia da Sociedade de Pediatria de São Paulo.
Este livro é inovador na abordagem de seu conteúdo, que se baseia na apresentação
e discussão de casos clínicos da rotina de uma Unidade de Terapia Intensiva Neonatal,
sempre com base na literatura atual. Diversas situações clínicas do dia a dia do
neonatologista são abordadas, com ênfase no seu diagnóstico diferencial e tratamento.

A escolha e a organização dos capítulos foram pensadas de forma a ser a mais
didática possível, abrangendo situações clínicas diversas, como síndromes malformativas,
distúrbios cardiorrespiratórios, nutrição do recém-nascido prematuro, infecções,
emergências cirúrgicas, entre outras.

Colaboraram para a elaboração do livro vários membros do Departamento Científico
de Neonatologia da Sociedade de Pediatria de São Paulo, que utilizaram sua *expertise*
para trazer o que de mais atual e melhor a literatura médica tem a fornecer sobre os
assuntos discutidos, permitindo uma leitura concisa, completa e atualizada.

A Sociedade de Pediatria de São Paulo cumpre, mais uma vez, uma de suas
missões, a de fornecer educação médica continuada de qualidade não apenas para
seus associados, mas também para a comunidade de neonatologistas do Brasil,
contribuindo para o crescimento e aperfeiçoamento de nossa especialidade.

Em nome da equipe de autores e coordenadores deste livro, esperamos que você
tenha a oportunidade de uma leitura agradável e produtiva.

Lilian dos Santos Rodrigues Sadeck
Maria Regina Bentlin
Celso Moura Rebello
Coordenadores

Sumário

Seção 1. Nascimento e estabilização inicial

A assistência ao recém-nascido em situações especiais
Coordenadoras: *Mandira Daripa Kawakami e Sílvia Heloisa Moscatel Loffredo*

1. **Recém-nascido pré-termo, 3**
   João Cesar Lyra
   Ana Maria Andréllo Gonçalves Pereira de Melo
   Sílvia Heloisa Moscatel Loffredo

2. **Recém-nascido com asfixia perinatal, 15**
   Mandira Daripa Kawakami
   Maria Fernanda Branco de Almeida
   Ruth Guinsburg

3. **Recém-nascido com malformação de parede abdominal, 39**
   Jamil Pedro de Siqueira Caldas
   Renato Oliveira de Lima
   Daniela Testoni Costa Nobre

Seção 2. Suporte nutricional

A nutrição de recém-nascido pré-termo e seus desafios
Coordenadoras: *Helenilce de Paula Fiod Costa e Marta Maria Galli Bozzo Mataloun*

4. **Nutrição parenteral no recém-nascido, 49**
   Helenilce de Paula Fiod Costa

5. **Nutrição enteral no recém-nascido pré-termo – atingindo a dieta plena, 67**
   Cléa Rodrigues Leone

6. **Abordagem nutricional durante hospitalização após atingir a alimentação plena, 75**
   Marta Maria Galli Bozzo Mataloun

Seção 3. Principais distúrbios respiratórios em recém-nascido de risco
Coordenadores: *Celso Moura Rebello e Paulo Roberto Pachi*

7. **Recém-nascido a termo com insuficiência respiratória, 87**
   Paulo Roberto Pachi

8. **Recém-nascido pré-termo, muito baixo peso com insuficiência respiratória, 95**
   Claudio Ribeiro Aguiar

9. **Recém-nascido pré-termo, extremo baixo peso com insuficiência respiratória, 101**
   Celso Moura Rebello

Seção 4. Infecções no recém-nascido de risco
Coordenadoras: *Maria Regina Bentlin e Ligia Maria Suppo de Souza Rugolo*

10. **Recém-nascido com risco infeccioso ao nascimento/sepse precoce, 109**
    Maria Regina Bentlin
    Renata Sayuri Ansai Pereira de Castro

11. **Recém-nascido pré-termo com sepse tardia, 121**
    Juliana Bottino Navarro
    Maria Regina Bentlin

12. **Recém-nascido pré-termo extremo com suspeita de infecção fúngica, 131**
    Ligia Maria Suppo de Souza Rugolo
    Maria Regina Bentlin

Seção 5. Distúrbios cardiocirculatórios
Coordenadora: *Lilian dos Santos Rodrigues Sadeck*

13. **Recém-nascido pré-termo de extremo baixo peso com hipotensão no primeiro dia de vida, 143**
    Ligia Maria Suppo de Souza Rugolo

14. **Recém-nascido pré-termo extremo com suspeita de persistência do canal arterial, 151**
    Lilian dos Santos Rodrigues Sadeck

Seção 6. Distúrbios nefrourológicos
Coordenadoras: *Celeste Gomez Sardinha Oshiro e Lilian dos Santos Rodrigues Sadeck*

15. **Recém-nascido pré-termo, muito baixo peso com insuficiência renal, 173**
    Celeste Gomez Sardinha Oshiro
    Maria Laura Hannickel Prigenzi

16. Recém-nascido a termo com hidronefrose antenatal, *183*
Ana Tomie Nakayama Kurauchi
Lilian dos Santos Rodrigues Sadeck

SEÇÃO 7. DISTÚRBIOS NEUROLÓGICOS
Coordenadores: *Sérgio Tadeu Martins Marba e Marina Carvalho de Moraes Barros*

17. Recém-nascido pré-termo, extremo baixo peso com hemorragia intraventricular, *195*
Sérgio Tadeu Martins Marba
Marinice Duarte da Ponte

18. Recém-nascido a termo com síndrome convulsiva, *205*
Marina Carvalho de Moraes Barros

SEÇÃO 8. EMERGÊNCIAS CIRÚRGICAS
Coordenadores: *Bettina Barbosa Duque Figueira e Claudio Ribeiro Aguiar*

19. Recém-nascido pré-termo, extremo baixo peso com enterocolite necrosante, *225*
Renata Suman Mascaretti

20. Recém-nascido a termo com hérnia diafragmática, *237*
Bettina Barbosa Duque Figueira
Celso Moura Rebello

ÍNDICE REMISSIVO, *249*

Seção 1
Nascimento
e estabilização inicial
A assistência ao recém-nascido
em situações especiais

Coordenadoras:
Mandira Daripa Kawakami
Sílvia Heloisa Moscatel Loffredo

Capítulo 1

Recém-nascido pré-termo

João Cesar Lyra
Ana Maria Andréllo Gonçalves Pereira de Melo
Sílvia Heloisa Moscatel Loffredo

Introdução

Embora as taxas de mortalidade infantil no mundo estejam em redução, os números ainda são elevados e a mortalidade neonatal, especialmente causada pela prematuridade, é responsável por grande parte dessas mortes. Em 2019, a mortalidade infantil no Brasil foi 7,8/1.000 nascidos vivos e, segundo o DATASUS, nesse ano nasceram cerca de 314 mil prematuros (idade gestacional < 37 semanas), sendo 43.232 com idade gestacional entre 22 e 31 semanas e 40.453 com peso ao nascer abaixo de 1.500 g.[1]

A sobrevida de prematuros depende de uma série de ações que englobam a assistência pré-natal, os cuidados durante o trabalho de parto e durante o parto e o atendimento de qualidade ao neonato. É recomendado que o nascimento de prematuros ocorra em serviços que disponham de recursos humanos e tecnológicos, evitando o transporte inter-hospitalar e as complicações dele decorrentes.[2,3]

A implementação de práticas assistenciais organizadas, sistematizadas e com base nas melhores evidências científicas vem contribuindo para a maior e melhor sobrevida de recém-nascidos prematuros e tem impacto direto no prognóstico futuro de pacientes críticos.[4] Com base neste princípio, utiliza-se o termo "hora de ouro", que se refere à primeira hora após o parto, período no qual o recém-nascido (RN) vivencia profundas mudanças relacionadas à sua adaptação à vida extrauterina.

Neste capítulo, por meio da descrição de um caso clínico norteador, discutiremos aspectos importantes no atendimento do RN pré-termo (RNPT) desde o nascimento até sua estabilização, na primeira hora de vida.

 Caso clínico

História materna: primigesta, 23 anos, sem comorbidades prévias e em seguimento pré-natal adequado. Há 1 semana diagnosticada hipertensão arterial e iniciado tratamento. Há 3 dias, percebeu membros inferiores mais edemaciados e, hoje, refere epigastralgia e cefaleia. Ao chegar ao pronto-socorro obstétrico, apresentava pressão arterial de 160 × 110 mmHg, frequência cardíaca de 96 bpm, pulsos presentes com boa amplitude, edema +++/4+ em membros inferiores, consciente e orientada, colo uterino impérvio, bolsa íntegra e dinâmica uterina ausente. A ultrassonografia com doppler sugeriu centralização fetal, mas com movimentação presente e frequência cardíaca de 136 bpm. A idade gestacional foi compatível com 29 semanas e 2 dias e o peso

Caso clínico (continuação)

estimado foi de 1.240 g. Os exames laboratoriais mostraram alterações de enzimas hepáticas, plaquetopenia e proteinúria (+++). Diante desse quadro, foi administrado sulfato de magnésio e realizado parto cesáreo de urgência sob raquianestesia, que transcorreu sem intercorrências.
Ao nascimento, foi observado que o RN se apresentava hipotônico e em apneia.
Diante das condições perinatais descritas, quais os fatores que podem predispor o recém-nascido à necessidade de intervenções ao nascer?
Neste caso, podemos identificar pelo menos 3 fatores de risco: o parto cesáreo, a presença de pré-eclâmpsia na gestação antes da 37ª semana e a insuficiência placentária, ocasionando redistribuição do fluxo sanguíneo fetal e, portanto, alterações hemodinâmicas fetais.

Avaliação materna e fetal

O conhecimento da história materna é fundamental para a identificação do risco de prematuridade e das complicações a ela relacionadas. No caso apresentado, os achados clínicos e laboratoriais configuram um quadro de doença hipertensiva específica da gravidez, evoluindo para pré-eclâmpsia e complicando-se com síndrome de HELLP, com alto risco de mortalidade materna e neonatal. Diante do iminente risco de nascimento prematuro, existe forte recomendação para o uso de corticosteroide antenatal (abaixo de 34 semanas) e administração de sulfato de magnésio para neuroproteção (abaixo de 32 semanas).

Prematuros menores que 34 semanas apresentam chance de 60% a 70% de necessidade de ventilação com pressão positiva em sala de parto, sendo, portanto, fundamental que a equipe que prestará assistência esteja adequadamente treinada, com todo material necessário disponível para a realização dos passos da reanimação em sala de parto. Recomenda-se que a equipe seja composta por dois a três profissionais de saúde, sendo um médico apto a realizar todos os passos da reanimação.[2-4]

Atendimento do RNPT em sala de parto

Estabilização inicial e particularidades na reanimação do RNPT
Clampeamento do cordão umbilical

 Caso clínico (continuação)

Após a extração completa do concepto da cavidade uterina, o recém-nascido do caso em discussão encontrava-se hipotônico e em apneia.
Quais as indicações de clampeamento imediato do cordão umbilical, no RNPT menor que 34 semanas?
O clampeamento imediato do cordão umbilical está indicado quando o RN não apresenta boas condições de nascimento, ou seja, quando o RN não inicia a respiração espontânea e/ou se apresenta hipotônico ao nascer. Sugere-se, antes do clampeamento imediato do cordão, proceder o estímulo tátil delicado no dorso, no máximo duas vezes.

Para os recém-nascidos pré-termos com idade gestacional (IG) menor que 34 semanas, com boa vitalidade ao nascer, que já iniciaram a respiração e com movimentação ativa, recomenda-se realizar o clampeamento do cordão após 30 segundos do momento do nascimento.[5] Até que o cordão seja clampeado, o RN permanece em contato pele a pele com a mãe, sob monitoração. Em estudo com pré-termos menores que 32 semanas de IG, o clampeamento tardio, quando comparado ao clampeamento imediato, mostrou efeito neuroprotetor, sendo observada maior resistência às flutuações no fluxo sanguíneo cerebral e às variações da pressão arterial, além de melhor estabilização do sistema cerebrovascular. Essa prática também reduziu a hemorragia intraventricular e associou-se com menor necessidade de transfusões sanguíneas e com maior sobrevida. Com relação à ordenha do cordão umbilical, ainda faltam evidências que comprovem seus benefícios ao RNPT no momento da reanimação neonatal.[6]

O RN do caso, por apresentar apneia e hipotonia ao nascer, teve o cordão clampeado imediatamente, uma vez que o clampeamento tardio poderia atrasar o início dos processos de reanimação, aumentando o risco de morbidades e de óbito no primeiro dia de vida.

Termorregulação

Recém-nascidos com idade gestacional menor que 34 semanas apresentam a pele fina, escasso tecido celular subcutâneo e superfície corporal aumentada, o que acarreta maior perda de calor. Manter a temperatura corporal do RN entre 36,5 °C e 37,5 °C (normotermia) desde o nascimento até a admissão na unidade neonatal é um grande desafio e considerado um preditor de qualidade na assistência perinatal.[7] Temperatura corporal abaixo de 36 °C predispõe ou agrava o desconforto respiratório, os distúrbios metabólicos, a enterocolite necrosante e a hemorragia intracraniana, situações que aumentam em 70% a mortalidade. O Quadro 1.1 mostra as medidas recomendadas para a prevenção de hipotermia.[8]

Quadro 1.1 – Recomendações para a manutenção da normotermia em sala de parto.

- Evitar a hipotermia materna
- Manter a temperatura em sala de parto entre 23 °C e 25 °C
- Usar berço com calor radiante
- Recepcionar o RN em campos aquecidos
- Envolver o RN em saco plástico
- Utilizar dupla touca (plástica e de lã ou algodão)
- Usar colchão térmico em RN < 1.000 g
- Utilizar gases aquecidos e umidificados para ventilação

RN: recém-nascido; g: gramas.
Fonte: Trevisanuto D, Testoni D, Almeida MFB, 2018.

 Caso clínico (*continuação*)

Após o clampeamento do cordão e recepção em campos aquecidos, o RN foi levado para o berço de reanimação, onde os primeiros passos foram realizados em 30 segundos (Quadro 1.2).
Após os passos iniciais, o RN encontrava-se em apneia e com frequência cardíaca (FC) de 90 bpm, sendo indicada a ventilação com pressão positiva (VPP) com auxílio do ventilador mecânico manual com peça T, conectado à máscara facial. O procedimento foi realizado sob monitorização contínua da oximetria de pulso e da atividade elétrica cardíaca, por meio de eletrodos colocados um em cada braço e o terceiro no membro inferior direito, o que permitiu a avaliação da frequência cardíaca e da saturação de oxigênio para nortear as intervenções subsequentes.

> **Quadro 1.2 – Passos iniciais da reanimação do RNPT < 34 semanas de IG em sala de parto.**
>
> 1. Posicionamento no berço de calor radiante, RN em decúbito dorsal, com a cabeça em leve extensão e colocação de coxim sob os ombros
> 2. Envolvimento do corpo do RN em saco plástico transparente, sem secá-lo, cobrindo couro cabeludo com touca plástica e touca de algodão ou lã
> 3. Colocação do sensor do oxímetro na palma da mão direita, conexão do sensor ao cabo do oxímetro e fixação com bandagem elástica escura
> 4. Aspiração da boca e narinas com sonda traqueal n. 6, se necessário
> 5. Retirada campos úmidos
> 6. Reposicionamento da cabeça com pescoço em leve extensão
> 7. Avaliação do ritmo respiratório e da frequência cardíaca com estetoscópio posicionado no precórdio

Fonte: Desenvolvido pela autoria do capítulo.

Ventilação com pressão positiva (VPP)

A VPP realizada de forma adequada é o procedimento mais importante e efetivo na reanimação do RNPT em sala de parto. Inicialmente, as vias aéreas estão colapsadas e cheias de líquido e o objetivo da ventilação é promover o seu clareamento para o interstício pulmonar. Após este momento inicial, se o alvéolo não estiver expandido adequadamente, o líquido do espaço intersticial pode retornar ao espaço aéreo, o que pode ser evitado com o uso de pressão expiratória positiva final (PEEP) durante a VPP. Na última fase, quando não há mais líquido na luz alveolar, o objetivo da VPP é garantir as trocas gasosas.[9] O equipamento atualmente recomendado para realização da VPP no RNPT é o ventilador manual com peça T, que permite melhor controle da pressão inspiratória e é capaz de oferecer PEEP (Figura 1.1). A interface para realizar a VPP neste momento do atendimento é a máscara facial, que deverá estar bem acoplada à face do RN, cobrindo a ponta do queixo, a boca e a base do nariz (Figura 1.2).

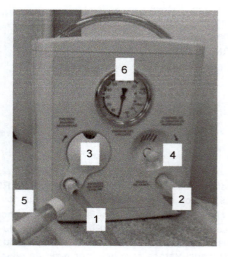

Figura 1.1. Ventilador manual com peça T. 1. Via de entrada do gás, proveniente do *blender*, onde ocorre a mistura entre ar comprimido e oxigênio e a determinação da FiO_2; 2. Via de saída para o paciente; 3. Controle de pressão máxima; 4. Controle de pressão inspiratória; 5. Tubo T com tampa reguladora de PEEP: a oclusão e abertura do orifício determinam o ciclo respiratório; 6. Manômetro para indicar pressão inspiratória e PEEP.

Fonte: Acervo da autoria do capítulo.

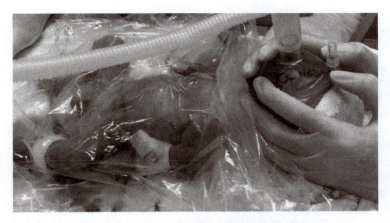

Figura 1.2. Máscara facial à face do RN para realização da ventilação.
Fonte: Acervo da autoria do capítulo.

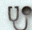 **Caso clínico** (*continuação*)

Após 30 segundos de VPP com pressão inspiratória de 20 cmH$_2$O, PEEP de 6 cmH$_2$O e frequência respiratória (FR) de 40 a 60 movimentos/minuto, o paciente apresentava ausência de movimentos respiratórios, FC = 90 bpm e valor de saturação periférica de O$_2$ = 77%.

O indicador mais importante de que a VPP está sendo efetiva é o aumento da frequência cardíaca. Quando isso não ocorre, deve-se repetir o procedimento corrigindo-se a técnica da VPP, o que é feito reajustando-se a máscara à face do paciente, verificando se há secreção obstruindo as vias aéreas, abrindo a boca do RN e reposicionando seu pescoço. Raramente há necessidade de aumentar a pressão inspiratória para garantir a VPP efetiva. Além da FC, espera-se que o paciente atinja a saturação-alvo e retome seus movimentos respiratórios espontâneos.[10] Os valores de saturação-alvo constam na Tabela 1.1.

Tabela 1.1 – Alvos de saturação de oxigênio pré-ductal nos primeiros minutos de vida do recém-nascido.

Tempo de vida (minutos)	Saturação de O$_2$ pré-ductal (%)
Até 5	70 a 80
5 a 10	80 a 90
> 10	85 a 95

Fonte: Desenvolvida pela autoria do capítulo.

A concentração de oxigênio a ser utilizada durante a VPP não é bem estabelecida. Enquanto a hipóxia está associada à lesão de órgãos e de sistemas e a desfechos indesejáveis, a hiperóxia, por sua vez, também traz consequências secundárias à liberação de radicais livres de oxigênio. O estresse oxidativo desencadeia reações metabólicas lesivas para os tecidos, o que é mais acentuado em prematuros que não dispõem de mecanismos de proteção antioxidantes. Considerando-se os desfechos do uso de oxigênio a 21% *versus* altas concentrações desse gás, recomenda-se iniciar a VPP com concentração de oxigênio em 30%, que será controlada por meio da utilização do *blender* e titulada de acordo com a saturação de O$_2$ pré-ductal.[11-13]

Caso clínico (*continuação*)

Após o segundo ciclo de VPP com correção da técnica, o RN apresentava FC = 120 bpm, saturação de O_2 = 80% e respiração espontânea. Nos minutos subsequentes, o RN apresentou tiragens intercostal e subdiafragmática moderadas, expiração prolongada e batimentos de asas de nariz.

Cuidados pós-reanimação e preparo do RN para o transporte intra-hospitalar

Os cuidados ao RNPT após a reanimação são iniciados, ainda na sala de parto, com o preparo do RN para a transferência até a UTI e continuam durante o transporte propriamente dito e com as primeiras medidas para a sua estabilização na primeira hora de vida.[14-15]

Após os procedimentos de reanimação na sala de parto, é necessário avaliar cuidadosamente o paciente, realizando-se as intervenções necessárias e preparando-o para o transporte. Além da observação contínua e rigorosa da frequência cardíaca, frequência e ritmo respiratórios, saturação de oxigênio e condição cardiocirculatória, atenção especial deve ser dispensada para o controle térmico e para o suporte respiratório do paciente.

Manutenção da temperatura

As medidas para manutenção da normotermia devem ser observadas na sala de parto, durante o transporte e na unidade de internação. O Quadro 1.3 apresenta as recomendações para que esse objetivo seja alcançado.

Quadro 1.3 – Medidas para o controle térmico do RNPT antes e durante o transporte.

- Evitar correntes de ar no local de atendimento
- Manter o RN no saco plástico e com uso de dupla touca até chegar à UTIN
- Transportar o RN em incubadora de dupla parede, previamente aquecida, conforme o peso do bebê (Tabela 1.2)
- Evitar a abertura desnecessária das portas da incubadora
- Utilizar filtro umidificador condensador higroscópico neonatal para manter a umidificação e o aquecimento dos gases utilizados para a ventilação
- Considerar o uso do colchão térmico químico quando a temperatura externa for menor que 25 °C

RN: recém-nascido; RNPT: recém-nascido pré-termo; UTIN: unidade de terapia intensiva neonatal.
Fonte: Desenvolvido pela autoria do capítulo.

Tabela 1.2 – Ajuste da temperatura da incubadora de transporte de acordo com o peso do recém-nascido.

Peso ao nascer (g)	Temperatura da incubadora (°C)
< 1.001	36 a 37
1.001 a 2.000	35 a 36
2.001 a 3.000	34 a 35
> 3.000	32 a 34

Fonte: Marba STM et al., 2017.

Assistência ventilatória

 Caso clínico (*continuação*)

O paciente do caso em questão recebeu os cuidados de reanimação como descrito e está normotérmico.
Qual seria a opção mais adequada para assistência ventilatória inicial desse prematuro?
a) Manter o RN com oxigênio inalatório (halo), até chegar à UTIN
b) Iniciar CPAP com máscara e assim manter durante o transporte
c) Se a saturação de oxigênio estiver adequada, deixar em respiração espontânea
d) Intubar para garantir o transporte mais seguro

Resposta correta: **b**.

O RN prematuro apresenta peculiaridades fisiológicas que dificultam seu processo de adaptação ao nascer e colocam-no em risco para insuficiência respiratória. Recém-nascidos entre 26 e 36 semanas de idade gestacional se encontram em uma fase do desenvolvimento pulmonar na qual a superfície de troca gasosa ainda está em formação. As características anatômicas e funcionais do pulmão e da caixa torácica dificultam a mecânica respiratória e predispõem o RN à fadiga muscular, conferindo-lhe maior dificuldade para estabelecer a capacidade residual pulmonar e para efetuar as trocas gasosas adequadamente, sendo frequente a necessidade de algum tipo de assistência e de suporte ventilatório ainda na sala de parto (Quadro 1.4).

Quadro 1.4 – Peculiaridades anatômicas e funcionais do pulmão do recém-nascido pré-termo.

- Superfície de troca reduzida, espaços interalveolares espessos, com maior dificuldade na difusão de gases e mecânica respiratória comprometida
- Deficiência e inativação do surfactante pulmonar
- Rede vascular pouco desenvolvida
- Formato cilíndrico do tórax e costelas horizontalizadas
- Inserção horizontalizada do diafragma
- Massa muscular reduzida
- Pulmão pequeno com baixa complacência e alta resistência de vias aéreas

Fonte: Desenvolvido pela autora do capítulo.

O CPAP (*continuous positive airway pressure*) é um método de ventilação não invasiva, capaz de oferecer suporte respiratório para prematuros, muitas vezes evitando a intubação e a ventilação mecânica. A pressurização contínua da via aérea por meio de máscara facial ou **prongas** nasais ajuda no restabelecimento da capacidade residual funcional pulmonar, auxilia a absorção do líquido pulmonar e protege o surfactante contra inibição, reduzindo apneia e a obstrução das vias aéreas.[16] Uma metanálise, reunindo estudos com prematuros menores que 32 semanas de idade gestacional ou com peso de nascimento abaixo de 1.500 g, mostrou os benefícios do CPAP nasal profilático, independentemente do estado respiratório do RN. Comparado à ventilação invasiva, o CPAP reduz a necessidade de ventilação mecânica (RR = 0,5; IC = 95%: 0,42 a 0,59) e o uso de surfactante (RR = 0,54; IC = 95%: 0,4 a 0,73), diminui a incidência de displasia broncopulmonar (DBP) às 36 semanas de idade corrigida (RR = 0,89; IC = 95%: 0,79 a 0,9) e reduz as taxas de morte ou DBP (RR = 0,89; IC = 95%: 0,81 a 0,97).[17]

Uma vez indicado o CPAP para o suporte respiratório inicial do RN, este deverá ser mantido durante o transporte para a UTIN, podendo ser utilizado o ventilador manual com peça T para gerar a pressão de distensão e a própria máscara, adequadamente acoplada à face do paciente. Para o ajuste dos parâmetros, sugere-se utilizar fluxo de 5 a 15 L/min, com concentração de oxigênio ajustada para manter a saturação de oxigênio entre 90% e 95% e pressão de 4 a 6 cmH$_2$O.

Alguns cuidados relativos à assistência ventilatória devem ser tomados antes do início da transferência:
- Averiguar as fontes de oxigênio e ar comprimido.
- Aspiração do excesso de secreções da boca, narinas e hipofaringe.
- Posicionar o RN na incubadora com o pescoço em leve extensão e apoiado em um travesseiro de gel com orifício central.
- Manter sonda orogástrica aberta.

Transporte intra-hospitalar do pré-termo

O transporte do RN de risco pode desencadear problemas ou agravar a condição clínica do paciente. Para que esses efeitos sejam minimizados, é importante que a transferência seja iniciada apenas após a estabilização do RN e a checagem de todos os itens discutidos anteriormente. A comunicação adequada entre os membros da equipe assistencial, e destes com a família, é de fundamental importância.[14] Durante o trajeto, os seguintes cuidados são necessários:
- Monitoração constante da temperatura, frequência cardíaca, ritmo respiratório e saturação de oxigênio.
- Garantir a permeabilidade das vias aéreas e a manutenção do acesso vascular (quando utilizado).
- Averiguar o funcionamento dos equipamentos utilizados.

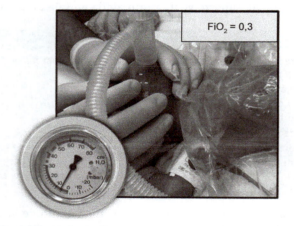

Figura 1.3. Transporte em CPAP com máscara facial.
Fonte: Acervo da autoria do capítulo.

Admissão na UTIN

 Caso clínico *(continuação)*

O RN foi transportado sem intercorrências e chegou à UTIN com 20 minutos de vida, em CPAP de 5 cmH$_2$O FiO$_2$ = 0,3 (Figura 1.3).

Considerando as características de imaturidade, típicas do RN do caso em discussão, como deve ser feito o planejamento das condutas iniciais, após a sua admissão na UTIN?

A assistência inicial a esse paciente deve prever a possibilidade de complicações que podem comprometer o prognóstico do RN pré-termo. Entre elas, podem ser citadas: a insuficiência respiratória secundária à deficiência de surfactante pulmonar; os baixos estoques de glicogênio hepático e imaturidade enzimática, com risco de hipoglicemia; o risco de sepse devido à imaturidade imunológica; o risco de hemorragia peri e intraventricular, secundária à imaturidade do sistema nervoso central.

Ao chegar à UTIN, a assistência ao pré-termo deve ter continuidade com base nos mesmos conceitos de organização e sistematização utilizados desde o nascimento. O trabalho da equipe multiprofissional é de fundamental importância e o objetivo principal é garantir o suporte aos diversos sistemas, conforme a necessidade de cada paciente (Figura 1.4). A abordagem do RN é feita por meio de um processo contínuo de avaliação, identificação e intervenção, permitindo o reconhecimento dos principais problemas e determinando a melhor intervenção em momento oportuno.[15]

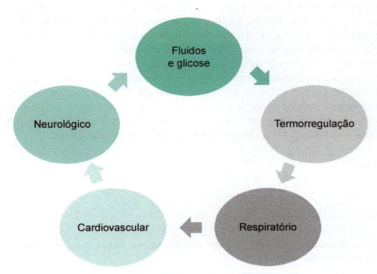

Figura 1.4. Ciclo de avaliação contínua nos cuidados pós-reanimação.
Fonte: Desenvolvida pela autoria do capítulo.

Especificamente para o paciente do caso apresentado neste texto, alguns cuidados iniciais devem ser destacados, principalmente no aspecto metabólico-nutricional e suporte respiratório (Quadro 1.5).

Quadro 1.5 – Condutas a serem tomadas imediatamente após a admissão do recém-nascido na UTIN.

• Iniciar ou manter a monitoração
  - Oxímetro de pulso, monitor cardíaco
• Checar a permeabilidade das vias aéreas
• Verificar saturação
  - Administrar O_2 para manter saturação de O_2 entre 90% e 95%
• Avaliar a função cardiocirculatória
  - Pulsos, perfusão, pressão arterial, cor da pele e tempo de enchimento capilar
• Classificar a gravidade do desconforto
  - Escores específicos para o RN podem ser utilizados
• Checar história para identificar fatores de risco

UTIN: unidade de tratamento intensivo neonatal; RN: recém-nascido.
Fonte: Desenvolvido pela autoria do capítulo.

Hidratação e oferta de glicose

A oferta endovenosa de fluidos deve ser o suficiente para garantir o estado de hidratação e a volemia do paciente. Para um prematuro de muito baixo peso, recomenda-se uma oferta hídrica de 80 a 100 mL/kg/dia, que deverá ser ajustada conforme as necessidades do paciente nas horas subsequentes. Para a manutenção das necessidades energéticas do prematuro, quantidade suficiente de glicose deve ser prescrita com o objetivo de manter glicemia entre 50 e 110 mg/dL. Habitualmente, isso é alcançado com a infusão de glicose na velocidade de 4 a 6 mg/kg/min.[18]

Aspectos nutricionais

Ao nascimento, a demanda metabólica do RN é igual ou superior às necessidades do feto da mesma idade gestacional. Quanto menor o RN, menores serão seus estoques corporais de proteína, gordura e glicogênio, sendo, portanto, elevada a necessidade de nutrientes. Considerando a impossibilidade de uma oferta nutricional adequada pela via digestiva do prematuro, faz-se necessária a administração endovenosa de nutrientes tão logo quanto possível.

Recomenda-se que a oferta de proteína seja feita logo após a admissão do paciente na UTIN, em taxas que variam de acordo com a idade gestacional de forma a evitar o catabolismo e propiciar o anabolismo proteico. A oferta precoce de proteína é considerada fator fundamental para promoção do crescimento celular de todos os tecidos e órgãos, particularmente do cérebro. Assim que possível, a nutrição enteral deverá ser iniciada e a nutrição parenteral ajustada conforme a tolerância e a progressão da dieta por via digestiva.[19]

Suporte respiratório

Caso clínico (continuação)

Quais os eventos adaptativos devem ocorrer nas primeiras horas de vida para que o RN possa estabelecer uma respiração efetiva?

Os principais mecanismos para a adaptação cardiorrespiratória do RN são: produção e liberação de surfactante, absorção do líquido pulmonar, diminuição da resistência vascular pulmonar e fechamento do ducto arterioso e forame oval.

No processo de adaptação do RN à vida extrauterina, profundas mudanças nos sistemas cardiocirculatório e respiratório ocorrerão. Gradualmente, o líquido alveolar será reabsorvido e substituído por ar, ocorrerá a diminuição da resistência vascular pulmonar e aumento da resistência vascular sistêmica. Finalmente, com o fechamento do forame oval e do canal arterial, a circulação pós-natal estará estabelecida. O RN que requer reanimação é de risco para uma má adaptação cardiorrespiratória e apresenta maior dificuldade no estabelecimento da capacidade residual funcional pulmonar. Particularmente, os pré-termos menores que 34 semanas, além de apresentarem maior chance de falha nesses mecanismos de transição, apresentam deficiência na produção e na liberação de surfactante pulmonar. Portanto, é frequente a necessidade de algum suporte respiratório para esses pacientes e a avaliação detalhada e as possíveis intervenções devem ser feitas imediatamente após a admissão na UTIN (Quadro 1.5).

O tipo de assistência ventilatória a ser instituída dependerá da idade gestacional, do grau de desconforto respiratório e da necessidade de oxigênio do RN. A decisão deve ser feita com base na fisiopatologia do processo, tendo em mente a garantia da estabilidade do paciente, com o menor risco possível. Nesse sentido, sempre que possível, recomenda-se iniciar o suporte respiratório preferencialmente com métodos de ventilação não invasiva.[16]

O paciente discutido neste capítulo chegou à UTIN em CPAP nasal com máscara facial, sob pressurização com ventilador manual com peça T. Uma vez conhecidos os benefícios do CPAP, já discutidos anteriormente, a opção seria mantê-lo em CPAP, utilizando-se agora as prongas binasais curtas ou a máscara nasal, com o circuito conectado ao ventilador ou CPAP de bolhas, conforme disponibilidade no serviço (Figura 1.5).

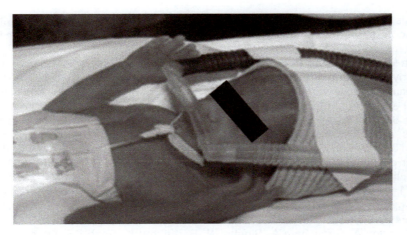

Figura 1.5. RNPT em CPAP nasal com prongas binasais.
Fonte: Acervo da autoria do capítulo.

Esse pré-termo deve ser mantido sob monitoração rigorosa, observando-se sua condição clínica e sua tolerância ao CPAP. De acordo com a evolução, deverá ser considerada a indicação da terapia de reposição de surfactante, preferencialmente nas duas primeiras horas de vida.

A sobrevivência e a qualidade de vida de um RN pré-termo dependem daquilo que a ciência e a tecnologia têm a oferecer, mas também é fruto do olhar diferenciado do profissional de saúde consciente, devidamente capacitado e capaz de mesclar seu conhecimento técnico-teórico com um olhar humanizado e empático ao bebê e à sua família.

Referências bibliográficas

1. DATASUS – Ministério da saúde [homepage na internet]. Disponível em: https://datasus.saude.gov.br.
2. Patel A, Khatib MN, Kurhe K, Bhargava S, Bang A. Impact of neonatal resuscitation trainings on neonatal and perinatal mortality: a systematic review and meta-analysis. BMJ Pediatr Open. 2017 Nov;1(1):1-16. doi: 10.1133/bmjpo-2017-000183.
3. Katheria A, Rich W, Finer N. Development of a strategic process using checklists to facilitate team preparation and improve communication during neonatal resuscitation. Resuscitation. 2013; 84:1552-7. doi: 10.1016/j.resuscitation.2013.06.012.
4. Guinsburg R, Almeida MFB (coord.); Programa de Reanimação Neonatal da SBP; International Liaison Committee on Resuscitation (ILCOR) Neonatal Task Force. Reanimação do prematuro < 34 semanas em sala de parto: Diretrizes da Sociedade Brasileira de Pediatria versão 2016 com atualizações em maio de 2021. Disponível em: https://www.sbp.com.br/fileadmin/user_upload/DiretrizesSBP-ReanimacaoPrematuroMenor34semanas-MAIO_2021.pdf.
5. Rugolo LMSS, Anchieta LM, Oliveira RCS. Recomendações sobre o clampeamento do cordão umbilical. Diretriz da Sociedade Brasileira de Pediatria (SBP) e Federação Brasileira de Associações de Ginecologia e Obstetrícia (FEBRASGO) – 17 de março de 2022. Disponível em: https://www.sbp.com.br/fileadmin/user_upload/23396c-Diretrizes-Recom_Clamp_CordUmb.pdf.
6. Perlman JM, Wyllie J, Kattwinkel J, Wyckoff MH, Aziz K, Guinsburg R et al. Part VII – Neonatal resuscitation: 2015 international consensus on cardiopulmonar resuscitation and emergency cardiovascular care science with treatment recommendations. Circulation. 2015;132(Supp 1):S204-41.

7. Vesouliis ZA, Liao SM, Mathur AM. Delayed cord clamping is associated with improved dynamic cerebral autoregulation and decreased incidence of intraventricular hemorrhage in preterm. J Appl Physiol. 2019;127:103-10.
8. Almeida MFB, Guinsburg R, Sancho GA, Rosa IR, Lamy ZC, Martinez FE et al. Hypothermia and early neonatal mortality in preterm infants. J Pediatr. 2014;164(2):271-5.
9. Trevisanuto D, Testoni, D, Almeida MFB. Maintaining normothermia: why and how? Seminars in Fetal & Neonatal Medicine. 2018;23:333-9.
10. Hooper SV, Te Pas AB, Kitchen MJ. Respiratory transition in the newborn: a three-phase process. Arch Dis Child Fetal Neonatal. 2016;101:F266-71.
11. Dawson JA, Kamlin CO, Vento M, Wong C, Cole TJ, Donath SM et al. Defining the reference rang for oxygen saturation for infants after birth. Pediatrics. 2010;125(6):e1340.
12. Goldsmith JP, Kattwinkel J. The role of oxygen in delivery room. Clin Perinatol. 2012;39(4):803-15.
13. Vento M, Moro M, Escrig R, Arruza L, Villar G, Izquierdo I et al. Preterm resuscitation with low oxygen causes less stress oxidative, inflammation and chronic lung disease. Pediatrics. 2009;124(3):e439-49.
14. Rabi Y, Lodha A, Soraisham A, Singhal N, Barrington K, Shah PS. Outcomes of preterm infants following the introduction of room air resuscitation. Resuscitation. 2015;96:252-9.
15. Marba STM, Caldas JPS, Nader PJH, Ramos JRM, Machado MGP, Almeida MFB et al. Transporte do recém-nascido de alto risco: diretrizes da Sociedade Brasileira de Pediatria. 2. ed. Rio de Janeiro: SBP; 2017.
16. Anchieta LM, Lyra JC, Rugolo LMSS, Almeida MFB, Guinsburg R. Cuidados pós-reanimação neonatal. Rio de Janeiro: Sociedade Brasileira de Pediatria – Programa de Reanimação Neonatal; 2018. v. 1, p. 100.
17. Lyra JC, Berriel LD. Pressão positiva contínua nas vias aéreas ou surfactante na sala de parto? In: Procianoy RS, Leone CR (org.). Programa de Atualização em Neonatologia (PRORN): ciclo 16. Porto Alegre: Artmed Panamericana; 2019. v. 3, p. 11-28 [sistema de educação continuada a distância].
18. Subramaniam P, Ho JJ, Davis PG. Prophylactic nasal continuous positive airway pressure for preventing morbidity and mortality in very preterm infants. Cochrane Database of Systematic Reviews (Oxford). 2016(6):CD001243.
19. Mesotten D, Joosten K, Kempen A, Verbruggen S; ESPGHAN/ESPEN/ESPR/CSPEN Working Group on Pediatric Parenteral Nutrition. ESPGHAN/ESPEN/ESPR/CSPEN guidelines on pediatric parenteral nutrition: carbohydrates. Clin Nutr. 2018 Dec;37(6 Pt B):2337-43.
20. Hay Jr WW. Nutritional support strategies for the preterm infant in the neonatal intensive care unit. Pediatr Gastroenterol Hepatol Nutr. 2018 Oct;21(4):234-47.

Capítulo 2

Recém-nascido com asfixia perinatal

Mandira Daripa Kawakami
Maria Fernanda Branco de Almeida
Ruth Guinsburg

Introdução

No mundo, estima-se que 2,5 milhões de recém-nascidos morrem anualmente, cerca de 7 mil mortes ao dia, responsáveis por aproximadamente 47% dos óbitos de crianças abaixo de 5 anos de idade em 2018.[1] A asfixia perinatal contribui com 30% a 35% das mortes neonatais, o que representa, em âmbito global, ao redor de 1 milhão de óbitos por ano. As mortes neonatais são predominantes na primeira semana de vida, em grande parte relacionada à assistência materna antes e durante o trabalho de parto.[2,3]

No Brasil, 35.293 crianças foram a óbito no primeiro ano de vida em 2019 e, destes óbitos, 52% (18.402) ocorreram na primeira semana de vida.[4] Apesar da redução observada na taxa de óbito neonatal precoce em recém-nascidos de baixo risco entre 2005 e 2010 no país, de 5 a 6 recém-nascidos com peso de nascimento ≥ 2.500 gramas e sem malformações congênitas morrem por dia na primeira semana de vida por causas associada à asfixia perinatal, sendo duas delas, em cada dia, decorrentes da síndrome de aspiração de mecônio. A maior parte dos óbitos (71%) ocorre no primeiro dia de vida.[5]

Mortes por asfixia perinatal são consideradas evitáveis e a adoção de intervenções no tempo correto pode auxiliar na sua redução e na diminuição da morbidade nos sobreviventes, destacando-se:[6]

- **Medidas de prevenção primária:** melhora da atenção à saúde materna, reconhecimento de situações de risco no pré-natal, disponibilização de recursos humanos capacitados para atender ao parto e reconhecimento de complicações obstétricas. Tais medidas contam com uma estimativa de redução da mortalidade neonatal, de 10% a 60%.
- **Tratamento do evento:** consiste na reanimação neonatal imediata, com estimativa de redução da mortalidade neonatal de 5% a 20%.
- **Tratamento das complicações do processo asfíxico:** compreende o reconhecimento da asfixia e suas complicações, com terapia dirigida à insuficiência de múltiplos órgãos, com estimativa de redução da mortalidade neonatal de até 5%.

A definição da asfixia perinatal é complexa e envolve mudanças bioquímicas na troca dos gases em nível placentário por interrupção do fluxo sanguíneo ao feto, o que desencadeia hipoxemia, hipercapnia e acidose em graus variados no compartimento fetal, com gravidade

dependente da extensão e da duração dessa interrupção. Por não apresentar um critério bioquímico preciso, a Força Tarefa do Colégio Americano de Obstetrícia e Ginecologia em Encefalopatia Neonatal e Paralisia Cerebral, preconiza a presença de quatro critérios para estabelecer a presença de asfixia perinatal:
1. Evidência de acidose metabólica no sangue arterial do cordão umbilical fetal ao nascimento (pH < 700 e déficit de base ≥ 12 mmol/L).
2. Início precoce de encefalopatia moderada ou grave em recém-nascidos com idade gestacional superior a 34 semanas.
3. Paralisia cerebral com quadriplegia espástica ou do tipo discinético.
4. Exclusão de outras etiologias como trauma, distúrbio de coagulação, infecções ou doenças genéticas.[7]

Como se pode perceber, tal definição é extremamente restritiva. Na prática clínica, utiliza-se, para definir a presença de asfixia perinatal, a presença de um evento antenatal ou intraparto com potencial para desencadear sofrimento fetal, acompanhado de sinais desse sofrimento e, ao nascer, de comprometimento da vitalidade fetal, com necessidade de manobras de reanimação neonatal. Trata-se, de modo inverso ao discutido no que concerne ao conceito do Colégio Americano de Obstetrícia e Ginecologia, de definição extremamente ampla, que, em geral, é acompanhada de pontuações baixas no boletim de Apgar.

A asfixia pode ocorrer antes, durante ou depois do parto, e sua fisiopatologia é complexa, resultante de fatores relacionados à mãe, à placenta e/ou ao feto e ao recém-nascido (RN). É neste contexto que o presente capítulo visa discutir os passos mais importantes da reanimação neonatal (Figura 2.1), diante do nascimento de um concepto com possibilidade de asfixia perinatal enfatizando a necessidade da organização da equipe e do transporte do paciente asfíxico da sala de reanimação para a unidade de terapia intensiva neonatal (UTIN), bem como discutir os cuidados iniciais desse recém-nascido na admissão à UTIN e as indicações de estratégias neuroprotetoras.

Preparo da equipe neonatal para a assistência ao recém-nascido

 Caso clínico

Você é o pediatra/neonatologista de plantão num hospital terciário e é avisado pela enfermeira do Centro Obstétrico de que uma gestante hipertensa de 39 semanas e 6 dias é internada em trabalho de parto, com sangramento vaginal em moderada quantidade. Ao exame, o obstetra informa que o útero da gestante é doloroso e está hipertônico. Realizada a cardiotocografia de urgência que mostra sinais de sofrimento fetal agudo, é indicada a cesárea de urgência pela suspeita de descolamento prematuro de placenta (DPP).

Quais os passos iniciais a serem seguidos pela equipe que recepcionará esse recém-nascido?
A equipe responsável pelo atendimento desse recém-nascido deverá se preocupar em conhecer a anamnese materna; verificar o material necessário para assistência na sala de parto e contar com 2 a 3 profissionais capacitados a reanimar o recém-nascido, definindo previamente quem será o líder e as funções de cada membro da equipe.

As condições perinatais descritas neste caso clínico chamam atenção para a possibilidade de o recém-nascido precisar de ajuda para fazer a transição respiratória e cardiocirculatória ao nascer, ou seja, diante do cenário exposto, existe a possibilidade de que o padrão cardiorrespiratório compatível com o ambiente extrauterino, com aeração pulmonar, queda da resistência vascular pulmonar e aumento da resistência vascular sistêmica, não se estabeleça de maneira fisiológica. Os sinais relatados que alertam para a possível

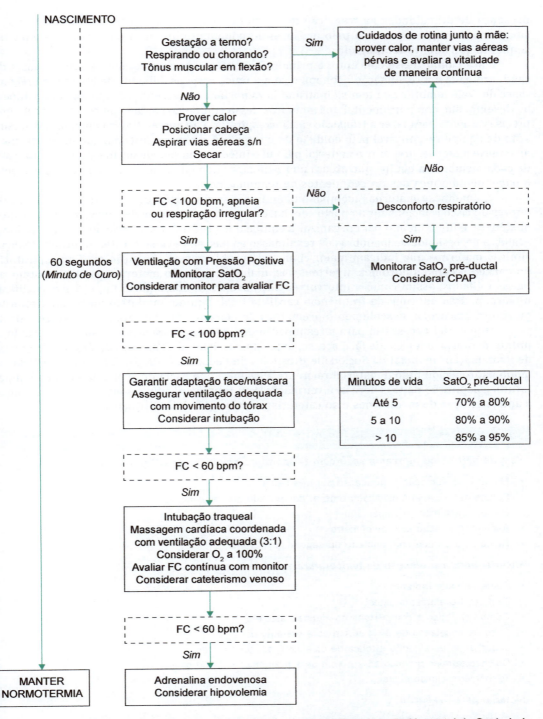

Figura 2.1. Fluxograma da reanimação neonatal do Programa de Reanimação Neonatal da Sociedade Brasileira de Pediatria.
Fonte: Sociedade Brasileira de Pediatria, 2016.

presença de dificuldades na transição do ambiente intrauterino para o extrauterino são o sangramento vaginal causado pelo provável descolamento prematuro de placenta e o consequente sofrimento fetal agudo.

Para cuidar desse concepto, é primordial contar com uma equipe de profissionais de saúde treinada em reanimação neonatal e com a única responsabilidade de atender ao recém--nascido. Vale lembrar que tem sido atribuída importância crescente ao trabalho em equipe e ao desempenho comportamental dos membros dessa equipe no cuidado ao recém-nascido que precisa de ajuda para fazer a transição cardiorrespiratória ao nascer. Nesse contexto, a primeira ação da equipe responsável pelo cuidado do concepto é realizar o *briefing*, que inclui checar a anamnese materna, preparar o material para uso imediato na sala de parto e dividir as funções de cada membro da equipe que atuará na reanimação neonatal, deixando claro a quem caberá o papel de liderança dos procedimentos de reanimação.

A anamnese materna, acompanhada da análise do cartão de pré-natal e da busca de fatores de risco relacionados ao parto com base no partograma, além de conversa com a equipe obstétrica, **é** fundamental para organizar a equipe que prestará assistência ao recém-nascido e avaliar a necessidade de manobras de reanimação ao nascer. Deve-se prestar atenção a doenças clínicas maternas que indicam maior chance de problemas na transição cardiorrespiratória do concepto como síndromes hipertensivas, diabetes, infecção materna, uso de substâncias lícitas e ilícitas, assim como a intercorrências obstétricas como parto taquitócico, corioamnionite, padrão anormal da frequência cardíaca fetal, líquido amniótico meconial, prolapso ou rotura do cordão, descolamento prematuro de placenta ou placenta prévia, entre outros.

O material necessário para a reanimação deverá estar disponível, preparado, testado, e pronto para uso, em local de fácil acesso, antes do nascimento. O uso do *checklist* do Programa de Reanimação Neonatal da Sociedade Brasileira de Pediatria (PRN-SBP) permite verificar de modo padronizado todo o material referente à avaliação do paciente, à manutenção da temperatura, à aspiração de vias aéreas, à ventilação com pressão positiva, à intubação orotraqueal, à administração de medicações e ao cateterismo da veia umbilical (Quadro 2.1).[8]

Quadro 2.1 – Materiais necessários em cada mesa para a reanimação neonatal.

Sala de parto e/ou de reanimação com temperatura ambiente de 23 °C a 25 °C

- Mesa de reanimação com acesso por três lados
- Fontes de oxigênio umidificado e de ar comprimido com fluxômetro
- *Blender* para mistura oxigênio/ar
- Aspirador a vácuo com manômetro
- Relógio de parede com ponteiro de segundos

Material para manutenção de temperatura

- Fonte de calor radiante
- Termômetro ambiente digital
- Campo cirúrgico e compressas de algodão estéreis
- Saco de polietileno de 30 × 50 cm para prematuro
- Touca de lã ou algodão e touca de plástico (para prematuros)
- Colchão térmico químico 25 × 40 cm para prematuro < 1.000 g
- Termômetro clínico digital

Material para avaliação

- Estetoscópio neonatal
- Oxímetro de pulso com sensor neonatal
- Monitor cardíaco de três vias com eletrodos
- Bandagem elástica para fixar o sensor do oxímetro e os eletrodos

(Continua)

Quadro 2.1 – Materiais necessários em cada mesa para a reanimação neonatal. (*Continuação*)

Material para aspiração

- Sondas: traqueais ns. 6, 8 e 10 e gástricas curtas ns. 6 e 8
- Dispositivo para aspiração de mecônio
- Seringas de 10 mL

Material para ventilação

- Reanimador manual neonatal (balão autoinflável com volume máximo de 750 mL, reservatório de O_2 e válvula de escape com limite de 30 a 40 cmH_2O e/ou manômetro)
- Ventilador mecânico manual neonatal em T com circuitos próprios
- Máscaras redondas com coxim ns. 00, 0 e 1
- Máscara laríngea para recém-nascido n. 1

Material para intubação traqueal

- Laringoscópio infantil com lâmina reta ns. 00, 0 e 1
- Cânulas traqueais, sem balonete, de diâmetro interno uniforme 2,5/3/3,5 e 4 mm
- Material para fixação da cânula: fita adesiva e algodão com SF
- Pilhas e lâmpadas sobressalentes para laringoscópio
- Detector colorimétrico de CO_2 expirado

Medicações

- Adrenalina 1/10.000 em uma seringa de 5,0 mL para administração endotraqueal
- Adrenalina 1/10.000 em seringa de 1 mL para administração endovenosa
- Expansor de volume (soro fisiológico) em duas seringas de 20 mL

Material para cateterismo umbilical

- Campo fenestrado esterilizado, cadarço de algodão e gaze
- Pinça tipo Kelly reta de 14 cm e cabo de bisturi com lâmina n. 21
- Porta agulha de 11 cm e fio agulhado Mononylon 4.0
- Cateter umbilical 3,5f; 5f e 8f de PVC ou poliuretano
- Torneira de três vias

Outros

- Luvas e óculos de proteção individual para os profissionais de saúde
- Gazes esterilizadas e álcool etílico
- Cabo e lâmina de bisturi
- Tesoura de ponta romba e clampeador de cordão umbilical

Fonte: Almeida MFB, Guinsburg R, 2016.

Diante da presença de algum fator de risco para dificuldades na transição do ambiente intrauterino para o extrauterino, como no caso clínico descrito, a equipe deve contar com dois a três profissionais treinados e capacitados a reanimar o RN de maneira rápida, completa e efetiva. A divisão de tarefas e responsabilidades de cada membro da equipe, com a definição de quem será o líder antes do nascimento, permite a atuação coordenada e a comunicação efetiva em alça fechada, o que confere um atendimento com qualidade e segurança ao RN. Ao final de cada ação, comunicar as ações realizadas a todos os membros da equipe.

Neste contexto ainda, a conversa prévia do pediatra com a gestante e seus familiares torna-se essencial a fim de estabelecer um vínculo de respeito e confiança, facilitando a comunicação sobre as condições do bebê após o nascimento e os procedimentos necessários para o estabelecimento de sua vitalidade.

Assim, após o *briefing*, a anamnese materna, o preparo dos equipamentos e materiais e da própria sala de parto e a conversa com a família, a equipe estará pronta para atender o nascimento.

Clampeamento do cordão umbilical

Caso clínico (continuação)

A gestante foi levada para a sala de parto, foi feita raquianestesia e a equipe da obstétrica paramentou-se para a resolução do parto cesáreo de urgência. Ao romper a bolsa, houve saída de grande quantidade de líquido amniótico sanguinolento. Logo após a extração do bebê da cavidade uterina, este não respirou e estava flácido.

O que fazer quanto ao clampeamento do cordão em um RN a termo que nasce sem boa vitalidade?
Diante de um RN em apneia e hipotônico, com o dado prévio de que a circulação placentária não está intacta, uma vez que houve suspeita de descolamento prematuro de placenta, recomenda-se o clampeamento imediato do cordão.

Não há evidências de que os desfechos neonatais possam ser melhorados pelo clampeamento tardio do cordão quando há indicação de reanimação neonatal imediata.[8-10] Uma possibilidade para otimizar a volemia e o desempenho hemodinâmico, além de aumentar a quantidade de hemoglobina e a reserva de ferro, em recém-nascidos com sinais de sofrimento fetal e que precisam de manobras de reanimação imediatas ao nascer, seria a ordenha de cordão, seguida do clampeamento e das manobras de reanimação. Com esse objetivo, apenas um estudo em 24 recém-nascidos com idade gestacional ≥ 34 semanas comparou os desfechos de neonatos submetidos à reanimação com ordenha de cordão seguida de clampeamento precoce e o clampeamento imediato sem ordenha. Em ambos os grupos, os neonatos eram levados à mesa de reanimação após o clampeamento e realizados os passos da reanimação. Nesse estudo, não houve vantagens da reanimação com ordenha do cordão quanto à admissão em UTIN ou em unidade de cuidados intermediários.[11] Ainda no contexto do clampeamento de cordão e necessidade de manobras de reanimação, alguns autores têm estudado a realização dos procedimentos de reanimação neonatal junto à mãe, com o cordão intacto. Nesta situação, um "carrinho" especial para a reanimação neonatal é levado junto à mãe e os pediatras atuam em um campo restrito, do lado da mãe, iniciando as manobras necessárias para a reanimação do recém-nascido sem clampear o cordão. Pode-se perceber que, para a execução dos procedimentos, são necessários infraestrutura e equipamentos adequados para o atendimento do binômio mãe-recém-nascido, sendo obrigatória a busca de evidências, com análise das pesquisas randomizadas em andamento, antes de ser adotado na prática assistencial.[10] Assim, a indicação atual para situações em que há sinais de sofrimento fetal e o concepto não inicia a transição cardiorrespiratória logo após o nascimento, é proceder ao clampeamento imediato do cordão umbilical para não retardar o início da ventilação com pressão positiva (VPP). A demora em iniciar a VPP, quando indicada, pode aumentar o risco de morte no primeiro dia de vida.[12] Nesses pacientes, recomenda-se coletar a gasometria arterial do cordão umbilical pela equipe da Obstetrícia.

Passos iniciais

Caso clínico (continuação)

Você recepciona o recém-nascido em campos aquecidos e leva-o para a mesa de reanimação sob a fonte de calor radiante. O neonato é posicionado com uma leve extensão do pescoço e a boca e as narinas são aspiradas, uma vez que há grande quantidade de secreção sanguinolenta. A seguir, você seca a cabeça e o corpo do bebê e remove os campos úmidos, sempre tendo certeza de que a cabeça está na posição correta, e avalia a frequência cardíaca (FC) e a respiração. A FC é de 40 bpm e o paciente continua em apneia.

Caso clínico (continuação)

Após os passos iniciais da reanimação do RN, o que fazer quando a frequência cardíaca é inferior a 100 batimentos por minuto?
Diante de um RN com FC inferior a 100 bpm e em apneia, a prioridade é iniciar a ventilação com pressão positiva com FiO_2 de 0,21 no 1º minuto de vida.

Os passos iniciais, que consistem em levar o RN à fonte de calor radiante, secar cabeça e corpo, posicionar a cabeça e aspirar as secreções se necessário, antes de avaliar os sinais vitais, devem ser conduzidos em, no máximo, 30 segundos. Um profissional deve cronometrar cada passo da reanimação e avisar os demais membros da equipe.

O RN é levado à mesa de reanimação envolto em campos aquecidos e posicionado sob calor radiante, em decúbito dorsal, com a cabeça voltada para o profissional de saúde. Para manter a normotermia, secar o corpo e a região da fontanela e desprezar os campos úmidos. Posiciona-se a cabeça do paciente com uma leve extensão do pescoço, com o auxílio de um coxim sob os ombros. A aspiração das vias aéreas, reservada aos casos de obstrução por excesso de secreções, é feita delicadamente com a sonda traqueal n. 8 ou 10. A seguir, avaliam-se a respiração e a FC com o estetoscópio.

Quando a interrupção do fluxo sanguíneo para feto foi breve e o sofrimento fetal não foi profundo, a apneia ao nascer pode ser revertida com os estímulos sensoriais executados junto aos passos iniciais da reanimação. No entanto, se a agressão asfíxica foi mais prolongada, o estímulo sensorial não será suficiente para reverter a apneia e desencadear o movimento respiratório, essencial para a transição do padrão circulatório. Nesse caso, iniciar a VPP é um procedimento crítico para a reversão do quadro. É nesse contexto, portanto, que se diferenciam os quadros de apneia primária e secundária. Assim, na fase inicial do processo asfíxico, a apneia, denominada "primária", acompanha-se de FC elevada, normal ou discretamente diminuída e de elevação da pressão arterial sanguínea, sendo reversível apenas com a estimulação sensorial. Quando a agressão asfíxica se prolonga, o RN, que estava em apneia primária, apresenta inúmeros movimentos respiratórios do tipo *gasping*, que culminam em nova apneia prolongada, a chamada "apneia secundária", acompanhada de bradicardia e hipotensão. Se não houver reversão do quadro por meio de manobras de reanimação, em especial da ventilação com pressão positiva, a hipóxia prolongada resultará na deterioração da função miocárdica e na queda da pressão sanguínea abaixo de um nível crítico, o que exigirá manobras de reanimação avançadas.[13] No caso clínico que estamos avaliando, o fato de o RN permanecer em apneia e com FC de 40 bpm depois dos passos iniciais da reanimação, durante os quais estímulos sensoriais foram fornecidos ao paciente, indica que se trata de uma apneia secundária e que há necessidade do início imediato da ventilação com pressão positiva.

Ventilação com pressão positiva

 Caso clínico (continuação)

Ao avaliar o RN, a FC é de 40 bpm e ele está em apneia. Você inicia a ventilação com pressão positiva com ventilador mecânico manual em T e máscara facial, ainda dentro do 1º minuto de vida, com fluxo de 10 L/minuto, pressão máxima em 30 cmH_2O, pressão inspiratória de 20 cmH_2O, PEEP de 5 cmH_2O e frequência de 60 movimentos/minuto. Você verifica que o balão autoinflável está disponível e pronto para uso, caso necessário.
Qual a concentração inicial de oxigênio na ventilação com pressão positiva no RN a termo logo após o nascimento?
A concentração inicial de oxigênio para ventilação desse RN deve ser de 21%.

A ventilação pulmonar é o procedimento mais importante e efetivo na reanimação do RN em sala de parto, pois o preenchimento dos espaços aéreos pulmonares promove a dilatação da vasculatura pulmonar, com queda da resistência vascular pulmonar e estabelecimento da hematose apropriada. Simultaneamente, ocorre a elevação da resistência vascular sistêmica e há transição do padrão de circulação fetal para o neonatal. A ventilação com pressão positiva deve ser iniciada nos primeiros 60 segundos de vida ("minuto de ouro"), pois a cada 30 segundos de demora do seu início, há uma elevação de 16% no risco de morte ou morbidade, de modo independente do peso ao nascer, da idade gestacional ou de complicações na gravidez ou no parto.[12] Ou seja, se a ventilação pulmonar não é adequadamente realizada nos recém-nascidos asfíxicos, todos os outros procedimentos são fúteis.

Para realizar de forma efetiva a ventilação pulmonar logo após o nascimento, é preciso considerar que, nos primeiros minutos de vida, as vias aéreas estão cheias de líquido e o suporte respiratório deve se dirigir ao clareamento do líquido pulmonar das regiões responsáveis pela hematose. Em seguida, a maior parte dos espaços aéreos pulmonares já está preenchida por gás, mas o líquido pulmonar ainda está no espaço intersticial e pode retornar ao espaço aéreo se este não estiver expandido. Por fim, as questões relativas às trocas gasosas e à ventilação uniforme passam a ser de maior importância para a homeostase respiratória.[14] O entendimento da dinâmica dos fluidos e dos gases no pulmão do RN durante a transição da vida intrauterina para a extrauterina é crítico para o fornecimento de ventilação adequada, o que, por sua vez, é crítico para a redução da mortalidade e morbidade neonatais associadas à asfixia perinatal.

Os equipamentos mais utilizados para ventilar o RN em sala de parto compreendem o balão autoinflável e o ventilador mecânico manual em T. O balão autoinflável fornece concentração de oxigênio de 21% (ar ambiente) quando não está conectado ao oxigênio e ao reservatório ou fornece concentração de oxigênio de 90% a 100%, quando conectado à fonte de oxigênio a 5 L/minuto e ao reservatório. O balão autoinflável é de baixo custo, não necessita de fonte de gás comprimido para funcionar e deve estar sempre disponível e pronto para uso em todo nascimento.

O ventilador mecânico manual em T é controlado a fluxo e limitado à pressão, com necessidade de uma fonte de gás comprimida para o seu funcionamento. A concentração de oxigênio ao paciente pode ser titulada quando o equipamento está ligado ao *blender* que, por sua vez, está conectado às fontes de ar comprimido e de oxigênio. O equipamento permite administrar pressão inspiratória e PEEP constantes, ajustáveis de acordo com a resposta clínica do RN. A maior vantagem do ventilador mecânico manual em T, do ponto de vista fisiológico, seria a administração confiável de pressão final positiva, contribuído para o recrutamento de espaços aéreos e manutenção da capacidade residual funcional especialmente em recém-nascidos prematuros.[15]

A comparação da eficácia do balão autoinflável *versus* ventilador mecânico manual em T indica alguma superioridade do tubo-T, quando se levam em conta estudos animais que mostram benefício no estabelecimento da capacidade residual funcional durante a transição. Pesquisas em manequins e em laboratório também indicam a administração de volumes correntes e pressões mais consistentes com o uso do tubo-T comparado ao uso do balão autoinflável.[16] Vale citar que um grande estudo observacional feito pela Rede Brasileira de Pesquisas Neonatais observou, em prematuros com 23 a 33 semanas de idade gestacional, aumento da sobrevida sem displasia broncopulmonar nos pacientes ventilados exclusivamente com o ventilador mecânico manual em T, comparados aos que receberam a ventilação com pressão positiva em sala de parto com balão autoinflável.[17] No entanto, a eficácia e a segurança do tubo-T não estão bem estabelecidas em locais nos quais o fornecimento de gás pressurizado não é facilmente disponível.[16]

Como interface para VPP, a primeira opção a ser utilizada é a máscara facial, que deve ser constituída de material maleável transparente ou semitransparente, borda acolchoada e planejada para abrigar um espaço morto < 5 mL. O emprego de máscara de tamanho adequado, de tal forma que cubra a ponta do queixo, a boca e o nariz, é fundamental para obter um bom ajuste entre face e máscara, o que é um ponto crítico para o sucesso e a eficácia da ventilação com pressão positiva.

A VPP com tubo-T e máscara facial ou o balão autoinflável e máscara facial deve ser sempre feita na frequência de 40 a 60 movimentos por minuto, com pressão suficiente para que se possa visualizar uma discreta elevação torácica. No recém-nascido a termo, a concentração inicial de oxigênio recomendada é 21% (ar ambiente).[9]

Monitorização cardíaca

Caso clínico *(continuação)*

Enquanto você realiza a VPP com máscara facial, o colega posicionado à sua direita coloca o eletrodo do monitor cardíaco no braço direito próximo ao ombro e o sensor do oxímetro de pulso na mão direita. Ao mesmo tempo, o colega à esquerda posiciona outro eletrodo no braço esquerdo, próximo ao ombro, e outro na face anterior da coxa esquerda. Para melhor fixação dos eletrodos, estes são envolvidos em bandagem elástica.

Determinar a FC de maneira rápida, acurada e confiável é um ponto crítico para a tomada de decisões na sala de parto. Evidências científicas demonstram que, apesar da existência de diversos meios que permitam a verificação da frequência cardíaca, como a palpação do cordão umbilical, a ausculta cardíaca com estetoscópio e a detecção do sinal de pulso pela oximetria, o uso do monitor cardíaco é indicado. Os três primeiros métodos citados (palpação de pulsos, ausculta e oximetria) subestimam a FC. Vale citar que a oximetria de pulso, além de subestimar a FC, demora até 2 minutos para realizar a leitura do sinal. Dessa forma, o monitor cardíaco é o equipamento apontado por determinar o valor da FC de modo rápido e acurado, com indicação de uso imediatamente ao início da ventilação com pressão positiva.[8,9] Assim, enquanto um profissional de saúde inicia a ventilação com pressão positiva, o outro fixa os três eletrodos do monitor cardíaco.

Reavaliação da técnica da ventilação com pressão positiva

Caso clínico *(continuação)*

Após 30 segundos de VPP com ventilador mecânico manual em T e FiO$_2$ de 0,21; você avalia o recém-nascido e verifica que a FC ainda é de 50 bpm e ele se mantém em apneia e flácido. Não há leitura na oximetria de pulso.
Quando o recém-nascido não mostra recuperação da frequência cardíaca após 30 segundos de ventilação com pressão positiva em ar ambiente, qual deve ser o próximo passo da equipe que está reanimando o paciente?
Sempre que, durante a reanimação neonatal, não houver melhora da FC e da respiração, é obrigatório verificar a técnica da VPP, que consiste na readaptação da máscara facial e reposicionamento da cabeça do RN; aspiração das secreções e ventilação com a boca levemente aberta e aumento da pressão aplicada através do balão autoinflável ou do ventilador mecânico manual em T.

Como o ajuste entre a face e a máscara é crítico para o sucesso da ventilação, contar com máscaras faciais adequadas e profissionais altamente treinados a aplicá-las, com um mínimo de escape, pode minimizar de modo importante a chance de a intubação traqueal ser necessária. Vale ressaltar que, na maioria das vezes, o reposicionamento adequado da máscara, com ajuste adequado entre face do RN e máscara e minimização de escape, é suficiente para que a VPP seja fornecida de maneira efetiva.

Se após a correção do ajuste da máscara na face do RN, não houver movimento do tórax e/ou o RN não apresentar melhora da FC, verificar a permeabilidade das vias aéreas. Para isso, reposicionar a cabeça, mantendo a leve extensão do pescoço, uma vez que a flexão ou extensão demasiada do pescoço levam à obstrução de vias aéreas. Se, ainda assim, não há insuflação torácica a cada ventilação e/ou o paciente não melhora, continuar a verificar os passos técnicos da ventilação com pressão positiva por meio da aspiração do excesso de secreções na região da boca e narinas e ventilando o neonato novamente com a boca levemente aberta.

Quando, apesar de se ter assegurado que a máscara está bem ajustada à face do paciente e que suas vias aéreas estão pérvias, a VPP não provoca uma discreta expansão do tórax e o RN continua em apneia, flácido e/ou bradicárdico, pode-se aumentar a pressão aplicada em cada ventilação. Sempre verificar se o balão autoinflável ou o ventilador mecânico manual em T estão funcionando adequadamente.

Após a correção da ventilação e a verificação de que está sendo aplicada com a técnica correta, se o RN não melhorar com a VPP em ar ambiente, oferecer oxigênio suplementar.[8]

Uso de oxigênio na reanimação do recém-nascido a termo

A necessidade de oxigênio suplementar é excepcional em RN ≥ 34 semanas se a VPP é feita com a técnica adequada. Nos casos em que a VPP está sendo aplicada de modo adequado e com a técnica correta, mas a saturação de oxigênio ($SatO_2$) não atingiu os níveis desejados, é necessário o aumento da oferta de oxigênio suplementar. A fração inspirada de oxigênio (FiO_2) deve ser aumentada de 20% em 20%, a cada 30 segundos para distribuição da concentração de oxigênio oferecida pela ventilação em toda a área pulmonar e consequente aumento da $SatO_2$. A monitorização da oferta do oxigênio suplementar deve ser feita de acordo com os níveis desejados de $SatO_2$ pré-ductal segundo a idade pós-natal (Tabela 2.1).

Tabela 2.1 – Valores de $SatO_2$ pré-ductais desejáveis segundo a idade pós-natal.

Minutos de vida	$SatO_2$ pré-ductal
Até 5	70% a 80%
5 a 10	80% a 90%
> 10	85% a 95%

Fonte: Almeida MFB, Guinsburg R, 2016.

Vale lembrar que estudos atuais sugerem que o uso de oxigênio no recém-nascido hipóxico é importante para a função da musculatura respiratória, com papel no desencadeamento e manutenção dos movimentos respiratórios, desempenhando papel crítico também na manutenção da glote aberta, o que facilita a efetividade da VPP por interfaces não invasivas na reanimação ao nascer.[18,19] Assim, se, por um lado, o excesso de oxigênio pode ser lesivo e ocasionar o aumento de radicais livres e inflamação; por outro lado, o seu uso insuficiente, nos neonatos asfíxicos e hipóxicos, pode agravar a insuficiência de múltiplos órgãos e retardar a recuperação, contribuindo para a mortalidade. Ou seja, a monitoração da quantidade de oxigênio oferecida ao RN recebendo os procedimentos de reanimação é crítica para que este gás não seja ofertado de forma excessiva ou insuficiente.

Enquanto se eleva a concentração de oxigênio a cada 30 segundos, o líder da equipe deverá verificar de modo contínuo a técnica da VPP a fim de determinar o próximo passo da reanimação.

Indicações de vias aéreas alternativas

 Caso clínico (continuação)

No RN que você estava atendendo, verificou-se presença de grande quantidade de secreção sanguinolenta nas vias aéreas. Procedeu-se, então, à aspiração das vias aéreas e a cabeça do paciente foi reposicionada, com leve extensão do pescoço. Prosseguiu-se a ventilação com uma leve abertura da boca. A máscara facial foi reajustada para garantir bom selo entre face e máscara e iniciou-se um novo ciclo de VPP por mais 30 segundos. No entanto, como o RN não melhorava e não havia

Caso clínico (*continuação*)

leitura da saturação de oxigênio, a concentração de oxigênio foi aumentada gradativamente para 40% e, depois, para 60%. Ao final desse ciclo, o RN manteve FC de 50 bpm, começando a apresentar *gaspings* e a oximetria de pulso ainda não mostrava leitura da saturação de oxigênio. O neonato estava com 2 minutos de vida.

Se, durante a ventilação com pressão positiva com máscara facial, o RN a termo não melhora e mantém a bradicardia após correção da técnica da ventilação e aumento da concentração de oxigênio oferecida ao paciente, qual o próximo passo a ser feito na reanimação neonatal?

Nesse caso, como as questões técnicas ligadas às falhas da VPP com máscara facial foram corrigidas e não houve melhora da FC, está indicada a intubação traqueal.

As indicações de ventilação por cânula traqueal em sala de parto incluem ventilação com máscara facial não efetiva, ou seja, se após a correção de possíveis problemas técnicos, a FC permanece < 100 bpm; ventilação com máscara facial prolongada; e necessidade de massagem cardíaca.

A intubação traqueal é um procedimento que requer habilidade e treinamento, devendo ser executada sempre pelo médico mais experiente da equipe. Para isso, a atenção desse profissional deve estar voltada exclusivamente para o procedimento. Se o profissional que intubará o recém-nascido era o líder da equipe, nesse momento a liderança precisa ser delegada a outro membro da equipe. O material deve estar prontamente disponível para uso (Quadro 2.1).[8]

A via preferencial para a intubação ao nascer é a orotraqueal e a execução precisa ser feita de modo rápido, em, no máximo, 30 segundos, para não comprometer mais o quadro clínico do recém-nascido. Lembrar que o laringoscópio para a reanimação neonatal é sempre o de lâmina reta e as cânulas traqueais devem ter diâmetro uniforme, sem balonete. O líder deverá comunicar à equipe o tamanho da cânula traqueal que será utilizado e a posição de fixação da cânula traqueal no lábio superior antes do procedimento (Tabela 2.2).[8] Além da cânula solicitada, a equipe deve deixar disponível uma cânula de diâmetro superior e outra inferior àquela escolhida.

Tabela 2.2 – Profundidade de inserção da cânula traqueal conforme idade gestacional.

Idade gestacional	Marca (cm) no lábio superior
34 semanas	7,5
35 a 37 semanas	8
38 a 40 semanas	8,5
41 ou mais semanas	9

Fonte: Almeida MFB, Guinsburg R, 2016.

Uma via alternativa à intubação traqueal é a inserção da máscara laríngea. Embora existam vários modelos de máscara laríngea; de maneira geral, elas são constituídas de uma cânula curta conectada a uma máscara pequena e flexível, com o coxim inflável. A máscara é inserida pela boca do recém-nascido e avançada até que a sua ponta quase atinja o esôfago. A insuflação da máscara, nesse momento, permite que ela recubra a glote, de tal maneira que a ventilação feita pelo balão autoinflável ou pelo ventilador mecânico manual em T na cânula conectada a essa máscara é direcionada predominantemente à traqueia. Não é necessário visualizar a laringe ou usar equipamentos para a sua inserção. A máscara laríngea é uma alternativa interessante para recém-nascidos em que a ventilação com balão e máscara não foi efetiva, antes da intubação, ou para aqueles em que a intubação não foi conseguida ou quando não há profissionais com *expertise* para a intubação em sala de parto. O seu uso é recomendado para RN ≥ 34 semanas com peso > 2.000 gramas.[8] Apesar de ser uma alternativa interessante, é preciso lembrar que as máscaras laríngeas para uso neonatal não estão facilmente disponíveis e têm um custo elevado no mercado brasileiro.

Intubação traqueal

Caso clínico (continuação)

Você solicita uma cânula traqueal n. 3,5 de diâmetro uniforme, sem balonete e com marcador de cordas vocais; laringoscópio com lâmina reta n. 1 e pede para o colega monitorizar o tempo do procedimento (máximo, 30 segundos). O RN é intubado e você posiciona a cânula orotraqueal (COT) com a marca de 8,5 cm alinhada ao lábio superior. Você reinicia a VPP com a mesma concentração de oxigênio que estava utilizando na VPP com máscara (60% nesse caso), enquanto outro colega ausculta a entrada de ar nos pulmões e na região gástrica, além de observar a elevação do tórax. Enquanto você aplica um novo ciclo de 30 segundos de VPP com ventilador mecânico manual em T e COT, na mesma frequência e pressão utilizadas na ventilação com máscara, solicita ao colega para fixar a COT com a fixação em "H" longa, que se estende até a região malar, feita com bandagem elástica adesiva. Após 30 segundos, o RN mantém a FC de 50 bpm, apresenta *gaspings* esporádicos e o oxímetro, colocado no pulso direito, começa a mostrar uma saturação de 45%.

Se, após a intubação traqueal e o início da ventilação com pressão positiva com cânula traqueal, o RN a termo não melhora e mantém a bradicardia, o que a equipe deve fazer?

Como não houve melhora da FC após 30 segundos de VPP por meio da cânula traqueal, deve-se verificar a posição da cânula, a permeabilidade das vias aéreas e a pressão que está sendo aplicada no balão ou no ventilador em T, corrigindo o que for necessário.

O líder deverá verificar se o comprimento da cânula inserido na traqueia está adequado (8,5 cm ajustado no lábio superior), o que equivale à posição da ponta distal da cânula no terço médio da traqueia.[8] Além disso, a equipe deverá verificar a expansão torácica, a permeabilidade das vias aéreas e o funcionamento do equipamento de ventilação. Verificar a concentração de O_2, que deverá ser a mesma utilizada antes da intubação, pois o procedimento foi indicado pelo fato de RN permanecer com FC < 100 bpm em ventilação com máscara facial e técnica adequada. Após 30 segundos de monitoração da saturação, sem melhora, pode-se aumentar a oferta de oxigênio até 100%.

A confirmação de que a cânula está na traqueia é mandatória, principalmente nos pacientes bradicárdicos que não respondem à reanimação. Um método objetivo, que diminui o tempo para confirmar a posição da cânula, é o de detecção do CO_2 expirado por método colorimétrico. O detector de CO_2 deve ser posicionado entre o conector da cânula e o ventilador. No entanto, em casos similares ao que estamos cuidando, em que o débito cardíaco está comprometido e o fluxo pulmonar é baixo, a falta de mudança de coloração do detector de CO_2 pode resultar não do mau posicionamento da cânula traqueal, mas sim da falta de hematose em nível pulmonar. Portanto, em recém-nascidos em assistolia ou bradicardia importante, é preciso lembrar que o resultado pode ser falso-negativo, sendo imprescindível a ausculta do tórax com o estetoscópio para a localização da cânula.[20]

Massagem cardíaca

Caso clínico (continuação)

Após verificar a técnica, um novo ciclo de VPP foi realizado com FiO_2 de 1 e, com cerca de 3 minutos, a FC era de 50 bpm, a saturação de 40% e o RN mantinha-se com *gaspings* ocasionais.

Se, durante a ventilação com pressão positiva com cânula traqueal, o RN a termo não melhora e mantém a bradicardia após correção da técnica da ventilação e aumento da concentração de oxigênio oferecida ao paciente, qual o próximo passo a ser feito na reanimação neonatal?

Nesse caso, está indicada a massagem cardíaca e a VPP com COT e FiO_2 de 1. A massagem cardíaca é iniciada se a FC estiver < 60 bpm após 30 segundos de VPP com técnica adequada, por meio da cânula traqueal e uso de concentração de oxigênio de 60% a 100%.

Nas situações de asfixia perinatal grave, pode haver vasoconstrição periférica, hipoxemia tecidual, com diminuição da contratilidade miocárdica, bradicardia e, eventualmente, parada cardíaca. A ventilação adequada reverte esse quadro na maioria dos pacientes, porém nos pacientes que não melhoram, mesmo com a VPP efetiva, é provável que a hipoxemia e a acidose metabólica estejam deprimindo a contratilidade miocárdica, comprometendo o fluxo sanguíneo pulmonar e a hematose. Nessa situação, a restauração do débito cardíaco é crítica para manter a perfusão coronariana, cerebral e adrenal e restaurar a hematose em nível pulmonar. Embora grande parte dos estudos sobre reanimação avançada no período neonatal se restrinjam a modelos animais, estes indicam que a efetividade maior das compressões no recém-nascido em sala de parto, quando a aeração pulmonar é crítica para o sucesso da reanimação, ocorre quando são feitos três movimentos de compressão, intercalados com uma ventilação por período prolongado de no mínimo 60 a 90 segundos sem interrupções. Desse modo, asseguram-se a expansão ótima dos pulmões e a manutenção do pico de pressão sistólica e de perfusão coronariana, com débito cardíaco adequado.[8,9]

 Caso clínico (*continuação*)

Você se desloca para o lado esquerdo do berço a fim de manter a VPP com COT com FiO_2 de 100% e outro colega assume a massagem cardíaca na cabeceira do berço para realizar a compressão no terço inferior do esterno, com a técnica dos polegares sobrepostos e com a palma das mãos envolvendo o tórax. A equipe mantém a aplicação de massagem cardíaca coordenada à ventilação por 60 segundos, antes de nova avaliação.

No que se refere à massagem cardíaca, estudos indicam que, comparada à técnica dos dois dedos (ponta do dedo indicador e dedo médio realizando a compressão, com a outra mão apoiando o tórax da criança), a técnica dos dois polegares (a polpa dos polegares da mão direita e esquerda sobrepostos fazem a compressão enquanto o resto da mão esquerda e direita envolvem o tórax do pacientes) é mais eficiente, pois gera maior pico de pressão sistólica e de perfusão coronariana, além de ser menos cansativa.[8,9] Para que essa técnica seja realizada corretamente, recomenda-se que o profissional responsável pela massagem esteja na cabeceira do paciente. A profundidade da compressão deve englobar um terço da dimensão anteroposterior do tórax[21] e permitir a reexpansão plena do tórax após a compressão, de tal forma que a compressão corresponda à sístole e a liberação corresponda à diástole, quando há enchimento das câmaras ventriculares e das coronárias.

A ventilação e a massagem cardíaca são realizadas de forma sincrônica, mantendo-se uma relação de 3:1, com uma frequência de 120 eventos por minuto (90 movimentos de massagem e 30 ventilações). É fundamental otimizar a qualidade das compressões cardíacas (localização, profundidade e ritmo), interrompendo a massagem apenas para oferecer a ventilação.

Cateterismo umbilical e uso de adrenalina

 Caso clínico (*continuação*)

Após 1 minuto de massagem cardíaca coordenada com VPP por COT e FiO_2 de 1; o RN continuava com FC de 50 bpm, com saturação de oxigênio em pulso direito de 45%, respiração irregular tipo *gasping* e pálido. O líder revisa a permeabilidade das vias aéreas, a posição da COT, a técnica da VPP com O_2 a 100% e a técnica da ventilação e da massagem cardíaca. Após verificação minuciosa da técnica dos procedimentos executados, com cerca de 5 minutos de vida, é indicado o cateterismo umbilical. O líder indica o profissional que executará o procedimento e este se prepara, enquanto a massagem cardíaca coordenada com a VPP com O_2 a 100% é mantida.

O cateterismo venoso umbilical de urgência é o procedimento mais indicado para a administração de adrenalina endovenosa por ser de acesso fácil e rápido. Nos casos em que o cateterismo umbilical não é possível ou quando os profissionais que estão reanimando o recém-nascido não estão habilitados a cateterizar a veia umbilical, uma alternativa para a administração de medicações é a via intraóssea, que pode ser realizada desde que haja material disponível e profissional habilitado no procedimento. Vale lembrar que existem relatos de graves complicações em RN submetidos à punção intraóssea.[9] Ou seja, o cateterismo venoso umbilical é o procedimento de eleição para garantir um acesso venoso central, quando as medicações estão indicadas na reanimação neonatal.

O cateter venoso umbilical deve ser inserido de emergência na veia umbilical apenas 1 a 2 cm após o ânulo para que fique periférico.

A droga de escolha para a reanimação neonatal avançada é a adrenalina. O recém-nascido asfíxico em geral apresenta uma acidose metabólica grave, o que promove vasodilatação e uma resistência vascular sistêmica muito baixa. Acredita-se que a administração de adrenalina induz à vasoconstrição periférica, com aumento da resistência vascular sistêmica e aumento da pressão e fluxo sanguíneo coronarianos. A via preferencial da adrenalina na reanimação neonatal é a endovenosa. Enquanto se obtém o acesso venoso, pode ser administrada a adrenalina por via traqueal, uma única vez, na dose de 0,05 a 0,10 mg/kg (0,5 a 1 mL/kg de adrenalina diluída 1:10.000), pois a absorção da medicação por via pulmonar é lenta, imprevisível, com uma resposta, em geral, insatisfatória. Uma vez cateterizada a veia umbilical, a dose da adrenalina endovenosa é de 0,01 a 0,03 mg/kg (0,1 a 0,3 mL/kg de adrenalina 1:10.000) e deve ser repetida a cada 3 a 5 minutos se não há reversão da bradicardia do paciente, sempre assegurando-se de que a VPP e a massagem cardíaca estão sendo feitas corretamente.[8,9] Revisão que inclui um estudo em recém-nascidos animais a termo e que sofreram asfixia perinatal mostrou que, comparada à via endotraqueal, na via endovenosa, a dose necessária de adrenalina é menor, atinge um pico sanguíneo mais elevado e em menos tempo.[22]

Expansor de volume

 Caso clínico (continuação)

Como se trata de um RN a termo, seu colega estima o peso de nascimento de 3 kg e administra 0,3 mL de adrenalina diluída (1:10.000) pelo cateter umbilical, lava a extensão com 0,5 mL de soro fisiológico 0,9% (SF 0,9%) para que a medicação atinja a circulação e fala em voz alta para que todos saibam o horário em que foi feita a primeira dose. Após a administração de adrenalina, a FC sobe para 80 bpm, mas o RN está muito pálido. Diante da história de perda sanguínea e de reanimação prolongada, com palidez importante do paciente, a equipe decide realizar expansão com SF 0,9% na dose de 10 mL/kg, em 5 minutos.

O expansor de volume pode ser necessário para reanimar o RN com hipovolemia. A suspeita é feita se há perda de sangue e sinais de choque hipovolêmico, como palidez, má perfusão e pulsos débeis. Entretanto, deve-se ressaltar que, quando não há história de perda de sangue, não há evidências de benefícios com o uso de expansor de volume em recém-nascidos submetidos à reanimação prolongada e que não responderam às manobras de reanimação avançada como a ventilação acompanhada de massagem cardíaca e a administração de adrenalina endovenosa.[8,9]

A expansão de volume deve ser feita com cristaloides, recomendando-se o soro fisiológico na dose de 10 mL/kg lentamente, em 5 a 10 minutos, podendo ser repetida a critério clínico. Com o uso do expansor, esperam-se o aumento da FC e a melhora dos pulsos e da palidez. Se não houver resposta, verificar a posição da cânula traqueal, o uso do oxigênio a 100%, a técnica da ventilação e da massagem e a permeabilidade da via de acesso vascular. Não há recomendação para o uso de bicarbonato de sódio na reanimação ao nascer.[9]

Reanimação prolongada

 Caso clínico (continuação)

Durante a expansão com SF 0,9%, houve aumento da FC para 100 bpm. Você pede para suspender a massagem cardíaca e reinicia a VPP com COT na frequência de 60 movimentos por minuto, pressão inspiratória de 20 cmH$_2$O, PEEP de 5 cmH$_2$O, com concentração de O$_2$ de 100%. Após 2 minutos, a FC é 120 bpm, a respiração continua irregular e a oximetria de pulso aponta aumento gradual da saturação, chegando a 95%. Nesse momento, o recém-nascido está com 17 minutos de vida e com a FC estável em 150 bpm. Você solicita a retirada do cateter umbilical e, em voz alta, revê todos os procedimentos realizados. Comunica que o RN está estável para o transporte, com FC de 150 bpm, saturação de 95%, com movimentos respiratórios irregulares, e de que recebe a VPP através da cânula traqueal com FiO$_2$ de 1. Solicita uma vaga na UTIN para um RN a termo que sofreu asfixia perinatal grave por DPP e necessitou de procedimentos de reanimação avançados. A seguir, requer a presença do acompanhante para informar sobre o estado do bebê. Nesse momento, é de fundamental importância mostrar a pulseira com a identificação e o sexo do RN e comunicar que o bebê precisou de procedimentos de reanimação avançados em virtude do descolamento prematuro de placenta, o que requer admissão na UTIN.
Ao verificar o índice de Apgar no 1º, 5º, 10º, 15º e 20º minutos, você atribui as seguintes pontuações 1/3/5/6/7.

A falha em atingir retorno da circulação espontânea no RN após 10 a 20 minutos de procedimentos de reanimação avançados está associada a elevado risco de óbito e à presença de sequelas moderadas ou graves do desenvolvimento neurológico dos sobreviventes. Entretanto, não há evidências de que alguma duração específica dos esforços de reanimação possa predizer, de modo consistente, o óbito ou as sequelas graves ou moderadas nos sobreviventes.[9]

O índice de Apgar de 0 ou 1 aos 10 minutos é um forte preditor de morbidade, especialmente neurológica, e de mortalidade. Contudo, estudos recentes mostram desfechos favoráveis em alguns RN com assistolia aos 10 minutos de vida, especialmente se submetidos à hipotermia terapêutica. Os dados são mais limitados quando se trata dos sobreviventes que receberam 20 minutos ou mais de reanimação avançada, porém as poucas publicações mostram que 38% de 39 RN reanimados acima de 20 minutos sobreviveram e que 6 (40%) desses 15 sobreviventes não apresentavam lesão neurológica moderada ou grave.[23]

Se, apesar da realização de todos os procedimentos de reanimação neonatal recomendados, o RN requer reanimação avançada de modo continuado, sugere-se a discussão a respeito da interrupção dos procedimentos entre a equipe que está atendendo o RN e com a família. Um tempo razoável para essa discussão é ao redor de 20 minutos depois do nascimento.[9]

A conversa com os familiares torna-se imprescindível a fim de informar sobre a gravidade do caso e o alto risco de óbito e tentar entender os desejos e as expectativas daquela família. Assim, a decisão de iniciar e prolongar a reanimação avançada deve ser individualizada e deve considerar fatores como a idade gestacional, a presença de malformações congênitas, a duração da agressão asfíxica, se a reanimação foi feita de modo adequado e o desejo familiar, além da disponibilidade de recursos humanos e de equipamentos técnicos para os cuidados pós-reanimação.[9]

Outro ponto de discussão relaciona-se à presença da família no ambiente em que as manobras avançadas de reanimação neonatal estão ocorrendo. Uma revisão sistemática recente não encontrou estudos de grande qualidade metodológica no contexto da reanimação em sala de parto. A análise da evidência disponível sugere ser razoável a presença da família durante os procedimentos de reanimação, desde que existam condições institucionais e vontade da família. Há necessidade de mais estudos sobre a interferência da presença da família no desempenho dos profissionais de saúde.[24]

Preparo e transporte para a UTI neonatal

Caso clínico (continuação)

O RN encontra-se estável com 30 minutos de vida, mantendo FC de 150 bpm ao monitor, saturação de 95%, com movimentos respiratórios irregulares. O paciente está sendo ventilado por meio da cânula traqueal com concentração de oxigênio suficiente para manter a saturação de oxigênio entre 90% e 95%. O cateter venoso usado para a reanimação avançada foi retirado. Por se tratar de um caso com asfixia perinatal grave, o RN deverá ser transportado para UTIN para suporte vital. Enquanto um dos membros da equipe assume a VPP com COT e FiO_2 a 0,6; você e seu colega se organizarão para a realização do transporte do RN até a UTIN localizada em outro andar do mesmo hospital.

O RN deve ser transferido em incubadora própria para o transporte, com monitor multiparamétrico e oxímetro de pulso, de preferência ambos, mas se não houver disponibilidade dos dois, dar preferência ao oxímetro de pulso. O ventilador eletrônico ou o ventilador mecânico manual em T devem estar funcionando, com cilindros de oxigênio e de ar comprimido e *blender* para a mistura de gases. Esses equipamentos devem ser portáteis, leves, ter bateria própria e recarregável, além de contar com um módulo de fixação adequado. Além disso, um balão autoinflável e um estetoscópio devem estar sempre disponíveis, caso os equipamentos apresentem falha de funcionamento. O volume dos cilindros de gases portáteis varia conforme sua capacidade e deve ser estimada a duração de estoque dos gases para o transporte seguro.[25] Para o transporte intra-hospitalar curto, como é o caso da maioria dos transportes da sala de parto para a UTIN, os torpedos de oxigênio e ar comprimido devem ter, em geral, volume superior a 100 kgf/cm^2.

Caso clínico (continuação)

Para o transporte, a equipe verifica se todos os equipamentos estão disponíveis e funcionantes. Ao checar a incubadora de transporte, você verifica que está ligada à rede elétrica, com temperatura de 34 °C e a luz da bateria está acesa. Para ajustar o ventilador mecânico manual em T acoplado à incubadora de transporte, você abre a válvula dos cilindros de ar comprimido e de oxigênio e verifica o volume dos gases, liga o fluxômetro a 10 L/min, estabelece os parâmetros da pressão máxima de segurança em 30 mmHg, ajusta a pressão inspiratória e o PEEP a serem aplicados no RN e a FiO_2 a ser utilizada. A equipe verifica ainda o funcionamento do monitor multiparamétrico. Como líder, você fala em voz alta as condições do RN, que incluem a FC > 100 bpm, a expansão torácica adequada, o tônus ainda flácido e a cor rosada do paciente. A equipe verifica o manômetro do ventilador mecânico manual e os parâmetros exibidos pelo monitor. Nesse momento, o RN está com FC de 155 bpm, expansão torácica adequada, saturação de 98% e a COT está bem-posicionada. Os equipamentos estão funcionando e a ventilação está sendo fornecida com pressão inspiratória de 20 cmH_2O e PEEP de 5 cmH_2O. A frequência do ventilador é fornecida com ajuste manual, sendo de 40 movimentos/minuto e a concentração de oxigênio administrada é de 60%. Diante da estabilidade clínica do RN, o líder da equipe mostra o bebê para a mãe e o/a acompanhante e informa-os sobre o estado clínico atual do RN, e o transporte para a UTIN é iniciado.

Além de verificar os equipamentos, a equipe deverá realizar o *briefing* para dividir as funções e as responsabilidades de cada um dos membros da equipe para o preparo e transporte propriamente dito. O líder deverá gerenciar esse momento crítico de transição, coordenando a passagem do RN do berço de alto risco para a incubadora de transporte. O sensor de oximetria de pulso e os eletrodos do monitor cardíaco devem ser desconectados e, enquanto um dos profissionais segura o RN delicadamente, o responsável pela ventilação fica atento tanto à ventilação e à expansão torácica como à permeabilidade das vias aéreas, para que não haja deslocamento da COT. Após a conexão dos sensores aos equipamentos de monitorização e da conexão da COT ao ventilador, com a verificação da posição do RN e da temperatura da incubadora, o paciente está pronto para a transferência à UTIN.

Ressalta-se que a mãe e a família devem ser comunicadas na sala de parto sobre a transferência e, antes de levar o RN à UTIN, mostrá-lo com suas pulseiras de identificação, explicar as condições clínicas do nascimento, a necessidade de reanimação avançada e como foi a resposta do RN. Conversar sobre o motivo da internação na UTIN e estimular a visita familiar.

Independentemente da distância a ser percorrida, a atuação coordenada da equipe deve estar voltada para os cuidados com a temperatura, em especial deve-se evitar a hipertermia (> 37,5 °C) no paciente que precisou de manobras avançadas de reanimação. Lembrar que a hipertermia acelera os fenômenos de reperfusão e piora o prognóstico de pacientes com risco para encefalopatia hipóxico-isquêmica. Muitos serviços propõem desligar o berço aquecido e iniciar a hipotermia assim que a reanimação avançada, com intubação traqueal e massagem cardíaca, é aplicada ou, logo depois, ainda na sala de parto, quando a reanimação se prolonga por 10 minutos ou mais. Entretanto, apesar de haver evidências de que o início mais precoce da hipotermia terapêutica, com 3 horas de vida, em comparação a 6 horas de vida, pode melhorar o prognóstico motor,[26] não existem informações suficientes para indicar a aplicação dessa estratégia neuroprotetora na sala de parto, antes de uma avaliação completa das condições clínicas do recém-nascido. Deve-se levar em conta que a estabilidade hemodinâmica é uma prioridade nos recém-nascidos com asfixia perinatal grave e que receberam reanimação avançada e, nesses pacientes, a hipotermia pode comprometer o desempenho cardíaco e vascular. Não há dados indicando se a hipotermia terapêutica passiva, iniciada na sala de parto, seja capaz de conferir algum benefício a esse grupo de pacientes. Há necessidade de mais estudos para que seja possível estabelecer quão rapidamente é seguro iniciar a hipotermia terapêutica em neonatos com alto risco de desenvolverem a encefalopatia hipóxico-isquêmica.[27]

É fundamental, durante o transporte, estar atento à manutenção das vias aéreas pérvias, tomando-se cuidado para evitar o deslocamento da cânula orotraqueal. É preciso ainda observar o monitor de FC e o oxímetro de pulso.[25]

O planejamento e a divisão de tarefas entre os membros da equipe que farão o transporte garantem a estabilidade do RN até a sua chegada à UTIN, sem necessidade de pressa durante a transferência.

Novamente, ao chegar à UTIN, a equipe de transporte deverá transferir o RN ao seu leito de modo organizado e sistemático, a fim de evitar intercorrências que agravem suas condições clínicas.

Na UTI neonatal

Cuidados iniciais

 Caso clínico (*continuação*)

À chegada do RN à UTIN, você identifica o médico líder e informa à equipe multidisciplinar todos os dados sobre o nascimento, a necessidade de reanimação avançada e atualiza-a sobre as condições clínicas do RN durante o transporte. A equipe da UTIN se prepara para receber o RN e, novamente, você e sua equipe coordenam as ações para transferir o RN da incubadora ao leito de alto risco. Após acoplar o RN ao suporte ventilatório, o médico líder da UTIN ajusta os parâmetros ventilatórios, solicita a monitorização do RN e avalia suas condições clínicas. Ao exame físico, o paciente encontra-se com ausculta pulmonar adequada bilateral, movimentos respiratórios irregulares, saturação de 95%; pulsos palpáveis e cheios, com perfusão < 3 segundos e tônus muscular discretamente flácido. O neonatologista realiza uma breve avaliação neurológica e solicita medida de PA não invasiva e colocação da sonda vesical de demora, além da dosagem de glicemia capilar. Por se tratar de um RN que sofreu asfixia perinatal grave decorrente de uma agressão periparto, nesse caso o descolamento prematuro da placenta, a equipe da UTIN começa a se preocupar com a morbidade dos múltiplos órgãos e sistemas associados a essa situação.

A internação de um RN com asfixia perinatal grave requer o preparo da equipe multi-disciplinar para o atendimento sistematizado e organizado e a antecipação de possíveis complicações. Cabe à equipe de enfermagem dos cuidados intensivos neonatais o preparo do leito de alto risco pronto para uso, com os equipamentos de monitorização cardíaca, mensuração da pressão arterial não invasiva, sensor de oximetria de pulso e de temperatura e bombas de infusão. Nesse caso, o suporte ventilatório deve estar pronto para uso, tendo sido previamente testado pela equipe da fisioterapia a fim de garantir a ventilação e a oxigenação do RN.

A identificação e o tratamento das principais disfunções sistêmicas pós-reanimação são fundamentais para a continuidade do atendimento, atenuação da morbidade, redução da mortalidade e minimização das sequelas nos sobreviventes. As intervenções realizadas na 1ª hora de vida têm impacto direto no prognóstico dos RN criticamente doentes e devem ser feitas de modo agrupado pela equipe multiprofissional, sempre tendo-se em mente que a manipulação mínima é fundamental para minimizar estresse e dor. De maneira similar ao que ocorre na sala de parto, a atribuição de liderança e de tarefas específicas aos diversos membros da equipe e a comunicação clara e objetiva entre os membros da equipe permitem o manejo mais eficiente do paciente e ajudam a evitar atrasos e erros.

O comprometimento multissistêmico varia conforme o grau e a extensão da lesão asfíxica, podendo chegar à falência de múltiplos órgãos. A redistribuição do débito cardíaco, como resposta à lesão asfíxica, direciona o fluxo sanguíneo de órgãos periféricos, como fígado, rins e intestino, para os órgãos nobres, com a finalidade de prevenir a hipóxia e a isquemia em cérebro, coração e adrenais. A vasoconstrição periférica diminui a oferta de oxigênio aos tecidos e, se prolongada, desencadeia lesão celular e tecidual, podendo resultar em disfunção de múltiplos órgãos no período neonatal. É nesse contexto que a equipe que recebe um recém-nascido com asfixia perinatal grave deve levar em conta, além da grande chance de lesão cerebral e a possível indicação de hipotermia terapêutica, a agressão aos múltiplos órgãos e sistemas, que resulta potencialmente em óbito ou, nos sobreviventes, em piora da lesão neurológica. Assim, não se deve restringir a preocupação de cuidado de recém-nascidos asfíxicos à implementação de estratégias neuroprotetoras, mas deve-se ter em mente que o cuidado neonatal global, cuidadoso e minucioso ajuda a preservar a vida e facilita a neuroproteção desses pacientes.

A lesão pulmonar está presente em 25% dos casos de asfixia perinatal moderada ou grave, com manifestações variadas, a depender do local de comprometimento, que pode ser o parênquima pulmonar, a vasculatura pulmonar ou o próprio centro respiratório. A necessidade do suporte ventilatório é variada e precisa ser individualizada, visando melhorar a oxigenação e a ventilação. Lembrar que a hipercapnia aumenta a vasodilatação e pode acelerar os fenômenos de reperfusão e lesão neurológica, enquanto a hipocapnia desencadeia vasoconstrição e pode piorar a isquemia de órgãos. Da mesma forma, a hipoxemia piora os mecanismos de gênese de ATP e acelera a morte celular em todo o organismo, enquanto a hiperóxia, ao promover a formação de radicais livres, alimenta a cascata de mediadores inflamatórios e lesão tecidual. Assim, a ventilação dos pacientes, após a admissão na UTIN, é uma tarefa complexa e que deve ser cuidadosamente monitorizada.

Uma das intercorrências mais temidas, em neonatos que precisaram de reanimação avançada, é a hipertensão pulmonar persistente neonatal, causada pela constrição do leito vascular pulmonar diante do fenômeno hipóxico, sem que ocorra a vasodilatação e a queda da resistência vascular pulmonar esperada com a aeração pulmonar. O aumento da resistência vascular pulmonar ocasiona o desvio do sangue da artéria pulmonar para a aorta através do canal arterial, o que causa o aumento da pós-carga no ventrículo direito, que pode evoluir com disfunção sistólica e diastólica, redução do fluxo sanguíneo pulmonar e piora da hipoxemia e da acidose. A possibilidade de hipertensão pulmonar deve estar sempre presente para a equipe assistencial a fim de que o diagnóstico possa ser buscado do ponto de vista clínico e ecocardiográfico e as medidas terapêuticas apropriadas, em especial o uso de vasodilatadores pulmonares, sejam iniciadas.

Outras doenças pulmonares frequentes no recém-nascido com asfixia perinatal são a síndrome de aspiração de mecônio, a hemorragia pulmonar e a síndrome do desconforto do RN. A síndrome de aspiração de mecônio ocorre nos eventos hipóxicos que cursam com a eliminação de mecônio intraútero, durante o parto, com consequente aspiração pelo concepto, o que pode levar à atelectasia pulmonar nos casos de obstrução total ou, quando a obstrução é parcial e o mecônio funciona como um mecanismo valvular, há áreas de hiperinsuflação pulmonar e maior propensão à síndrome de escape de ar. O mecônio, nos espaços aéreos, desencadeia reação inflamatória que pode inativar o surfactante e levar ao desconforto respiratório.[28] A síndrome do desconforto do RN também pode se instalar ou se agravar por lesão do pneumócito tipo II desencadeada pela hipóxia. Já a hemorragia pulmonar pode ser consequência de coagulopatia, presente nos casos de asfixia grave.[29] De qualquer forma, à admissão do paciente na UTIN, com a fisiopatologia da asfixia perinatal em mente, é fundamental iniciar a ventilação e observar a expansão torácica, solicitar a radiografia de tórax, a gasometria arterial e, se necessário, o ecocardiograma. O ajuste ventilatório dependerá da evolução clínica do recém-nascido e do acompanhamento dos exames subsidiários.

As alterações cardiovasculares podem estar presentes em 25% dos pacientes com asfixia perinatal, com redução da contratilidade cardíaca e da ação das catecolaminas diante do estado de acidose metabólica, com hipotensão arterial. A hipertensão pulmonar, quando presente e grave, pode acarretar sobrecarga e dilatação do ventrículo direito, com desvio do septo interventricular para a esquerda e disfunção ventricular esquerda. Todas essas alterações podem resultar em choque cardiogênico se não forem efetuadas as intervenções necessárias para reverter o quadro e manter a perfusão dos órgãos e tecidos.[29] O pouco conteúdo vascular, causado pelo sangramento da face fetal da placenta na DPP, pode agravar o quadro de choque. Nesse sentido, a monitorização de sinais vitais, como frequência cardíaca, pressão arterial, diurese, perfusão periférica, além da busca de distúrbios acidobásicos, com avaliação seriada do lactato sérico, e acompanhamento da troponina são críticos para a avaliação hemodinâmica do RN. A ecocardiografia funcional pode ser indicada, tanto para avaliar a disfunção ventricular direita e esquerda como para indicar e acompanhar o uso de inotrópicos e vasopressores.[30]

É fundamental a existência de um acesso vascular seguro para esses pacientes. O cateterismo umbilical arterial é utilizado para monitorizar a pressão arterial invasiva e para a coleta de exames, entretanto deve-se prestar atenção à sua posição para evitar que agrave a lesão renal. O cateterismo venoso é realizado para a infusão de soro e medicações, enfatizando-se também a obrigatoriedade de seu posicionamento adequado na veia cava inferior.

A insuficiência renal é uma das preocupações maiores nesses pacientes, podendo estar presente em até 50% dos recém-nascidos com asfixia perinatal grave, sendo um dos determinantes prognósticos mais importantes. A insuficiência renal pode ser pré-renal, em consequência da hipovolemia, em especial em pacientes com perdas sanguíneas agudas como a DPP. A insuficiência renal pode ser derivada de necrose tubular aguda, em consequência da isquemia renal causada pela asfixia perinatal. A insuficiência renal ainda pode ser pós-renal, decorrente de trombose da veia renal por fluxo venoso lentificado e distúrbios da coagulação. Vale lembrar que, diante da oligúria, é preciso fazer o diagnóstico diferencial entre oferta insuficiente de volume hídrico com a insuficiência renal e ainda com a secreção inapropriada de hormônio antidiurético, complicação presente em pacientes com lesão neurológica. A monitorização da diurese com passagem da sonda vesical de demora é recomendada para controle da diurese. Alguns estudos definem a lesão renal aguda quando a creatinina sérica é superior a 1,5 mg/dL e há redução do volume urinário abaixo de 1 mL/kg/h; no entanto, a oligúria ocorre em apenas 50% dos RN asfíxicos com lesão renal, o que pode dificultar o diagnóstico. Quando há a suspeita de insuficiência renal aguda (IRA), atenção especial deve ser dada às medidas de restrição de oferta hídrica e monitorização do balanço hídrico, diurese e níveis séricos de eletrólitos. Os distúrbios hidroeletrolíticos são comuns nos casos de encefalopatia hipóxico-isquêmica, o que requer atenção especial para a correção de hiponatremia, hipocalemia e hipocalcemia e para a oferta hídrica, pois a infusão excessiva ou insuficiente pode piorar a lesão cerebral.[29] Diante de quadros refratários às medidas de correção de volemia, do uso de vasopressores e de diurético, pode haver indicação de terapias de reposição renal, sendo a mais utilizada a diálise peritoneal.

Do ponto de vista infeccioso, não há indicação do uso de antibioticoterapia profilática ou terapêutica em pacientes com asfixia perinatal, a não ser que a infecção bacteriana tenha sido claramente identificada na gênese da encefalopatia ou em consequência às múltiplas invasões necessárias para o suporte vital do recém-nascido criticamente doente. Assim, a coleta da hemocultura e a introdução de antibióticos são feitas de acordo com a rotina de cada instituição, além de se considerarem as sorologias maternas para avaliação de outras causas de encefalopatia.

A trombocitopenia é comum nos RN com diagnóstico de asfixia perinatal, presente em cerca de 30% de RN prematuros tardios ou a termo.[31] A coagulopatia intravascular disseminada (CIVD) também pode se instalar por consumo dos fatores de coagulação, com redução dos fatores II, VII, IX, X, XIII, proteína C, proteína S e antitrombina. Os níveis plasmáticos de complexos de trombina, D-dímero, fibrinogênio e produtos da degradação da fibrina são mais elevados nos RN com asfixia.[32] Nos pacientes com quadros de coagulopatia intravascular disseminada, a transfusão de plasma fresco congelado (PFC) pode ser necessária.[33] Neste contexto, a preocupação com sangramentos e/ou trombose deve ser constante em pacientes asfixiados. A monitorização do hematócrito e das plaquetas deve ser feita nas primeiras 6 horas de vida e acompanhada de acordo com a clínica.

Há risco importante de enterocolite necrosante, em decorrência da vasoconstricção mesentérica desencadeada pela redistribuição do fluxo sanguíneo para os órgãos nobres durante a agressão hipóxico-isquêmica.[29] Há também chance de sangramento gástrico ou intestinal resultante de gastrite ou colite hemorrágica e úlceras de estresse. Assim, a recomendação tem sido de observação e jejum nas primeiras 24 horas de vida, com introdução cuidadosa da alimentação enteral, de preferência apenas com leite materno.

A infusão contínua de glicose previne o aparecimento de hipoglicemia, decorrente da depleção rápida dos estoques de glicose no metabolismo anaeróbio. A hipoglicemia neonatal, além de dificultar a produção de energia pelos neurônios, eleva em quase seis vezes o fluxo sanguíneo cerebral, piorando os fenômenos ligados à reperfusão que, em última análise, estão relacionados diretamente à lesão neurológica. Por outro lado, a situação de estresse e a liberação de catecolaminas na corrente sanguínea podem gerar hiperglicemia e hiperosmolaridade sanguínea, também agravando a lesão cerebral. Portanto, a monitoração da glicemia deve ser feita a cada 4 a 6 horas para manutenção dos seus valores dentro da normalidade, ao redor de 75 a 100 mg/dL. Ainda vale citar que a asfixia perinatal aumenta o risco de hipocalcemia, decorrente do aumento da calcitonina desencadeado pela presença da acidose. Assim, uma oferta hídrica planejada e reavaliada de modo contínuo com a monitorização da glicose, dos eletrólitos e dos minerais é fundamental no cuidado clínico do recém-nascido asfíxico.

Há indicação de hipotermia terapêutica?

Caso clínico (continuação)

Com 2 horas de vida, o RN já teve o cateterismo da artéria e veia umbilical realizado e apresenta boa expansibilidade torácica e volume corrente adequado para manter a saturação pré-ductal de 96%. Hemodinamicamente, está estável, com FC de 130 bpm, pressão arterial média invasiva de 40 mmHg e tempo de enchimento capilar de 3 segundos. A equipe de enfermagem realizou a passagem de sonda orogástrica e instalou o soro de manutenção com oferta hídrica de 60 mL/kg/dia, velocidade de infusão de glicose de 4 mcg/kg/min, ainda sem eletrólitos. Realizada radiografia de tórax que não evidenciou alterações dos campos pulmonares ou da área cardíaca, com cânula traqueal e sonda gástrica bem locadas. A equipe de enfermagem instalou a monitorização da pressão arterial invasiva, realizou a sondagem vesical de demora e a glicemia da 1ª hora de vida foi 80 mg/dL. O resultado da gasometria da 1ª hora de vida mostra acidose metabólica, com um lactato de 120 mg/dL.

No exame neurológico, o RN está hipoativo, com respiração periódica, FC de 130 bpm, hipotônico, letárgico e flácido, com extensão completa dos membros. O paciente não apresenta movimentos espontâneos e as pupilas estão mióticas. Você inicia a monitorização com eletroencefalograma (EEG) de amplitude integrada e observa o traçado, com diminuição da atividade elétrica cerebral de base. Diante desses dados, você avalia os critérios de indicação da hipotermia terapêutica.

O quadro neurológico da asfixia perinatal é representado pela encefalopatia hipóxico-isquêmica (EHI). Em nível celular, no sistema nervoso central (SNC), a redução do fluxo sanguíneo cerebral e da oferta de oxigênio inicia uma cascata de eventos bioquímicos deletérios que resultam na produção pouco eficiente de substrato energético, o que acarreta a rápida depleção da reserva de fosfatos de alta energia como o ATP, ao acúmulo de ácido lático e à inabilidade de manter as funções celulares. A combinação da falência de produção energética em nível celular com a acidose, a liberação de glutamato e aspartato, o acúmulo de cálcio iônico intracelular, a peroxidação lipídica e a neurotoxicidade do óxido nítrico provocam a destruição de componentes essenciais da célula, causando sua morte durante a fase primária da agressão hipóxico-isquêmica. Em resposta a esses mecanismos, após um período de latência que dura cerca de 6 a 48 horas, ocorre a vasodilatação da região acometida, iniciando-se a chamada fase de reperfusão. Nesse período, há potencialização da liberação de radicais livres, aumento do acúmulo de aminoácidos excitatórios na fenda sináptica e da concentração de cálcio intracelular, o que acaba por ampliar a região em que há atividade dos mecanismos que provocam a morte celular. A inflamação acompanha todo esse processo, induzindo mecanismos de hipoperfusão da microcirculação e liberando mediadores inflamatórios que também contribuem para a lesão cerebral.[34,35]

O quadro neurológico é caracterizado por anormalidades na função cortical, com irritabilidade, letargia, estupor ou coma e presença de convulsões, e na função do tronco cerebral, em especial com alteração dos pares cranianos, tônus muscular e dos reflexos, diminuídos ou aumentados. Tais achados dependem do momento do exame e da gravidade da lesão cerebral. Segundo Sarnat e Sarnat,[36] a evolução neurológica pode ser avaliada por estádios. No estádio I, observa-se quadro leve de duração inferior a 24 horas, com hiperexcitabilidade, hipertonia leve e predomínio do sistema nervoso simpático, com taquicardia, pupilas dilatadas e tremores. Esse quadro pode reverter ou evoluir para o chamado estádio II, que dura entre 2 e 14 horas e caracteriza-se por letargia, hipotonia e predomínio do sistema nervoso parassimpático, com bradicardia, pupilas contraídas, secreção brônquica e gástrica abundante. As convulsões estão presentes em 70% dos pacientes que evoluem para essa fase da encefalopatia. Quando há piora dos sinais e sintomas neurológicos, define-se o estádio III, o qual pode durar dias a semanas. Nesse período, o recém-nascido se encontra em torpor ou coma, há flacidez muscular e sinais de depressão do sistema nervoso simpático e parassimpático, sendo as convulsões pouco frequentes.

O EEG é útil para diagnóstico e acompanhamento da EHI e deve ser utilizado para detecção precoce de quadros de crise convulsiva. Inicialmente, observam-se redução da frequência e amplitude do traçado, seguidas pelo aparecimento do padrão periódico e/ou pela detecção de espículas focais ou multifocais. Com o progredir da lesão neurológica, observam-se menos atividade e mais supressão ao EEG, que podem culminar no padrão isoelétrico. A evolução do traçado eletroencefalográfico aqui descrita pode ser monitorizada de forma simplificada, mas contínua, à beira do leito, por meio do EEG de amplitude integrada (aEEG), que usa uma derivação ou canal único. Tal monitoração simplificada da atividade elétrica cerebral ajuda a definir o prognóstico em longo prazo e a selecionar os pacientes com EHI que poderão se beneficiar de estratégias neuroprotetoras, como a hipotermia terapêutica.[34,35]

Entre as técnicas de imagem disponíveis na prática clínica, destacam-se a ultrassonografia transfontanelar, a tomografia computadorizada (TC) e a ressonância magnética (RM). O ultrassom de crânio não é exame de escolha, pois, na fase aguda, é útil apenas para a detecção do edema cerebral. A TC detecta muito bem, após fase aguda da EHI, as mais variadas lesões decorrentes da agressão asfíxica, com exceção daquelas em tronco cerebral. No entanto, a RM é sem dúvida o exame que detecta com maior precocidade e sensibilidade as alterações nos gânglios da base, tálamo, tratos corticoespinais, substância branca e córtex, com alto valor preditivo quanto a sequelas a longo prazo.[34,35]

A neuroproteção, por meio de diversas terapias específicas que visam minimizar ou evitar a lesão de SNC, vem sendo estudada na tentativa de bloquear a cascata de eventos iniciados pela hipóxia e isquemia. É neste contexto que se considera o uso da hipotermia terapêutica como a primeira estratégia neuroprotetora testada por meio de estudos clínicos randomizados e controlados com grande poder amostral em seres humanos. A cada grau de redução da temperatura, o metabolismo cerebral é reduzido em 7% e, em consequência, há diminuição da demanda local por oxigênio e glicose. Além disso, no período imediatamente posterior à hipóxia e à isquemia iniciais, o resfriamento diminui a liberação de aminoácidos excitotóxicos e de óxido nítrico no cérebro.

A hipotermia terapêutica deve ser indicada e iniciada nas primeiras 6 horas de vida, após a agressão primária, mas antes da fase de reperfusão, ou seja, ainda na fase latência, quando existe uma janela terapêutica na qual a neuroproteção evita a progressão dos mecanismos de lesão neuronal. As indicações utilizadas são:

- RN com idade gestacional ≥ 35 semanas e peso de nascimento ≥ 2 kg, com menos de 6 horas de vida.
- Antecedentes perinatais de evento asfíxico e/ou boletim Apgar < 5 no 10º minuto de vida e/ou necessidade de reanimação continuada por 10 minutos a partir do nascimento e/ou pH ≤ 7 e BE ≤ -16 em sangue do cordão ou na 1ª hora de vida.
- Convulsões nas primeiras 6 horas de vida e/ou evidências clínicas de EHI moderada ou grave.

A hipotermia não deve ser aplicada em RN com malformações congênitas maiores, na presença de plaquetopenia < 20.000/mm³ ou diante de sangramento ativo; em choque refratário a catecolaminas ou quando há bradicardia persistente com FC < 70 bpm. Nos casos graves de hipertensão pulmonar com uso de óxido nítrico, não se considera a aplicação da hipotermia por possibilidade de agravo do quadro.[37]

 Caso clínico (continuação)

O RN sob cuidado preenche os critérios de indicação da hipotermia terapêutica, pois sua idade gestacional é de 39 semanas, peso ao nascer, de 3.500 g, e mostrou um evento perinatal associado à asfixia, o descolamento prematuro de placenta. Além disso, o paciente recebeu reanimação avançada por mais de 10 minutos e seu boletim de Apgar aos 10 minutos era de 5. Ao exame neurológico, mostrava sinais de encefalopatia hipóxico-isquêmica moderada. Assim, com 3 horas de vida, é iniciada a hipotermia terapêutica, com monitorização rigorosa da temperatura e avaliação continuada do quadro respiratório, cardiocirculatório, metabólico e neurológico, além do auxílio do aEEG.

A discussão das técnicas de hipotermia terapêutica e das peculiaridades do acompanhamento clínico, neurológico e laboratorial de pacientes submetidos a essa técnica neuroprotetora estão fora do escopo desse capítulo e constituem-se em conhecimento importante para todos os neonatologistas que lidam com pacientes críticos. É fundamental lembrar que o estudo de mais de mil pacientes em protocolos randomizados e controlados mostra que a hipotermia terapêutica aumenta em 63% a chance de recém-nascidos com EHI grave ou moderada estarem vivos e sem sequelas neurológicas aos 18 meses de vida (OR = 1,63; IC = 95%: 1,36 a 1,95).[38]

Considerações finais

Para concluir, nunca é demais enfatizar que o nascimento é um dos momentos mais críticos na vida do ser humano, se não o mais, dada a complexidade da transição fisiológica que deve ocorrer imediatamente. A assistência especializada e direcionada ao recém-nascido com dificuldade em estabelecer a ventilação deve ser imediata, pois se sabe que o risco de morte ou morbidade aumenta em 16% a cada 30 segundos de demora para estabelecer a ventilação do RN. Mas o cuidado não está restrito à sala de parto, estendendo-se ao transporte para a UTIN, onde serão fornecidos os cuidados gerais e decidida a necessidade de implantação de estratégias neuroprotetoras. Todo o cuidado fornecido a esses recém-nascidos na UTIN tem a finalidade de evitar o óbito, propiciar a adaptação do paciente ao ambiente extrauterino, recuperar os órgãos e os tecidos que sofreram a agressão asfíxica e reduzir as sequelas da EHI.

Referências bibliográficas

1. United Nations; WHO; UNICEF; World Bank Group. Levels and trends in child mortality – Report 2019: estimates developed by the UN Inter-agency Group for Child Mortality Estimation 2019. Disponível em: https://www.unicef.org/media/60561/file/UN-IGME-child-mortality-report-2019.pdf. Acesso em: 18 fev. 2021.
2. Wang H, Liddell CA, Coates MM, Mooney MD, Levitz CE, Schumacher AE et al. Global, regional and national levels of neonatal, infant and under-5 mortality during 1990-2013: a systematic analysis for the Global Burden of Disease Study. Lancet. 2014;384:957-79.
3. Lawn JE, Blencowe H, Oza S, You D, Lee AC, Waiswa P et al. Every newborn: progress, priorities and potential beyond survival. Lancet. 2014;384:189-205.
4. Brasil. Ministério da Saúde, Rede Interagencial de Informações para a Saúde (RIPSA) [homepage na internet]. Estatísticas vitais – TabNet Win32 3.0: mortalidade/TabNet Win32 3.0: óbitos infantis – Brasil. Disponível em: http://tabnet.datasus.gov.br. Acesso em: 18 fev. 2021.
5. Almeida MFB, Kawakami MD, Moreira LMO, Santos RMVD, Anchieta LM, Guinsburg R. Early neonatal deaths associated with perinatal asphyxia in infants ≥ 2500 g in Brazil. J Pediatr (Rio de Janeiro). 2017;93:576-84.
6. Lawn JE, Lee AC, Kinney M, Sibley L, Carlo WA, Paul VK et al. Two million intrapartum-related stillbirths and neonatal deaths: where, why and what can be done? Int J Gynaecol Obstet. 2009;107(Suppl 1):S5-18, S19.
7. American College of Obstetricians and Gynecologists. Committee on Obstetric Practice – ACOG Committee Opinion n. 326, december 2005: inappropriate use of the terms fetal distress and birth asphyxia. Obstet Gynecol. 2005;106:1469-70.
8. Almeida MFB, Guinsburg R. Reanimação do recém-nascido ≥ 34 semanas em sala de parto: diretrizes da Sociedade Brasileira de Pediatria. 2016. Disponível em: https://www.sbp.com.br/reanimacao. Acesso em: 18 fev. 2021.
9. Wyckoff MH, Wyllie J, Aziz K, Almeida MF, Fabres J, Fawke J et al. Neonatal life support: 2020 international consensus on cardiopulmonary resuscitation and emergency cardiovascular care science with treatment recommendations. Circulation. 2020;142(Suppl 1):S185-221.
10. Gomersall J, Berber S, Middleton P, McDonald SJ, Niermeyer S, El-Naggar W et al. Umbilical cord management at term and late preterm birth: a meta-analysis. Pediatrics. 2021;147:e2020015404.
11. Erickson-Owens DA, Mercer JS, Oh W. Umbilical cord milking in term infants delivered by cesarean section: a randomized controlled trial. J Perinatol. 2012;32:580-4.
12. Ersdal HL, Mduma E, Svensen E, Perlman JM. Early initiation of basic resuscitation interventions including face mask ventilation may reduce birth asphyxia related mortality in low-income countries: a prospective descriptive observational study. Resuscitation. 2012;83:869-73.
13. Dawes G, Jacobson H, Mott JC, Shelley HJ, Stafford A. The treatment of asphyxiated, mature fetal lambs and rhesus monkeys with intravenous glucose and sodium carbonate. J Physiol. 1963;169:167-84.
14. Hooper SB, Te Pas AB, Kitchen MJ. Respiratory transition in the newborn: a three-phase process. Arch Dis Child Fetal Neonatal Ed. 2016;101:F266-71.
15. Hooper SB, Siew ML, Kitchen MJ, Te Pas AB. Establishing functional residual capacity in the non-breathing infant. Semin Fetal Neonatal Med. 2013;18:336-43.
16. Trevisanuto D, Roehr CC, Davis PG, Schmölzer GM, Wyckoff MH, Rabi Y et al; International Liaison Committee on Resuscitation (ILCOR), Neonatal Life Support Task Force. Devices for administering Positive Pressure Ventilation (PPV) at birth: (NLS#870) systematic review [Internet]. Brussels (Belgium); 2021. Disponível em: https://costr.ilcor.org. Accesso em: 21 fev. 2021.
17. Guinsburg R, Almeida MFB, Castro JS, Gonçalves-Ferri WA, Marques PF, Caldas JPS et al. T-piece versus self-inflating bag ventilation in preterm neonates at birth. Arch Dis Child Fetal Neonatal Ed. 2018;103:F49-55.

18. Dekker J, Hooper SB, Croughan MK, Crossley KJ, Wallace MJ, McGillick EV et al. Increasing respiratory effort with 100% oxygen during resuscitation of preterm rabbits at birth. Front Pediatr. 2019;7:427.
19. Dekker J, Martherus T, Lopriore E, Giera M, McGillick EV, Hutten J et al. The effect of initial high vs. low FiO_2 on breathing effort in preterm infants at birth: a randomized controlled trial. Front Pediatr. 2019;7:504.
20. Hawkes GA, Kelleher J, Ryan CA, Dempsey EM. A review of carbon dioxide monitoring in preterm newborns in the delivery room. Resuscitation. 2014;85:1315-9.
21. Solevag AL, Cheung PY, O'Reilly M, Schmölzer GM. A review of approaches to optimize chest compressions in the resuscitation of asphyxiated newborns. Arch Dis Child Fetal Neonatal Ed. 2016;101:F272-6.
22. Isayama T, Mildenhall L, Schmölzer GM, Kim HS, Rabi Y, Ziegler C et al. The route, dose and interval of epinephrine for neonatal resuscitation: a systematic review. Pediatrics. 2020;146:e20200586.
23. Foglia EE, Weiner G, Almeida MFB, Wyllie J, Wyckoff MH, Rabi Y et al. Duration of resuscitation at birth, mortality and neurodevelopment: a systematic review. Pediatrics. 2020;146:e20201449.
24. Dainty KN, Atkins DL, Breckwoldt J, Maconochie I, Schexnayder SM, Skrifvars MB et al. Family presence during resuscitation in pediatric and neonatal cardiac arrest: a systematic review. Resuscitation. 2021;162:20-34.
25. Marba STM, Caldas JPS, Nader P, Ramos JR, Machado MGP, Almeida MFB et al. Transporte do recém-nascido de alto risco: diretrizes da Sociedade Brasileira de Pediatria. 2. ed. São Paulo: Sociedade Brasileira de Pediatria; 2017.
26. Thoresen M, Tooley J, Liu X, Jary S, Fleming P, Luyt K et al. Time is brain: starting therapeutic hypothermia within three hours after birth improves motor outcome in asphyxiated newborns. Neonatology. 2013;104:228-33.
27. Parga-Belinkie J, Foglia EE, Flibotte J. Caveats of cooling: available evidence and ongoing investigations of therapeutic hypothermia. Neoreviews. 2019;20:e513-9.
28. Van Ierland Y, De Beaufort AJ. Why does meconium cause meconium aspiration syndrome? Current concepts of MAS pathophysiology. Early Hum Dev. 2009;85:617-20.
29. Polglase GR, Ong T, Hillman N H. Cardiovascular alterations and multiorgan dysfunction after birth asphyxia. Clin Perinatol. 2016;43:469-83.
30. Figueira S, Guinsburg R; Universidade Federal de São Paulo (UNIFESP), Escola Paulista de Medicina, Departamento de Pediatria, Disciplina de Pediatria Neonatal. Protocolos de assistência ao recém-nascido: encefalopatia hipóxico-isquêmica e hipotermia terapêutica sistêmica moderada. Disponível em: https://drive.google.com/file/d/1Yg0OtQ9oM1cZEBL3 pxnwpij6i8aPO4P2/view. Acesso em: 14 mar. 2021.
31. Christensen RD, Baer VL, Yaish HM. Thrombocytopenia in late preterm and term neonates after perinatal asphyxia. Transfusion. 2015;55:187-96.
32. Suzuki S, Morishita S. Hypercoagulability and DIC in high-risk infants. Semin Thromb Hemost. 1998;24:463-6.
33. Sarkar S, Barks JD, Bhagat I, Donn SM. Effects of therapeutic hypothermia on multiorgan dysfunction in asphyxiated newborns: whole-body cooling versus selective head cooling. J Perinatol. 2009;29:558-63.
34. Douglas-Escobar M, Weiss MD. Hypoxic-ischemic encephalopathy: a review for the clinician. JAMA Pediatr. 2015;169:397-403.
35. Novak CM, Ozen M, Burd I. Perinatal brain injury: mechanisms, prevention and outcomes. Clin Perinatol. 2018;45:357-75.
36. Sarnat HB, Sarnat MS. Neonatal encephalopathy following fetal distress: a clinical and electroencephalographic study. Arch Neurol. 1976;33:696-705.
37. Anchieta LM, Lyra JC, Rugolo LMSS, Almeida MFB, Guinsburg R. Cuidados pós-reanimação neonatal. São Paulo: Sociedade Brasileira de Pediatria; 2018.
38. Tagin MA, Woolcott CG, Vincer MJ, Whyte RK, Stinson DA. Hypothermia for neonatal hypoxic ischemic encephalopathy: an updated systematic review and meta-analysis. Arch Pediatr Adolesc Med. 2012;166:558-66.

Capítulo 3

Recém-nascido com malformação de parede abdominal

Jamil Pedro de Siqueira Caldas
Renato Oliveira de Lima
Daniela Testoni Costa Nobre

Introdução

Os defeitos de parede abdominal, especificamente onfalocele e gastrosquise, são malformações congênitas cuja prevalência têm tido um aparente aumento, ainda não plenamente entendido, nas últimas décadas e que exigem uma equipe multidisciplinar de suporte para o seu manejo em virtude da complexidade do atendimento, da alta taxa de morbidade associada e da mortalidade ainda significativa. O diagnóstico antenatal permite uma abordagem mais precoce com a família, o nascimento em hospital de referência e a prontidão de equipe especializada, fatores determinantes do sucesso no seu manejo.[1,2]

Neste capítulo, abordaremos a conceituação de gastrosquise e onfalocele, a importância do diagnóstico antenatal, os cuidados envolvidos durante o nascimento e o manejo inicial na unidade de internação neonatal.

Gastrosquise

 Caso clínico 1

Gestante de 18 anos, primigesta, é atendida em serviço de acompanhamento pré-natal especializado com 26 semanas de idade gestacional. Foi encaminhada da unidade básica de saúde pela suspeita de malformação fetal, com alteração da parede abdominal, provável gastrosquise, visualizada em ultrassonografia realizada com 12 semanas de gestação e confirmada por exame posterior com 24 semanas. Os exames mostraram presença de alças intestinais livres na cavidade amniótica e sem espessamento de parede. Feto com peso no percentil 15 para a idade gestacional e sem outras malformações detectadas. A gestante refere tabagismo (5 a 10 cigarros ao dia) e uso ocasional de maconha durante a gestação. Gestação transcorre sem outras anormalidades.

As principais condições clínicas associadas ao desenvolvimento da gastrosquise são: idade materna jovem, abaixo de 20 anos de idade, tabagismo e uso de drogas ilícitas.

Gestante é acompanhada no serviço de atenção especializada com consultas frequentes e exames seriados de ecografia obstétrica. Feto com padrão restrito de crescimento intrauterino, com percentil de peso estimado no percentil 8 com 32 semanas de idade gestacional. Com 33 semanas de gestação,

Caso clínico 1 (continuação)

MRSS foi internada por trabalho de parto prematuro, o qual foi rapidamente inibido com tocolítico, e recebeu duas doses de betametasona para amadurecimento de pulmão fetal. Com 35 semanas e 3 dias de gestação, ela apresenta sinais evidentes de trabalho de parto, seguidos por rotura de bolsa amniótica com saída de líquido esverdeado. Ela dá entrada na maternidade em iminência de parto. Gestação finalizada por parto vaginal sem intercorrências. Nasce uma criança do sexo masculino, hipotônica ao nascimento e com choro fraco. O bebê foi submetido às manobras de reanimação no local de nascimento e necessitou de ventilação com pressão positiva por máscara com concentração de oxigênio em 21%, com rápida recuperação e permanecendo bem após a reanimação. Apgar de 1º minuto de 4 e, de 5º minuto, de 10.

Diante de um diagnóstico firmado de gastrosquise, qual a principal via de parto e o melhor momento para a interrupção da gravidez?

Desde que não haja nenhuma outra indicação obstétrica, a recomendação para esses casos seria o nascimento a termo e por via vaginal.

A gastrosquise é um defeito da parede abdominal associado à evisceração intestinal do feto e, em alguns casos, com evisceração concomitante do fígado. O orifício costuma se localizar lateralmente, de 1 a 2 cm do umbigo, mais frequentemente à direita do cordão umbilical normalmente inserido.[1,2]

Constitui-se no defeito de parede abdominal mais comum, cuja prevalência tem aumentado nas últimas décadas. A morbidade da doença está relacionada diretamente com a dismotilidade gastrointestinal resultante da exposição ao líquido amniótico durante a gestação. Adicionalmente, atresias intestinais são encontradas em 6% a 28% dos casos.[1,2]

Incidência

A incidência da gastrosquise quase dobrou nas últimas décadas, com taxa atual de 2 a 5/10 mil nascidos vivos.[1,2]

A idade materna jovem, abaixo de 20 anos, parece aumentar de forma significativa o risco, e aproximadamente 70% dos recém-nascidos com essa malformação nascem de mulheres com menos de 25 anos. Esse aumento da incidência em mães jovens pode estar relacionado ao estilo de vida dessa população, que inclui o alto índice de tabagismo, etilismo, uso de drogas ilícitas, infecções recorrentes do trato urinário e baixo índice de massa corpórea. A idade mais jovem do pai foi citada como fator de risco para a doença em estudos recentes, assim como a exposição materna a agrotóxicos, mais comuns em zonas rurais.[1-4]

Patogênese

Algumas hipóteses embriológicas têm sido propostas para a patogênese da gastrosquise: falha de diferenciação do mesênquima embrionário decorrente de alguma exposição teratogênica; ruptura da membrana amniótica na base do cordão umbilical; involução anormal da veia umbilical; interrupção da artéria onfalomesentérica causando a necrose localizada da parede abdominal na base do cordão; dobramento anormal do embrião; entre outros. Recentemente, Lubinsky propôs um modelo binário vascular-trombótico para a doença, no qual a involução da veia umbilical, ao gerar uma trombose adjacente ao anel umbilical, associada a fatores que aumentam os níveis de estrogênio materno, acarretaria o enfraquecimento do anel umbilical, gerando um local para potencial risco de herniação.[1,2]

Diagnóstico antenatal e via de parto

Exames ultrassonográficos, ainda nas primeiras 12 semanas de gestação, podem diagnosticar a gastrosquise, por meio da identificação de imagem característica conhecida como "imagem em couve-flor" (herniação visceral com defeito paraumbilical da parede abdominal).

Níveis elevados de alfafetoproteína sérica materna também têm sido associados à presença de gastrosquise no feto.[1-4]

Uma vez confirmado o diagnóstico de gastrosquise, um aconselhamento aos pais deve ser instituído, visando o cuidado contínuo da mãe e do feto por equipe multiprofissional especializada formada por médico obstetra, neonatologista, cirurgião pediátrico, psicólogo e assistente social.[1-4]

Estudos recentes apontam que não há diferenças em desfechos de morbidade e mortalidade em crianças com gastrosquise nascidos de partos cesariana ou vaginal, desde que não haja uma indicação maior para o parto operatório, como o sofrimento fetal agudo. Do mesmo modo, não há evidência de que a interrupção prematura da gravidez, com o objetivo de reduzir a exposição da evisceração ao líquido amniótico, melhore o prognóstico do paciente.[1,2]

Entende-se, portanto, que, diante de um diagnóstico firmado de gastrosquise, desde que não haja nenhuma outra indicação obstétrica, a recomendação para esses casos seria o nascimento a termo e por via vaginal.[1,2]

Caso clínico 1 (continuação)

Em local de nascimento, o recém-nascido é submetido à sondagem orogástrica com conteúdo esverdeado em grande quantidade, tem as alças envolvidas em compressas estéreis e foi encaminhado para a internação na unidade neonatal. Dados antropométricos com percentis, de acordo com padrão de referência *Intergrowth 21* – peso: 2.050 g (percentil 9), comprimento: 45 cm (percentil 22) e perímetro cefálico: 32 cm (percentil 42). Dá entrada em bom estado geral, normotérmico, em ar ambiente e colocado em berço de calor radiante. Alças intestinais de intestino delgado em bom aspecto, com pouco edema de alças. Fita glicêmica com 30 minutos de vida de 38 mg/dL, confirmada por glicemia sérica de igual valor. Rapidamente, obtém-se um acesso venoso periférico de grosso calibre e inicia-se infusão de soro de manutenção com glicose e cálcio, com volume inicial previsto de 90 mL/kg/dia, com normalização da glicemia. Após avaliação multidisciplinar entre as equipes de enfermagem, de neonatologistas e de cirurgia pediátrica, optou-se por obter acesso venoso central por inserção periférica. Instalação de cateter venoso central em veia cefálica direta (PICC), com sucesso e extremidade em veia cava superior. As alças foram envolvidas em bolsa estéril sob analgesia e foi programada intervenção cirúrgica para o dia seguinte.

Após adotadas medidas rotineiras, tais como organização no leito com monitorização multiparamétrica, controle glicêmico e preservação da temperatura corporal, qual deverá ser a conduta prioritária?

A equipe deverá providenciar um acesso vascular para a infusão imediata de fluidos, mesmo que provisoriamente por acesso periférico.

Manobras de reanimação e transporte do recém-nascido de alto risco

O neonatologista deverá utilizar a sequência habitual de reanimação neonatal, conforme as diretrizes propostas pelo Programa de Reanimação Neonatal da Sociedade Brasileira de Pediatria.[5]

É fundamental proteger o intestino herniado com gaze ou compressas umidificadas com solução salina morna em toda a sua extensão e, em seguida, cobrir toda a estrutura com plástico poroso para a diminuição da perda do calor evaporativo e de fluidos. Uma sonda orogástrica aberta deverá ser inserida ainda na sala de parto em decorrência da grande possibilidade de o recém-nascido evoluir com vômitos ainda nos primeiros minutos de vida.[1-4,6]

O recém-nascido deverá ser posicionado em decúbito lateral direito para evitar danos vasculares em virtude da torção do pedículo vascular mesentérico.[1-4,6]

O nascimento em local adequado para o atendimento materno-infantil é importante para se evitarem os riscos inerentes ao transporte neonatal e a presença da malformação da parede abdominal requer a adoção de protocolos de transporte de alto risco, conforme diretrizes do Programa de Reanimação Neonatal da Sociedade Brasileira de Pediatria. Desse modo, independentemente da distância a ser percorrida, o recém-nascido deverá ser transportado em incubadora de dupla parede, com temperatura ajustável de acordo com o peso do paciente, cintos de segurança, dispositivos para a preservação das vias aéreas pérvias e preservação da temperatura corporal, monitorização da frequência cardíaca e saturação de oxigênio, suporte ventilatório adequado, mantendo o decúbito lateral direito e a proteção da herniação intestinal.[6]

Cuidados na internação na unidade de tratamento intensivo neonatal

Uma vez admitido o bebê em uma unidade de tratamento intensivo neonatal (UTIN) e após adotadas medidas rotineiras, tais como organização no leito com monitorização multiparamétrica, controle glicêmico e preservação da temperatura corporal, a equipe deverá providenciar um acesso vascular para a infusão imediata de fluidos, mesmo que provisoriamente por acesso periférico. A gastrosquise constitui uma contraindicação para a obtenção do acesso vascular umbilical. Desse modo, conforme a avaliação multiprofissional, deverá ser providenciado um acesso venoso central, seja por inserção periférica (PICC), seja por punção percutânea, preferencialmente guiado por ultrassonografia, ou, em casos extremos, obtido por flebotomia.[1-4]

A hidratação venosa deverá ser instalada imediatamente com uma taxa hídrica indicada para o peso e a idade gestacionais do recém-nascido, acrescida de 50% das necessidades basais, antecedendo a nutrição parenteral total.[1-4]

A malformação da parede abdominal, por ocasionar edema inflamatório crônico das alças intestinais, tende a elevar os valores de proteína C-reativa (PCR), assim como a proporção da contagem de neutrófilos imaturos e maduros. Logo, esses exames laboratoriais, de modo isolado, não deverão ser referência para uma avaliação empírica de um quadro de sepse. O uso rotineiro de antibióticos imediatamente após o parto poderá ser desnecessário e cuidados no manuseio com proteção de barreira máxima são importantes para se evitar a contaminação das alças. A suspeita e o diagnóstico de sepse devem, como em todo recém-nascido, ser orientados conforme a suspeita e a evolução clínicas, com interpretação judiciosa de culturas.[1-4]

Cuidados cirúrgicos

Espera-se que a equipe cirúrgica, contatada desde o período antenatal, esteja de prontidão para a condução do caso, imediatamente após a estabilização do quadro hemodinâmico e hidroeletrolítico do recém-nascido.[1,2]

O tratamento cirúrgico terá como objetivo a redução das vísceras herniadas na cavidade peritoneal, evitando traumas diretos ao intestino e pressão intra-abdominal excessiva, além do fechamento do defeito de parede abdominal.[1,2]

As opções cirúrgicas para o fechamento incluem a redução primária, com fechamento imediato com ou sem sutura, e a colocação de silo protético para redução gradual seguida de sutura tardia ou fechamento sem sutura.[1]

Onfalocele

 Caso clínico 2

Gestante de 28 anos, tercigesta, sem morbidades e gestações anteriores sem intercorrências. Encontrava-se em acompanhamento pré-natal habitual e, após resultado de ultrassonografia obstétrica realizada com 19 semanas de gestação, é encaminhada para centro de referência terciário. O exame de imagem mostra defeito de parede abdominal, caracterizado por onfalocele gigante com presença de alças intestinais, lobo direito do fígado e estômago. Gestante segue acompanhamento pré-natal, com realização de ecocardiografia fetal (normal) e cariótipo 46, XY. Gestação transcorre sem anormalidades até 39 semanas e 3 dias, quando ocorre o parto sob cesárea eletiva. Nasce criança com sinais de boa vitalidade, sem necessidade de reanimação, Apgar de 1º minuto de 9 e de 5º minuto

Caso clínico 2 (*continuação*)

de 10. Recém-nascido do sexo feminino, com peso de 3.380 g, comprimento de 48 cm e perímetro cefálico de 35 cm. Presença de onfalocele de membranas íntegras, com líquido levemente opalescente em seu interior e com presença de alças intestinais e fígado. Após estabilização inicial em sala de parto, com cobertura da lesão com compressas úmidas e aquecidas e sondagem orogástrica, a recém-nascida é transportada para a UTIN. Após avaliação pela equipe multiprofissional, obtém-se acesso venoso periférico, foi instalado soro de manutenção com glicose e cálcio em volume de 95 mL/kg/dia e observou-se drenagem gástrica biliosa em grande quantidade pela sonda gástrica. A onfalocele foi mantida sob curativo em posição vertical e conseguida instalação de cateter venoso central por inserção periférica (PICC) com 4 horas de vida e extremidade do cateter localizada em veia cava inferior na radiografia de tórax.
Programação cirúrgica prevista para a rotina do serviço, após estabilização hidroeletrolítica da paciente. Durante avaliação pré-anestésica, foi solicitada a realização de ecocardiografia para a liberação da cirurgia.
Quais as anomalias congênitas frequentemente associadas com a onfalocele?
Cardiopatias congênitas, malformações renais e genitourinárias, faciais, esqueléticas e gastrointestinais, sendo a associação com a má rotação intestinal um achado comum.

A onfalocele é um defeito de linha média da parede abdominal em que ocorre herniação do intestino e de outros órgãos abdominais cobertos por uma membrana composta por peritôneo, geleia de Wharton e âmnio.[7,8] O saco herniário pode conter, além do intestino, o fígado, o baço e as gônadas, além do cordão umbilical que se encontra no interior da membrana.[9] Ainda não existe um consenso para a classificação da onfalocele. Ela pode ser classificada como gigante se houver a presença de pelo menos 50% do fígado ou se o defeito tiver pelo menos 5 cm de diâmetro.[10] Alguns autores a classificam em pequenas (< 5 cm), grandes (≥ 5 cm) ou gigantes, quando contém todo o fígado em seu interior.[11] Pode ainda ser classificada como rota ou íntegra, sendo que mais da metade dos casos costuma ser íntegra ao nascimento.[12]

A associação de onfalocele com outros defeitos estruturais, síndromes e cromossomopatias é bastante frequente. Apenas 40% dos casos se apresentam como defeitos isolados.[12,13] Entre as anomalias congênitas frequentemente associadas com a onfalocele, estão as cardiopatias congênitas, malformações renais e genitourinárias, faciais, esqueléticas e gastrointestinais.[9] A má rotação intestinal ocorre na maioria dos casos. Diversas síndromes cursam com onfalocele, porém as mais frequentes são a pentalogia de Cantrel (onfalocele, cardiopatia congênita, defeito do pericárdio, do diafragma e do terço inferior do esterno) e a síndrome de Beckwith-Wiedemann (onfalocele, macroglossia, visceromegalia, gigantismo e hipoglicemia). As cromossomopatias mais frequentes são a síndrome de Patau (trissomia do 13), síndrome de Edwards (trissomia do 18) e síndrome de Down (trissomia do 21).[14]

Epidemiologia

A onfalocele é um defeito raro cuja incidência varia de 1 em 3 mil até 1 para 10 mil nascidos vivos.[9] São fatores de risco para a ocorrência do defeito: idade materna muito jovem ou avançada; sobrepeso e obesidade maternos; primiparidade e gestação múltipla; uso de álcool e de cigarro na gestação; alterações da glicemia na gestação; e fertilização *in vitro*.[9,12] Ocorre mais frequentemente no sexo masculino em uma proporção de 1,5 a 3 para 1.[9]

A sobrevida dos pacientes com onfalocele depende da gravidade do defeito, sendo pior nas onfaloceles maiores e gigantes e nas onfaloceles rotas e das anomalias associadas. A mortalidade geral com 5 anos é de cerca de 30% dos casos, porém essa taxa varia de acordo com o país de origem, uma vez que alguns países permitem a interrupção eletiva das gestações na presença de anomalias fetais. A mortalidade aos 5 anos de idade em países que não permitem a interrupção é de 42% e 27% para os países que permitem a interrupção da gestação, uma vez que, na maioria destes últimos casos, os casos são os mais graves e associados a outras anomalias congênitas.[12] Casos isolados apresentam uma sobrevida de 90% e pacientes com outros defeitos estruturais apresentam sobrevida de 50%. A sobrevida é ainda menor para os pacientes com síndromes e cromossomopatias associadas, ocorrendo o óbito intrauterino em alguns casos.[11,12,15,16] Prematuridade e presença de hipoplasia pulmonar, principalmente nos defeitos maiores e gigantes, são outros fatores que pioram bastante o prognóstico desses pacientes.[16]

Patogênese

A etiologia do defeito permanece desconhecida, mas acredita-se ser decorrente da falha de fusão das quatro pregas abdominais (duas laterais, uma caudal e uma cefálica) na altura do anel umbilical. Durante a quarta semana do desenvolvimento embrionário o embrião passa da forma de disco para cilíndrica e, em seguida, o disco embrionário se curva em direção ao anel umbilical de modo que o tórax e a parte inferior do abdome adquiram a posição ventral. O mesoderma extraembrionário forma quatro discos: o cefálico; os laterais; e o caudal. Os quatro discos se fecham sobre a superfície ventral do embrião para formar a parede anterior do tórax e o abdome, assim como o esterno, parte do diafragma e a membrana cloacal. O ápice dos quatro discos forma o anel umbilical. Os defeitos maiores parecem ser resultantes do desenvolvimento deficiente dos discos laterais ou resultantes de falha de fusão desses discos, e os defeitos menores parecem decorrer de falha do retorno do intestino para a cavidade abdominal após 12 semanas de gestação.[17]

Diagnóstico antenatal e nascimento

A maioria dos casos é diagnosticada antes do nascimento pela ultrassonografia obstétrica, podendo ser detectada já no primeiro trimestre da gestação.[9,11] Normalmente o diagnóstico é feito ao redor ou após 12 semanas de gestação, mas pode ser feito mais precocemente quando há exteriorização do fígado. A dosagem de alfafetoproteína também se encontra elevada na presença do defeito, assim como ocorre nas cromossomopatias e nos defeitos do tubo neural, porém, com a melhora das técnicas de ultrassonografia, a realização desse exame para triagem antenatal tem caído em desuso.[9]

Após o diagnóstico antenatal, os pacientes devem ser encaminhados a um centro de referência para o acompanhamento e programação do nascimento. Não existe evidência de que o parto cesariano seja melhor em comparação ao parto vaginal para pacientes com onfalocele.[18] Alguns autores recomendam a realização de cesariana nos casos de onfaloceles grandes ou com exteriorização do fígado em virtude do risco teórico de rompimento da membrana durante o parto vaginal, ou trauma hepático nos casos em que ocorre a presença do fígado no interior do saco herniário.[19,20]

Reanimação e transporte

Após o nascimento, o paciente deve ser avaliado quanto à sua vitalidade (vigoroso se respirando e choro adequado) e as condutas de reanimação devem seguir as diretrizes do Programa de Reanimação Neonatal de acordo com a idade gestacional do paciente.[5] A maioria dos estudos que avaliam o clampeamento tardio de cordão exclui pacientes com anomalias congênitas e, portanto, não há evidência científica para realização do clampeamento precoce nesses pacientes.[21,22] Entretanto, segundo as diretrizes do Programa de Reanimação Neonatal, a única contraindicação ao clampeamento tardio em pacientes vigorosos é a interrupção do fluxo placentário (descolamento prematuro de cordão ou rotura, ou nó verdadeiro de cordão). Não existe contraindicação absoluta à ventilação com balão e máscara para esses pacientes, mas a descompressão gástrica está indicada se o paciente necessitar de ventilação. Logo após o nascimento, o saco herniário deve ser coberto com compressa estéril úmida e aquecida para proteção do defeito e das estruturas contidas em seu interior.[8] A equipe cirúrgica deverá ser avisada o quanto antes e, em alguns casos, ela opta por acompanhar o nascimento para avaliar e iniciar os cuidados de proteção do saco herniário.

Cuidados na admissão na unidade de tratamento intensivo neonatal

Os cuidados iniciais na UTIN incluem a obtenção de um acesso venoso e o início de reposição fluida, assim como descompressão gástrica com uma sonda orogástrica ou nasogástrica, se não instalada ainda no centro obstétrico.[23] Assim como na gastrosquise, a cateterização umbilical está contraindicada e o acesso periférico poderá ser utilizado para a estabilização inicial do paciente. Se houver programação cirúrgica, o mais indicado é a obtenção de um acesso central, preferencialmente um acesso venoso central de inserção periférica (PICC).

A necessidade de reposição hídrica dos pacientes com onfalocele é elevada, porém, nos casos de onfalocele íntegra, ela é menor do que aquela que ocorre nos pacientes com gastrosquise. Nas onfaloceles rotas, essa necessidade hídrica é maior por causa da enorme perda hídrica que ocorre pela exposição das alças. Antibióticos não estão indicados em casos de onfalocele íntegra e não devem ser utilizados por tempo prolongado.[8]

Por não se tratar de uma urgência cirúrgica, deve-se realizar a investigação para malformações, principalmente cardíacas, antes do procedimento cirúrgico. Deve ser feito o rastreamento para outras malformações, incluindo o ecocardiograma, ultrassonografia de abdome e transfontanelar, além da avaliação da glicemia para triagem de hipoglicemia, frequente nos casos associados à síndrome de Beckwith-Wiedemann.[23]

Cuidados cirúrgicos

A abordagem cirúrgica varia de acordo com o serviço e depende da gravidade do defeito, da idade gestacional e da presença ou não de anomalias associadas, podendo incluir o fechamento primário, técnicas de cobertura do defeito com fechamento estadiado ou, ainda, a utilização de substâncias tópicas que promovem epitelização gradual do saco herniário.[23]

Referências bibliográficas

1. Bhat V, Moront M, Bhandari V. Gastroschisis: a state-of-the-art review. Children (Basel). 2020 Dec 17;7(12):302.
2. Gamba P, Midrio P. Abdominal wall defects: prenatal diagnosis, newborn management and long-term outcomes. Semin Pediatr Surg. 2014 Oct;23(5):283-90.
3. Chung DH. Abdominal wall defects. In: Townsend Jr MJ, Beauchamp RD, Evers BM, Mattox KL (ed.). Sabiston textbook of surgery: the biological basis of modern surgical practice. 19th ed. Saunders; 2012.
4. Mansfield SA, Jancelewicz T. Ventral abdominal wall defects. Pediatr Rev. 2019 Dec;40(12):627-35.
5. Sociedade Brasileira de Pediatria. Reanimação do recém-nascido ≥ 34 semanas em sala de parto: diretrizes da Sociedade Brasileira de Pediatria. 2016 [citado 28 fev. 2020]. Disponível em: https://www.sbp.com.br/fileadmin/user_upload/DiretrizesSBPReanimacaoR NMaior34semanas26jan2016.pdf.
6. Marba STM, Guinsburg R, Almeida MFB; Sociedade Brasileira de Pediatria. Transporte neonatal seguro. In: Procianoy RS, Leone CR (org.); Sociedade Brasileira de Pediatria. Programa de Atualização em Neonatologia (PRORN): ciclo 8. Porto Alegre: Artmed Panamericana; 2011. p. 9-47.
7. Slater BJ, Pimpalwar A. Abdominal wall defects. Neoreviews. 2020 Jun;21(6):e383-91.
8. Mansfield SA, Jancelewicz T. Ventral abdominal wall defects. Pediatr Rev. 2019 Dec;40(12):627-35.
9. McNair C, Hawes J, Urquhart H. Caring for the newborn with an omphalocele. Neonatal Netw. 2006 Sep-Oct;25(5):319-27.
10. Nolan HR, Wagner ML, Jenkins T, Lim FY. Outcomes in the giant omphalocele population: a single center comprehensive experience. J Pediatr Surg. 2020 Sep;55(9):1866-71.
11. Patel G, Sadiq J, Shenker N, Impey L, Lakhoo K. Neonatal survival of prenatally diagnosed exomphalos. Pediatr Surg Int. 2009 May;25(5):413-6.
12. Nembhard WN, Bergman JEH, Politis MD, Arteaga-Vázquez J, Bermejo-Sánchez E, Canfield MA et al. A multi-country study of prevalence and early childhood mortality among children with omphalocele. Birth Defects Res. 2020 Dec;112(20):1787-801.

13. Zahouani T, Mendez MD. Omphalocele. 2020 Oct 1. In: StatPearls [Internet]. Treasure Island (FL): StatPearls Publishing; 2021 Jan.
14. Williams AP, Marayati R, Beierle EA. Pentalogy of Cantrell. Semin Pediatr Surg. 2019 Apr;28(2):106-10.
15. Maksoud-Filho JG, Tannuri U, Silva MM, Maksoud JG. The outcome of newborns with abdominal wall defects according to the method of abdominal closure: the experience of a single center. Pediatr Surg Int. 2006 Jun;22(6):503-7.
16. Gonzalez KW, Chandler NM. Ruptured omphalocele: diagnosis and management. Semin Pediatr Surg. 2019 Apr;28(2):101-5.
17. Brewer S, Williams T. Finally, a sense of closure? Animal models of human ventral body wall defects. Bioessays. 2004 Dec;26(12):1307-21.
18. Segel SY, Marder SJ, Parry S, Macones GA. Fetal abdominal wall defects and mode of delivery: a systematic review. Obstet Gynecol. 2001 Nov;98(5 Pt 1):867-73.
19. Biard JM, Wilson RD, Johnson MP, Hedrick HL, Schwarz U, Flake AW et al. Prenatally diagnosed giant omphaloceles: short and long-term outcomes. Prenat Diagn. 2004 Jun;24(6):434-9.
20. Brantberg A, Blaas HG, Haugen SE, Eik-Nes SH. Characteristics and outcome of 90 cases of fetal omphalocele. Ultrasound Obstet Gynecol. 2005 Oct;26(5):527-37.
21. Gomersall J, Berber S, Middleton P, McDonald SJ, Niermeyer S, El-Naggar W et al; International Liaison Committee on Resuscitation Neonatal Life Support Task Force. Umbilical cord management at term and late preterm birth: a meta-analysis. Pediatrics. 2021 Mar;147(3):e2020015404. doi: 10.1542/peds.2020-015404. PMID: 33632933.
22. Seidler AL, Gyte GML, Rabe H, Díaz-Rossello JL, Duley L, Aziz K et al. International Liaison Committee on Resuscitation Neonatal Life Support Task Force. Umbilical cord management for newborns < 34 weeks' gestation: a meta-analysis. Pediatrics. 2021 Mar;147(3):e20200576.
23. Kastenberg ZJ, Dutta S. Ventral abdominal wall defects. NeoReviews. 2013;14(8):e402-11.

Seção 2
Suporte nutricional
A nutrição de recém-nascido
pré-termo e seus desafios

Coordenadoras:
Helenilce de Paula Fiod Costa
Marta Maria Galli Bozzo Mataloun

Capítulo 4

Nutrição parenteral no recém-nascido

Helenilce de Paula Fiod Costa

Introdução

A nutrição no período neonatal é de vital importância para o ser humano porque é a fase da vida caracterizada por maior crescimento e desenvolvimento, em que uma adequada quantidade e qualidade de nutrientes influenciará na saúde e nas doenças futuras do indivíduo.

A nutrição parenteral (NP) foi usada pela primeira vez há cerca de 60 anos na alimentação de um recém-nascido (RN) com malformação do trato digestório que impedia a alimentação por via enteral e, desde então, provou ser uma ferramenta indispensável no suporte nutricional e que salva vidas, enquanto a alimentação enteral não é suficiente para atender todas as necessidades nutricionais do RN.[1]

O recém-nascido pré-termo (RNPT) de muito baixo peso (MBP) tem o trato gastrointestinal, sistemas enzimáticos e hormonais imaturos, o que limita a introdução imediata de alimentação por via enteral. Nas últimas décadas os RNPT estão sobrevivendo com maior grau de imaturidade, que afeta as funções fisiológicas, metabólicas e enzimáticas dos vários órgãos e sistemas do organismo.

O nascimento neste estágio do desenvolvimento provoca um choque metabólico/nutricional que o prematuro terá que enfrentar para sobreviver, e necessitará de suprimentos nutricionais, por via endovenosa (EV), adequados para diminuir a frequência e a gravidade das doenças que ameaçam sua vida. Em consequência disso, estes RN e os de MBP ou com peso de nascimento (PN) < 1.500 g inicialmente são totalmente dependentes da alimentação parenteral precoce (NPP) e/ou total (NPT) ou plena, tornando esse grupo o principal usuário deste tipo de alimentação em unidades de terapia intensiva neonatais (UTIN).[1-3]

As limitações e toxicidades da NP tornaram-se cada vez mais conhecidas, mas os estudos da fisiologia fetal e do RN levaram ao aprimoramento de novos produtos e os avanços em tecnologia nos permitem considerá-la uma ponte segura até que a alimentação enteral seja instituída e avançada.[1]

Nesse sentido, há o reconhecimento crescente de que a alimentação parenteral precoce pode não somente impactar a sobrevida imediata, mas também influenciar o crescimento e o desenvolvimento a curto e longo prazo, e a evolução de doenças no futuro.[1,2]

Neste capítulo desenvolvemos discussões de casos clínicos que ajudarão o leitor a indicar e prescrever a NP em RN em diversas situações clínicas.

Indicações de nutrição parenteral no RN[3-5]

A NP nos RN sempre está indicada quando não for possível estabelecer uma nutrição enteral suficiente ou plena por período prolongado:[6]

- **Nos RNPT com idade gestacional (IG) < 32 semanas ou peso de nascimento (PN) < 1.500 g:** a NP deve ser iniciada com 2 a 6 horas de vida, preferencialmente até no máximo 12 horas de vida, com glicose, aminoácidos e lipídios.
- **Nos RNPT com IG ≥ 32 semanas ou peso ≥ 1.500 g:** a NP deve ser indicada após 24 horas de vida, se as condições clínicas não permitirem uma oferta enteral de no mínimo 40 cal/kg/dia.
- **Outras indicações de NP no período neonatal:** a NP deve ser indicada após 24 horas de vida a depender da morbidade de cada RN:
  - RN com doenças agudas e/ou em períodos de mau funcionamento gastrointestinal agudo. Por exemplo, na asfixia perinatal com repercussões de múltiplos órgãos; neonatos com alterações hemodinâmicas e necessidade de terapia com aminas vasopressoras; na sepse neonatal precoce com íleo adinâmico e/ou enterocolite necrosante (ECN).
  - RN com anomalias do trato digestório ou que interfiram no seu funcionamento. Por exemplo, atresia do esôfago, atresia intestinal, gastrosquise, onfalocele e hérnia diafragmática congênita, entre outras.
  - RN com cardiopatias congênitas com comprometimento da perfusão visceral e no pós-operatório precoce de cirurgia cardíaca.
  - RN que não conseguem receber a alimentação enteral com pelo menos 80 cal/kg/dia a partir do quinto dia de vida.

Os riscos associados à NP aumentam com a dose e a duração da NP, portanto ela deve ser considerada uma ponte de curto prazo para a alimentação enteral.[1,5] O objetivo dos cuidados deve sempre ser de iniciar a alimentação enteral com leite materno, de preferência da própria mãe, como colostroterapia no primeiro dia de vida e progredir como alimentação enteral mínima e enteral plena assim que possível.

Contraindicações da NP no RN[3]

A NP não deve ser utilizada nas seguintes situações: desidratação; acidose metabólica mantida; desequilíbrios hidroeletrolíticos e metabólicos persistentes; insuficiência renal aguda (IRA); insuficiência hepática aguda. Em grande parte das situações associadas a estresse (p. ex., cirurgia, sepse), não está preconizado interromper a NP, mas sim proceder a ajustes individuais de macro e micronutrientes.[1,4]

Composição da NP

Os componentes da NP são: fluidos, hidratos de carbono (HC); proteínas; lipídios; eletrólitos; vitaminas e oligoelementos.

A oferta de nutrientes na NP do RN deve ser de 55% de HC, 30% de lipídios e 15% de proteínas. A quantidade de cada um desses componentes depende da necessidade de acordo com o peso, idade gestacional e cronológica (IGcr), condições clínicas e avaliação laboratorial.[2,4,5]

Caso clínico

Gestante primigesta com 22 anos, idade gestacional (IG) de 27 semanas e pressão arterial 180 × 100 mmHg é internada por doença hipertensiva específica da gravidez. Inicialmente recebeu hipotensor, sulfato de magnésio e uma dose de betametasona. A cardiotocografia realizada 4 horas após a internação, mostrou alteração e o parto cesáreo foi indicado por sofrimento fetal e doença hipertensiva específica da gestação. O RN pesou 1.000 g, necessitou de reanimação com ventilação com pressão positiva (VPP), intubação, massagem cardíaca e oxigênio com FiO_2 até 1. Os vasos umbilicais foram cateterizados e recebeu adrenalina (solução 1:10.000) EV 0,1 mL por 2 vezes. Como expansor de volume foi administrado soro fisiológico 10 mL EV uma vez. Instalado soro glicosado 10% na velocidade de infusão de glicose (VIG) = 3 mg/kg/min via cateter venoso umbilical. Boletim Apgar de primeiro minuto = 1 e quinto minuto = 3.

Hipóteses diagnósticas: RN pré-termo adequado para a idade gestacional, RN com muito baixo peso e asfixia perinatal. Com 25 minutos de vida o RN foi encaminhado à unidade de terapia intensiva neonatal (UTIN) em incubadora de transporte, previamente aquecida a 37 °C, intubado, em ventilação com pressão positiva (VPP) com ventilador manual em T e fração inspiratória de oxigênio (FiO_2) = 0,7.

Na admissão da UTIN a temperatura do RN era de 36,5 °C, foi colocado em incubadora de parede dupla com controle de umidade de 90% e acoplado ao ventilador mecânico em ventilação mandatória intermitente (IMV) com pressão inspiratória (PINSP) = 18 cmH_2O, pressão expiratória final (PEEP) = 6 cm, frequência de ciclagem = 60 ipm e FiO_2 0,7.

Com 1 hora de vida na avaliação clínica mostrou tiragem intercostal, balancin e afundamento esternal importante. Gasometria: pH = 7,22, pO_2 = 70 mmHg, Saturação O_2 = 88%, pCO_2 = 50 mmHg, HCO_3 = 15 mEq/L, glicemia = 48 mg/dL, cálcio iônico = 1,3 mmol/L, Na = 145 mEq/L, K = 5 mEq/L, Hb = 14 g/dL e Ht = 46%. Recebeu 1 dose surfactante (100 mg/kg) com 1:30 hora de vida e ventilação mecânica mantida com PINSP = 16 cmH_2O, PEEP = 6 cm, frequência de ciclagem = 40 ipm e FiO_2 0,5. Recebia soro glicosado a 10% = 70 mL/kg/dia com velocidade de infusão de glicose (VIG) mantida em 3 mg/kg/min.

A partir das informações descritas responda as seguintes perguntas:

Exercício 1 – Questão A – Quando você iniciaria a NP para este RN?

Comentário: No RNPT com IG = 27 semanas e peso de nascimento (PN) = 1.000 g a NP deve ser iniciada precocemente com 2 a 6 horas, preferencialmente, até no máximo 12 horas de vida.

Em RN com IG = 26 a 28 semanas as reservas de glicose em forma de glicogênio são baixas e a perda proteica é grande (catabolismo proteico) e imediata após o nascimento, de tal forma que um RN, recebendo apenas glicose perde 1,6 g/dia e, ao final de sete dias, 11,2 g, ou seja, 13% do seu estoque de proteínas. Se este RN fosse um feto estaria incorporando proteína na razão de 1,8 g/dia ou de 12,6 g em uma semana intraútero. Portanto, se a necessidade é a mesma da intrauterina, devemos iniciar a administração nas primeiras horas após o nascimento, de infusão de glicose e aminoácidos (AA) na dose de 1,5 a no máximo 2,5 g/kg/dia porque isto poupa proteína endógena, aumenta a síntese proteica e diminui a proteólise mesmo com ofertas muito baixas de energia. Estes devem ser iniciados logo após o nascimento ou no máximo em 12 horas. A glicose e os lipídios são a grande fonte de calorias não proteicas.[7-9]

Para administração de NP horas após o nascimento de um RNPT com PN < 1.500 g, conforme recomendações de especialistas, é desejável que a farmácia do hospital tenha estoque de bolsas preparadas para uso imediato com uma solução padrão. A solução padrão deve contemplar as necessidades hídricas e nutricionais para o RN com peso de nascimento < 1.500 g por 12 horas, ou seja, oferta hídrica total (OH) = 60 mL com glicose 6,48 g = glicose a 50% = 12,96 mL a velocidade de infusão de glicose (VIG) = 6 mg/kg/dia + solução de aminoácidos (AA) a 10% com taurina = 2 g/kg = solução de AA a 10% = 1,5 g = 15 mL + lipídio = 0,75 g = 3,75 mL de solução de lipídios a 20% + água destilada = 28,29 mL em uma bolsa 3:1. A estabilidade desta solução para uso é de 48 horas em refrigeração. A partir de 12 horas deve entrar a NP do dia para 24 horas.

Caso clínico (*continuação*)

Exercício 1 – Questão B – Infelizmente no hospital que nasceu esse RN não há condição de ter em estoque a solução padrão, e a NP deverá estar somente disponível em 15 horas. Assim pergunta-se qual a velocidade de infusão mínima de glicose que deve-se prescrever enquanto não chega a NP?
Comentário: A taxa mínima de utilização de glicose que atende as necessidades do RNPT de MBP nos primeiros dias de vida é de 7 a 10 mg/kg/min. Grande parte dessa necessidade basal de glicose é destinada a manter a energia adequada para o cérebro (5 mg/kg/min), que utiliza glicose para o seu metabolismo calórico. Como a proporção do peso do cérebro em relação ao corpóreo é elevada, a necessidade de glicose para o cérebro é obrigatória e deve ser ofertada na quantidade mínima (VIG = 5 mg/kg/min).[11]

Exercício 1 – Questão C – Qual é a recomendação de prescrição da NP para 24 horas de vida desse RN com peso ao nascer de 1.000 g?
Comentário: Sugere-se uma oferta hídrica total (OH) = 80 mL: glicose a 50% = 8,64 g = 17,28 mL + solução de AA a 10% = 20 mL + solução de lipídios a 20% = 1 g = 5 mL + água destilada = 37,72 mL. Relação: 1 g de proteína/19,6 cal não proteicas ou 1 g de nitrogênio/122 cal não proteicas. Alguns autores recomendam iniciar com 2,5 g/kg/dia de AA, mas com 2 g/kg/dia prevenimos o catabolismo proteico.
Obs.: dependendo do balanço hídrico pode-se usar 90 mL/kg/dia. Ver Tabela 4.2.

Necessidades nutricionais do RN na NP[1,2,4,7]

Em 2018, a Sociedade Europeia de Gastroenterologia, Hepatologia e Nutrição Pediátrica (ESPGHAN), após consenso de outras entidades e especialistas, recomendou metas basais para RN em NP total e em crescimento.

Para o RNPT com PN < 1.500 g, oferta de 140 a 180 mL/kg/dia de fluidos e 90 a 100 cal/kg/dia de energia distribuídas em glicose (16 a 17,28 g/kg/dia), lipídios (3 g/kg/dia) e aminoácidos (AA) de 3,5 g/kg/dia e para o RN termo (RNT) e RNPT com PN ≥ 1.500 g uma oferta hídrica de 140 a 170 mL/kg/dia, 3 g/kg/dia de AA, 90 a 100 cal/kg/dia de energia, glicose (16 a 17,28 g/kg/dia), lipídios (3 g/kg/dia), acrescida de eletrólitos e microelementos.[1,4,5]

Necessidades de energia

As necessidades de calorias (cal) parenterais variam de acordo com a idade cronológica (IGcr). A oferta calórica de 30 a 40 cal/kg/dia nos primeiros 2 dias de vida previne o catabolismo. Recomenda-se uma oferta energética de 80 cal/kg/dia até o final da primeira semana e, após, 90 a 100 cal/kg/dia ou aproximadamente 80% a 90% daquelas recomendadas na alimentação enteral (120 cal/kg/dia) para o ganho de peso diário de 15 a 20 g/kg/dia.[10]

Tabela 4.1 – Necessidades diárias (kcal/kg/dia) de energia recomendadas na NP para o RN termo e pré-termo.

Dias pós-natais	Dia 1	Dias 2 a 6	Dias 7 ou +
Termo	40	60 a 80	90 a 100
Pré-termo	45 a 55	60 a 80	90 a 100

Fonte: Joosten et al., ESPGHAN, 2018.

Necessidades hídricas[11]

Tabela 4.2 – Necessidades hídricas (mL/kg/dia) basais para RN termo e pré-termo.

mL/kg/dia	Dia 1	Dia 2	Dia 3	Dia 4	Dia 5	Dias 6 a 14
Termo	40 a 60	50 a 70	60 a 80	80 a 100	100 a 140	140 a 170
Pré-termo > 1.500 g	60 a 80	80 a 100	100 a 120	120 a 140	140 a 160	140 a 160
Pré-termo 1.000 a 1.500 g	70 a 90	90 a 110	110 a 120	130 a 150	160 a 180	140 a 180
Pré-termo < 1.000 g	80 a 100	100 a 120	120 a 140	140 a 160	160 a 180	140 a 180

Fonte: Jochum et al., ESPGHAN, 2018.

Tabela 4.3 – Itens a serem considerados no balanço hídrico.[11]

Ganhos	Perdas
Líquidos parenterais	Perda insensível de água (PIA) pela pele e respiratória
Medicações	Perda urinária e fezes
Oferta enteral	Perda pelo trato gastrointestinal
Água endógena (12 mL para cada 100 kcal)	Perda por uso de berço de calor radiante
Água para o crescimento (20 a 25 mL/dia)	Perda por drenos e sondas gástricas
Hemoderivados	Terceiro espaço
Ventilação mecânica controlada	Coleta ou perda de sangue
Incubadora de parede dupla e umidificada	Fototerapia

Fonte: Jochum et al., ESPGHAN, 2018.

 Caso clínico (*continuação*)

Exercício 2 – Questão A – Como ajustar a oferta hídrica desse RN?
Comentário: Sugere-se restringir fluidos se diurese > 4 mL/kg/hora; sódio < 130 mEq/L; aumento de peso nos 3 primeiros dias ou perda < 3% do peso de nascimento e presença de edema. E aumentar a oferta hídrica se diurese < 0,5 mL/kg/hora durante 8 horas; sódio >145 mEq/L; perda de peso > 15%; aspecto clínico de desidratado.

Exercício 2 – Questão B – Nos primeiros dias de vida quais os principais determinantes dessa oferta hídrica?
Comentário: Nos primeiros dias pós-natais os principais determinantes das necessidades hídricas e do balanço hídrico do RNPT de MBP e EBP são: PN, IG, oligúria relativa e a PIA. É importante diminuir a PIA utilizando ambiente térmico neutro com incubadora de dupla parede e umidade a 90% nos primeiros 7 dias de vida, e uma estratégia complementar que é utilizar touca e cobertura de plástico. O balanço hídrico diário para ajuste criterioso na administração de fluidos e eletrólitos é fundamental. A partir dos 7 dias pós-natais a epiderme começa a queratinizar-se e a umidade da incubadora deve ser diminuída gradativamente (cerca de 5% por dia) até o 15º dia de vida para evitar o risco de infecção. Após a fase de oligúria relativa, nos dois primeiros dias de vida, segue-se uma de maior diurese e natriurese, sendo esperado que o RNPT de MBP perca de 7% a 10% de peso. Existem evidências que a hidratação em excesso é prejudicial e a restrição hídrica, nos primeiros dias pode ser benéfica.[12]

Caso clínico (continuação)

Como costuma ocorrer no RNPT de MBP uma perda de peso significativa (> 10%) na primeira semana de vida, recomenda-se considerar para efeitos de cálculos de OH total o **peso de nascimento até o quinto dia de vida**. É recomendável solicitar dosagens séricas seriadas de sódio (Na), potássio (K), cloro (Cl), cálcio (Ca) e fósforo (P), por micrométodo, nos primeiros 5 dias de vida.[11]

Exercício 2 – Questão C – Neste RN do caso clínico que apresenta síndrome do desconforto necessitando reposição de surfactante quanto deve-se prescrever de oferta hídrica total nas primeiras 24 horas de vida?

Comentário: É desejável uma certa restrição hídrica e sugere-se de 60 a 70 mL/Kg/dia, fazer balanço hídrico e dosar sódio e potássio. Se possível pesar o RN dentro da incubadora.

Necessidades de hidratos de carbono (HC)[13]

Os HC são ofertados na NP como dextrose, que provê 3,4 cal para cada 1 g. A taxa de utilização inicial de glicose no RNPT é de 6 a 8 mg/kg/min e no RN termo 4 a 5 mg/kg/min. O limite máximo de infusão de glicose permitido no RN é de 11 a 12 mg/kg/min ou 16 a 17,28 g de glicose/kg/dia. A concentração máxima permitida na via periférica é de 12,5% e de 20% por via central (Quadro 4.1).

Quadro 4.1 – Oferta diária (mg/kg/min) de glicose recomendada na NP.
Início: RN termo 2,5 a 5 mg/kg/min e RNPT 5 a 6 mg/kg/min
Aumentar gradualmente 1 a 2 mg/kg/min, ajustando a dose para manter glicemia entre 45 e 120 mg/dL
Dose mínima: termo 2,5 mg/kg/min (3,6 g/kg/dia) e RNPT 4 mg/kg/min (5,8 g/kg/dia)
Dose máxima: 12 mg/kg/min (17,3 g/kg/dia) no termo e RNPT

Fonte: Mesotten et al., ESPGHAN, 2018.

A capacidade de oxidação máxima da glicose no RNPT é de 8,3 mg/kg/min (12 g/kg/dia) e a do RN termo = 13 mg/kg/min (18 g/kg/dia). Uma oferta elevada deve ser evitada por promover lipogênese.

Situações como prematuridade, asfixia perinatal com repercussões em múltiplos órgãos, estresse, procedimentos cirúrgicos, infecções e uso de medicações como aminas vasoativas, corticoides e metilxantinas podem diminuir a produção de insulina e predispor à hiperglicemia por estimular a neoglicogênese. Nos pós-operatórios, devido ao estresse e à dor ocorre liberação de glucagon e catecolaminas. No primeiro dia de um RN em tratamento de sepse neonatal a recomendação é não exceder a oferta de glicose (5 a 7 mg/kg/min) para se evitar hiperglicemia.[14]

Frente à hiperglicemia (> 180 mg/dL), a oferta de glicose deve ser diminuída gradativamente, assim como a dose de lipídios para 0,5 g/kg/dia, pelo seu efeito hiperglicemiante mediado pela neoglicogênese. O início precoce de AA em dose de 2,5 g/kg/dia estimula a secreção endógena de insulina e pode evitar a hiperglicemia sem aumento do risco de hipoglicemia.[14,15]

O uso de insulina regular EV (0,01 a 0,05 U/kg/dia) em 24 horas deve ser considerado se a hiperglicemia persistir, apesar da oferta de glicose ser reduzida para 4 mg/kg/min (não menos do que isto), e/ou glicemia > 250 mg/dL em duas dosagens consecutivas. Esta dose pode ser elevada até 0,1 U/kg/dia EV contínua com controles de glicemia a cada 30 a 60 minutos.[13,16]

Os efeitos da insulina sobre o crescimento e a composição corporal do RN, especialmente os prematuros, ainda são obscuros. Ela é um importante hormônio anabólico, suprime a proteólise muscular e induz maior acréscimo de tecido magro, entretanto não está bem esclarecido se ela promove uma utilização da glicose mais eficiente ou se o aumento do metabolismo induzido pela insulina pode privar o cérebro dos substratos da glicose.[12,14,16]

Necessidades proteicas

Na NP do RN as proteínas são ofertadas sob a forma de AA e estes servem como substratos energéticos para a síntese efetiva e incorporação de proteínas. O feto acumula proteína na razão de 2 g/kg/dia entre a IG = 24 a 32 semanas, diminui para 1,8 kg/dia entre 32 e 36 semanas, de tal forma que a oferta inicial para se evitar o catabolismo e a proteólise deve ser de 1,5 a 2 g/kg/dia nas primeiras 6 a 12 horas de vida. As soluções de AA cristalinos a 10% utilizadas para os RN na NP são aquelas que têm como base o aminograma de RNT alimentados com leite materno (LM) e contém taurina e tirosina.[2,9]

Alguns AA são essenciais e semiessenciais para o RN e devem ser ofertados nas soluções parenterais de AA porque eles não são sintetizados pelo organismo e dependem de fonte exógena.[5] As misturas de AA para uso na NP dos RNPT contém taurina e deveriam conter cisteína e tirosina, estes são essenciais para a síntese proteica, uma vez que esses AA não podem ser gerados por seus precursores metionina e fenilalanina no RN. Entretanto, a cisteína não faz parte da formulação de nenhuma mistura de AA a 10% para uso neonatal, mas pode ser adicionada na forma de cloridrato de cisteína. Esta suplementação está contraindicada se o RN apresentar acidose com pH < 7,28 ou excesso de base (BE) < -5.[2,4,5]

Tabela 4.4 – Aminoácidos essenciais, não essenciais e semiessenciais para o RN.		
Essencial	*Não essencial*	*Semiessencial*
Histidina	Alanina	Arginina
Isoleucina	Ácido aspártico	Glicina
Leucina	Asparagina	Proline
Lisina	Ácido glutâmico	Tirosina
Metionina	Serina	Cisteína
Fenilalanina		Glutamina
Treonina		
Triptofano		
Valina		

Fonte: Shanler R, 2014.

Tabela 4.5 – Oferta diária (g/kg/dia) de aminoácidos recomendada na NP.			
Dias de vida	*Dia 1*	*Dia 2*	*Dia 3*
RNPT	> 1,5	2,5 a 3	3 a 3,5
RN termo	> 1,5	2,5 a 3	3

Fonte: van Goudoever et al., ESPGHAN, 2018.

Recomendações sobre oferta de AA na NP do RNPT, segundo van Goudoever et al., ESPGHAN, 2018:[9]
- A oferta de AA deve começar no 1º dia pós-natal com pelo menos 1,5 g/kg/dia para atingir um estado anabólico (recomendação forte).

56 SITUAÇÕES CLÍNICAS EM NEONATOLOGIA – BASES PARA O DIAGNÓSTICO E CONDUTA

- A ingestão parenteral de AA a partir do 2º dia pós-natal deve estar em 2,5 g/kg/dia; no 3º dia = 3 g/kg/dia; e 3,5 g/kg/dia no 4º dia, devendo ser acompanhada de oferta de calorias não proteicas > 65 kcal/kg/dia e ingestão adequada de micronutrientes (recomendação forte).
- A glutamina não deve ser suplementada na NP em RN, lactentes e crianças até os 2 anos de idade (recomendação forte).
- A ingestão parenteral de AA acima de 3,5 g/kg/dia deve ser administrada apenas como parte de ensaios clínicos (recomendação condicional).
- A cisteína (50 a 75 mg/kg/dia) deve ser adicionada a NP de RNPT (recomendação condicional).
- A taurina deve fazer parte das soluções de AA a 10% para RN e crianças, embora nenhuma recomendação forte possa ser feita sobre limites inferiores ou superiores (recomendação condicional).
- A suplementação de arginina pode ser usada em RNPT para prevenção da enterocolite necrosante (ECN) (recomendação condicional).
- Uma ingestão mínima de aminoácidos de 1,5 g/kg/dia deve ser administrada a RN termo estável para evitar um balanço negativo de nitrogênio, enquanto a ingestão máxima de aminoácidos não deve exceder 3 g/kg/dia (recomendação forte).
- A ingestão aconselhável de tirosina em RN termo é de 94 mg/kg/dia (recomendação condicional).

Tabela 4.6 – Soluções de aminoácidos disponíveis para uso na nutrição parenteral.

Aminoácidos (mg/g de proteína)	Aminoven Infant 10% Fresenius Kabi	Primene® 10% Baxter	Troph Amine® 10% B Braun
Leucina	107,7	100	140
Isoleucina	64	67	82
Valina	70,9	90	82
Metionina	46,2	24	33
Fenilalanina	45,7	42	48
Triptofano	18,3	20	20
Treonina	51,5	37	42
Lisina	85	110	82
Cisteína*	5,2	19,9	< 1,6
Tirosina*	4,2	4,5	24
Taurina*	4	6	2,5
Alanina	71,7	70	53
Serina	77	40	38
Prolina	97	36	68
Glicina	42,9	40	36
Ácido glutâmico	0	0	0
Glutamina	0	0	0
Aspargina	0	0	0
Ácido aspártico	0	0	0

(Continua)

Tabela 4.6 – Soluções de aminoácidos disponíveis para uso na nutrição parenteral. (*Continuação*)

Aminoácidos (mg/g de proteína)	Aminoven Infant 10% Fresenius Kabi	Primene® 10% Baxter	Troph Amine® 10% B Braun
Arginina	75	84	120
Histidina	48	38	48
Valina	90	76	78
pH	5,5	5,5	5,5
Osmolaridade mOsm/L	885	780	825

* Condicionalmente essenciais para o RNPT.
Fonte: Bulário dos fabricantes – acervo da autoria.

Relação proteína:energia

As ofertas de AA e energia (à custa de glicose e lipídios) deverão satisfazer as necessidades para o metabolismo e crescimento. Para cada 1 g de proteína são necessárias no mínimo 20 cal não proteicas ou 1 g de nitrogênio para cada 150 cal não proteicas. Se esta for inferior, não se deve limitar a dose de AA, uma vez que aqueles não aproveitados para a síntese de proteínas serão oxidados e transformados em energia (1 g/4 cal).[9]

 Caso clínico (*continuação*)

Exercício 3 – Questão A – Como monitorizar a oferta de AA no RN do caso clínico?
Comentário: A oferta de AA deve ser monitorizada através de controles laboratoriais sanguíneos de ureia ou nitrogênio ureico (BUN), gasometria e amônia. A uremia corresponde a 2,14 vezes o valor de BUN (p. ex., 20 mg/dL de ureia equivalem a 9,3 mg/dL do BUN). Estas dosagens são bons indicadores da oferta proteica, excetuando-se os primeiros dias pós-natais, porque são influenciados pelo estado de hidratação e função renal do RN.[17]

Um valor baixo de ureia indica suprimento insuficiente de AA. A elevação em 5 a 10 mg/dL sugere um alto *turnover* proteico e maior taxa de oxidação com provável utilização efetiva de AA, mas o aumento de ureia e amônia sanguíneas (150 a 200 mmol/L) na presença de acidose metabólica sinalizam excesso de AA infundidos. Entretanto, isto pode refletir apenas uma função renal alterada.

Necessidades de lipídios[18]

O RN de MBP é particularmente vulnerável ao suprimento insuficiente de lipídios, uma vez que o acréscimo de gordura não ocorre intraútero até o terceiro trimestre.

O uso de misturas contendo triglicerídeos de cadeia média (TCM) e triglicerídeos de cadeia longa (TCL) a 20% tem vantagens em relação às soluções a 10% em termos de volume infundido no RNPT, com maior quantidade em um volume menor, e na depuração lipídica. Emulsões lipídicas contendo óleo de soja, TCM, TCL, óleo de oliva e óleo de peixe são ricas em ácidos graxos polinsaturados de cadeia longa (AGPICL) e ácidos graxos da série w3 e w6. A presença elevada dos w3 é considerada vantajosa para o desenvolvimento adequado do cérebro e da retina do RNPT.

A carnitina é essencial para a oxidação dos TCL/AGPICL e para o transporte destes através da membrana da mitocôndria onde serão oxidados. Os RNPT têm menor síntese de carnitina, e a sua suplementação pode ser útil na dose de 20 a 40 mg/dia para o clareamento lipídico dos TCL.

Quadro 4.2 – Necessidades diárias (g/kg) de lipídios na NP.

Primeiro dia deve-se iniciar com 1 a 2 g/kg/dia
Aumentos diários de 0,5 a 1 g/kg até ao máximo de 3 g/kg/dia
Em situações especiais 4 g/kg/dia, as quais devem ser discutidas e avaliadas, administrar por perfusão contínua durante 24 horas

Fonte: Lapillonne et al., ESPGHAN, 2018.

 Caso clínico (*continuação*)

Exercício 3 – Questão B – Quais os cuidados e monitorização do uso de lipídios EV nos pré-termos de muito baixo peso e no RN do caso clínico?
Comentário: No período neonatal imediato o lipídio EV deve ser administrado para prevenir deficiência de ácidos graxos essenciais (AGE) na dose de 0,5 a 1 g/kg/dia. Esta pode ocorrer em cerca de 72 horas de vida na ausência da solução lipídica na NP do RN.

No RNPT de MBP recomenda-se dosar triglicérides (TG) no sangue quando a programação for aumentar a oferta para 2 g/kg/dia. Sugere-se manter 2 g/kg/dia se TG > 200 mg/dL até nova dosagem, ou aumentar gradativamente 0,5 mg/kg/dia até 3 g/kg/dia, se TG ≤ 200 mg/dL. Alguns especialistas consideram como limite aceitável TG = 260 mg/dL.[18] Os corticoides e a anfotericina B lipossomal podem aumentar transitoriamente a trigliceridemia.

Em RNPT com PN < 1.500 g submetidos a fototerapia com nível de até 2 mg abaixo daquele indicativo de exsanguíneotransfusão (EXST), deve-se manter a oferta em 2 g/kg/dia. No RN submetido a EXST recomenda-se suspender lipídios EV por 24 horas e depois retornar gradativamente.[19]

Recomenda-se usar emulsões a 20% contendo triglicérides de cadeia média, longa e óleo de peixe por terem menor teor de fosfolipídios e resultarem em depuração mais eficiente dos TG. Esta depende da atividade da lipase lipoproteica endotelial, a qual é estimulada pela heparina *in vitro*. No entanto, não há comprovação clínica de que o uso de heparina melhore a utilização dos lipídios EV.

As emulsões lipídicas podem ser administradas por via periférica e todo sistema de perfusão no RN deve estar protegido da luz, em especial da fototerapia, para evitar a formação de hidroperóxidos com consequente lesão celular.[20]

Necessidades de eletrólitos[11,20]

Tabela 4.7 – Necessidades diárias (mEq/kg) de sódio, cloro, potássio e magnésio.

	Dias pós-natais	Dias 1 a 3	Dias 4 e 5	Dias ≥ 6
Sódio (Na)	Termo	0 a 2	1 a 3	2 a 3
	Pré-termo > 1.500 g	0 a 1	2 a 5	2 a 5
	Pré-termo < 1.500 g	0 a 2 (até 3)	0 a 5 (até 7)	2 a 5 (até 7)
Cloro (Cl)	RNT e RNPT	0 a 3	2 a 5	2 a 5
Potássio (K)	RNT e RNPT	0 a 3	1 a 3	1 a 2
Magnésio (Mg)	RNT e RNPT	0,2 a 0,4	0,2 a 0,4	0,4 a 0,6

Sódio (Na): 1 mmol = 1 mEq = 23 mg; Cloro (Cl): 1 mmol = 1 mEq = 35,5 mg; Potássio (K): 1 mmol = 1 mEq = 39 mg; Magnésio (Mg): 1 mmol = 2 mEq = 24 mg.

Fonte: Jochum et al., ESPGHAN, 2018.

Caso clínico (*continuação*)

Exercício 3 – Questão C – Quando é recomendado iniciar oferta de sódio (Na) na NP para o RN do caso clínico?
Comentário: Nos primeiros 5 dias pós-natais deve-se permitir um balanço negativo fisiológico de Na e iniciar suplementação após perda de peso > 6% do PN em presença de incubadora com umidade em 80% a 90% ou Na sérico < 130 mEq/L.

Deve-se instituir a reposição de sódio, de preferência sob a forma de acetato de sódio 2 mEq/kg/dia para evitar a acidose pelo cloreto de sódio.

A necessidade de Cl geralmente acompanha a do Na e a dose não deve exceder a do Na para evitar a acidose metabólica hiperclorêmica (Cl > 114 mEq/L). Esta pode ser prevenida acrescentando-se apenas 1 mEq/kg de Cl ao acetato de sódio, se necessário. O uso prolongado de diuréticos de alça pode originar hipocloremia. Recomenda-se dosar o cloro no sangue: valores de referência 96 a 106 mEq/L.[1]

 Caso clínico (*continuação*)

Exercício 3 – Questão D – Quando iniciar a oferta de potássio (K)?
Comentário: Deve-se iniciar sempre após dosagem sérica (K < 5 mEq/L) e o RN ter apresentado diurese franca (> 1 mL/kg/hora). No RNPT de MBP a hipercalemia pode ocorrer associada ou não à oligúria, e a hipocalemia por oferta insuficiente, perda renal, uso de diuréticos de alça e cafeína. Ao calcular a necessidade de K devemos contabilizar a quantidade que está veiculada a outros fármacos prescritos.[11]

Necessidades de cálcio e fósforo[20]

A melhor retenção de cálcio (Ca) e fósforo (P) foi obtida com a relação mg/mg = 1,3/1 e molar 1/1 ou 1,3/1. O sal de Ca mais utilizado é o gluconato de cálcio, que deverá ser adicionado por último na mistura de NP. O P orgânico é perfeitamente compatível com o Ca e não contém K, mas contém Na (P = 1 mL = 0,5 mmol = 1 mEq de Na).

Tabela 4.8 – Necessidades diárias de Ca e P recomendadas na NP.

	Termo	Pré-termo < 7 dias	Pré-termo > 7 dias
Cálcio			
mg/kg	30 a 60	32 a 80	100 a 140
mmol/kg	0,8 a 1,5	0,8 a 2	1,6 a 3,5
mEq/L	1,6 a 3	1,6 a 4	3,2 a 7
Fósforo			
mg/kg	20 a 40	31 a 62	77 a 108
mmol/kg	0,7 a 1,3	1 a 2	1,6 a 3,5
Razão Ca:P			
mg:mg	1,3 a 1,7/1	1,3/1	1,3 a 1,7/1
molar	1/1 a 1,3/1	1/1	1/1 a 1,3/1

Fonte: Mihatsch et al., ESPGHAN, 2018.

Considerações[20]

- **Cálcio (Ca):** 1 mmol = 2 mEq = 40 mg.
- **Fósforo (P):** 1 mmol = 31 mg; a valência do fósforo varia conforme esteja na forma de fosfato monobásico ou dibásico.

 Caso clínico (continuação)

Exercício 3 – Questão E – E quando suplementar o cálcio e fósforo na NP?
Comentário: Mulla et al., em 2017,[21] mostrou que em RNPT de MBP durante a primeira semana pós-natal, a utilização da razão Ca:P em mg:mg de 1,3/1 ou equimolar de 1/1, à custa do aumento da dose de P levou a aumento na densidade óssea, e sugeriram iniciar oferta de Ca = 80 mg/kg/dia e de P = 62 mg/kg/dia na razão 1,3/1 em mg:mg e molar de 1:1.

Ao se optar por administrar P nos primeiros dias pós-natais é preciso contabilizar a quantidade de Na contida na maioria dos sais de fósforo, por exemplo, 1 mL de glicerofosfato de sódio = 2 mEq de sódio.

Entre os fatores determinantes da boa compatibilidade de Ca e P nas soluções de NP destacam-se a utilização de sais orgânicos de Ca e P e pH < 7,1 na solução final, por promover a formação de fosfato de cálcio dibásico (60 vezes mais compatível que o monobásico) e a temperatura ambiente, pois esta mais elevada, favorece a precipitação.[20] É recomendado acondicionar o gluconato de cálcio em embalagens de polietileno e não de vidro, por estas se associarem a contaminação com alumínio na NP.

Com relação às dosagens laboratoriais séricas sugeridas: Ca, P, Na, K e fosfatase alcalina (FA) é preciso esclarecer que os marcadores bioquímicos com maior sensibilidade e especificidade para doença metabólica óssea, complicação frequente do jejum e NP prolongada, são P < 5,5 mg/dL ou < 1,8 mmol/L e a elevação da FA (FA > 900 UI/L), ou a combinação de ambos. A calcemia é um mau marcador, mas é importante vigiar a hipercalcemia e hipocalcemia.

Necessidades de microelementos[22]

Os oligoelementos, embora quantitativamente representem pequena fração do total do conteúdo mineral do corpo humano, apresentam papel importante em várias vias metabólicas. Os RNPT podem apresentar deficiências de oligoelementos, pois sua incorporação ocorre no terceiro trimestre da gestação.

No RNPT o zinco é importante para a diferenciação celular e o crescimento, atuando no metabolismo das proteínas, HC e lipídios. Sugere-se suplementação a partir do segundo dia de vida na dose de 400 a 500 mcg, assim como o selênio, por sua ação antioxidante, na dose de 2 mcg/kg/dia para o RNT e 7 mcg/kg/dia para o RNPT (Tabela 4.9).

Tabela 4.9 – Necessidades diárias de oligoelementos na NP.

Dose diária (µg/kg)	Termo	Pré-termo
Zinco	250	400 a 500
Cobre	20	40
Selênio	2 a 3	7
Cromo	0	0
Manganês	0 a 1	0 a 1
Molibdénio	0,25	1
Iodo	1	1 a 10

Fonte: Domelloff M et al., ESPGHAN, 2018.

Caso clínico (continuação)

Exercício 3 – Questão F – Como suplementar oligoelementos na NP do RN?
Comentário: A suplementação de flúor, cromo e ferro na NP do RN não é recomendada; as soluções de NP estão geralmente contaminadas com alumínio e cromo, e no caso particular do ferro EV, por este contribuir para o estresse oxidativo, é preferível que a suplementação seja feita por via enteral. Para evitar a toxicidade hepática as doses de cobre e manganês devem ser reduzidas ou suspensas quando bilirrubina direta > 2 mg/dL ou na doença hepática associada a NP.[23] Na insuficiência renal aguda (IRA) recomenda-se reduzir a dose do selênio.

É importante lembrar que ao reduzir ou suspender a solução completa de oligoelementos, disponível no nosso meio, na NP deve ajustar-se a dose de zinco para a necessidade por idade gestacional. O selênio não faz parte da solução de oligoelementos disponível e deve ser adicionado quando indicado.

Necessidades de vitaminas

A dose ideal da maioria das vitaminas na NP em RN não foi determinada e decorrem da experiência de especialistas na área. Não está indicado dosar vitaminas em RN recebendo NP.[24]

Tabela 4.10. Necessidades de vitaminas recomendadas na NP em RN termo e pré-termo.

Vitaminas	Termo	Pré-termo
Vitamina A (retinol)	2.300 UI/dia 150 a 300 µg/kg/dia	700 a 1.500 UI/kg/dia 227 a 455 µg/kg/dia
Vitamina D (calciferol)	40 a 150 UI/kg/dia ou 400 UI/dia	80 a 400 UI/kg/dia ou 200 a 1.000 UI/dia
Vitamina E	2,8 a 3,5 mg/kg/dia ou 2,8 a 3,5 UI/kg/dia	2,8 a 3,5 mg/kg/dia ou 2,8 a 3,5 UI/kg/dia
Vitamina K* (µg/kg/dia)	10	10
Vitamina C (mg/kg/dia)	15 a 25	15 a 25
Tiamina (mg/kg/dia)	0,35 a 0,50	0,35 a 0,50
Riboflavina (mg/kg/dia)	0,15 a 0,20	0,15 a 0,20
Piridoxina (mg/kg/dia)	0,15 a 0,20	0,15 a 0,20
Niacina (mg/kg/dia)	4 a 6,8	4 a 6,8
Vitamina B12 (µ/kg/dia)	0,3	0,3
Ácido pantotênico (mg/kg/dia)	2,5	2,5
Biotina (µ/kg/dia)	5 a 8	5 a 8
Ácido fólico (µ/kg/dia)	56	56

*máximo 11 mg/dia.
Fonte: J. Bronsky et al., ESPGHAN, 2018.

 Caso clínico (continuação)

Exercício 3 – Questão G – Como administrar as vitaminas na NP do RN do caso clínico?
Comentário: As vitaminas devem ser administradas diariamente. As hidrossolúveis podem ser adicionadas à solução hidroeletrolítica ou na emulsão lipídica, mas as lipossolúveis devem ser administradas preferencialmente em bolsas compartimentadas com a emulsão lipídica, porque esta aumenta a estabilidade daquelas.

SITUAÇÕES CLÍNICAS EM NEONATOLOGIA – BASES PARA O DIAGNÓSTICO E CONDUTA

A suplementação de vitaminas a partir do 5º dia de vida tem sido recomendada por uma possível ação na prevenção de doenças relacionadas à prematuridade, como a vitamina A na Displasia Bronco Pulmonar (DBP). A dose de vitamina K1 fornecida pela solução de vitaminas leva em consideração que esta já tenha sido administrada ao nascimento.[24]

Complicações da NP[25]

As complicações da NP podem ser incluídas em duas categorias: as relacionadas aos cateteres e as metabólicas, estas resultam da limitada capacidade metabólica dos RNPT de MBP e devemos monitorizar todos os distúrbios hidroeletrolíticos e metabólicos já citados. As complicações associadas ou relacionadas aos cateteres mais comumente usados (PICC e/ou Flebotomia) são as infecciosas, mas os falsos trajetos, perfurações e quebras assim como tromboses e embolias não são infrequentes. Uma equipe treinada é fundamental para o sucesso na passagem e na manutenção dessas vias, que devem ser exclusivas para a NP.

No nosso meio, com frequência, a NP é prescrita com auxílio de suporte de informática, procedimento este que melhora a eficiência e reduz erros de prescrição, poupando muitos cálculos aos prescritores e farmacêuticos.

Parâmetros de avaliação da NP

O esquema de monitorização antropométrico sugerido durante a NP é o peso diário, e comprimento e perímetro cefálico semanais. Outro parâmetro importante a ser anotado é a recuperação do PN. A meta de ganho de peso diário (após perda inicial) durante a NP plena (100 cal/kg/dia) e jejum é de 15 a 20 g/dia.

Dosagens laboratoriais séricas recomendadas: nos primeiros 5 dias dosar: Na, K, Cl, gasometria diariamente e glicemias (3 vezes/dia). Duas vezes na primeira semana: Ca, Mg, P, ureia e creatinina. TG quando for aumentar lipídios para > 2 g/kg/dia. Na segunda semana: Ca e P, gama GT, TG, ureia, creatinina, albumina, amônia (se suspeita clínica de excesso de proteínas e presença de acidose metabólica).

As glicemias deverão ser mantidas 3 vezes ao dia. Controle de hemograma, PCR, culturas centrais e periféricas devem ser realizadas quando necessário. Após a segunda semana, se permanecer em NP total, monitorar função hepática com bilirrubinas, gama GT, Ca, P e proteínas totais (o ideal é dosar a pré-albumina). É fundamental anotar sempre o volume de sangue retirado sendo recomendável usar micrométodo, se possível.

Preparo das soluções de NP

As soluções parenterais devem ser avaliadas e preparadas por farmacêutico em farmácias especializadas segundo técnicas de assepsia determinadas pela legislação em vigor, que é a Portaria n. 272, de 08 abril de 1998 da Secretaria de Vigilância Sanitária do Ministério da Saúde do Brasil, com base em padrões técnicos de compatibilidade, estabilidade, esterilidade e identificação rigorosos.

A heparina na NP é um fator desestabilizador de lipídios na presença do Ca. O limite permitido é 0,5 UI/mL de parenteral. Atualmente, a ESPGHAN não recomenda o uso rotineiro de heparina na NP, muito embora seja uma recomendação fraca. Um procedimento preventivo e alternativo é promover a patência de cateteres com lavagem (*flushing*) semanal, lenta e com pequenos volumes de soro fisiológico heparinizado (5 UI de heparina/cada 1 mL de soro fisiológico).[25]

Os parâmetros de avaliação farmacêutica comumente usados são:
- Número crítico de agregação (CAN) ≥ 700 = NP instável.

Capítulo 4 – Nutrição parenteral no recém-nascido

- Osmolaridade relacionada à via de administração:
  - Osm < 900 mOsm/l = via periférica;
  - Osm > 900 a 1.700 mOsm/l = via central.
- Interação entre Ca, P e Mg.
- As emulsões lipídicas são os componentes mais frágeis das soluções parenterais. Por isso, a recomendação ideal é que seja administrada em bolsa separada (bi ou tricompartimentada) em 24 horas.
- Os equipos e bolsas da solução de NP devem ser fotoprotetores, com a finalidade de prevenir a geração de peróxidos de hidrogênio geradores de radicais livres lesivos às células.

A esterilidade das soluções de NP durante a manipulação, armazenamento e administração é fundamental para reduzir a ocorrência de infecções.

Desde 2021 estão disponíveis, em nosso meio, soluções industrializadas de NP. Entre as vantagens destas bolsas incluem-se a melhoria da estabilidade físico-química das soluções, o custo-efetividade, a redução dos erros de prescrição, de contaminação bacteriana e a disponibilidade durante 24 horas. Em RNPT de MBP e/ou RNT instáveis pode haver risco de desequilíbrios metabólicos, como hiper/hipoglicemia e alterações do equilíbrio do Na, K, Cl, Ca e P. Recomenda-se controles séricos seriados.[26]

Considerações finais

Há uma grande variedade de condutas na prática clínica e uma busca contínua para equilibrar a necessidade de fornecer nutrientes aos RN por NP que permitam o crescimento e o desenvolvimento sem comprometer a estabilidade metabólica a curto e em longo prazo.

As necessidades de macronutrientes são individuais e sabemos que a abordagem de "um tamanho adequado para todos" para o início e incrementos diários não é a ideal. Ao longo da última década houve uma ênfase na ingestão precoce de nutrientes e em doses mais elevadas. No entanto, os resultados foram conflitantes,[27,28] em relação aos resultados em longo prazo.[29,30]

Foram apresentados aqui os *guidelines* mais recentes da ESPGHAN, entretanto ensaios futuros deverão identificar novas recomendações de oferta de nutrientes na NP do RN.

Referências bibliográficas

1. Griffin IJ. Parenteral nutrition in premature infants. Disponível em: www.uptodate.com. 2021.
2. Embleton ND, Simmer K. Practice of parenteral nutrition in VLBW and ELBW infants. World Rev Nutr Diet 2014;110:177-89.
3. Thureen PJ, Hay WW Jr. Intravenous nutrition and postnatal growth of the micro premie. Clin Perinatol 2000;27:197-219.
4. Koletzko B, Goulet O, Hunt K, Krohn K, Shamir R. 1 Guidelines on Paediatric Parenteral Nutrition of the European Society of Paediatric Gastroenterology, Hepatology and Nutrition (ESPGHAN) and the European Society for Clinical Nutrition and Metabolism (ESPEN), Supported by the European Society of Paediatric Research (ESPR). J Pediatr Gastroenterol Nutr 2005;41 (Suppl.2):51-87.
5. Schanler RJ. Parenteral nutrition in premature infants. Disponível em: www.uptodate.com. 2014.
6. Kempley S, Gupta N, Linsell L et al.; ADEPT Trial Collaborative Group. Feeding infants below 29 week's gestation with abnormal antenatal Doppler: Analysis from a randomized trial. Arch Dis Child Fetal Neonatal Ed 2014;99:F6-F11.

7. Embleton ND, Colin M, King C. Balancing the risk and benefits of parenteral nutrition for preterm infants: can we define the optimal composition? Arch Dis Child Fetal Neonatal Ed 2015;100:F72-F75.
8. Cleminson JS, Zaleswski S, Embleton ND. Nutrition in preterm infant: what's new? Curr Opin Clin Nutr Metab Care 2016,19:220-225.
9. van Goudoever JB, Carnielli V, Darmaun D, De Pipaón MS. ESPGHAN/ESPEN/ESPR/CSPEN guidelines on pediatric parenteral nutrition: Amino acids. Clin Nutr 2018;37:2315-2323.
10. Joosten K, Embleton N, Yan W, Senterre T. ESPGHAN/ESPEN/ESPR guidelines on pediatric parenteral nutrition: Energy. Clin Nutr 2018;37:2309-2314.
11. Jochum F, Moltu SJ, Senterre T, Nomayo A, Iacobelli A. ESPGHAN/ESPEN/ESPR guidelines on pediatric parenteral nutrition: Fluid and electrolytes. Clin Nutr 2018;37:2334-2353.
12. Darmaun D, Lapillonne A, Simeoni U, Picaud JC, Rozé JC, Saliba E et al.; Committee on Nutrition of the French Society of Pediatrics (CNSFP), and French Society of Neonatology (SFN). Parenteral nutrition for preterm infants: Issues and strategy. Arch Pediatr 2018;25:286-94.
13. Mesotten D, Joosten K, van Kempen A, Verbruggen S. ESPGHAN/ESPEN/ESPR/CSPEN guidelines on pediatric parenteral nutrition: Carbohydrates. Clin Nutr 2018;37:2337-2343.
14. Arsenault D, Brenn M, Kim S, Gura K, Compher C, Simpser E; American Society for Parenteral and Enteral Nutrition Board of Directors, Puder M, A.S.P.E.N. Clinical Guidelines: hyperglycemia and hypoglycemia in the neonate receiving parenteral nutrition. JPEN J Parenter Enteral Nutr 2012;36:81-95.
15. El Hassan NO, Kaiser JR. Parenteral nutrition in the Neonatal Intensive Care Unit. Neo Rev 2011;12:e-130-e140.
16. Patel P, Bhatia J. Total parenteral nutrition for the very low birth weight infant. Semin Fetal Neonatal Med. 2017;22:2-7.
17. Roggero P, Gianni ML, Morlacchi L, Piemontese P, Liotto N, Taroni F, Mosca F. Blood urea nitrogen concentrations in low-birth-weight preterm infants during parenteral and enteral nutrition. J Pediatr Gastroenterol Nutr 2010;51:213-5.
18. Lapillonne A, Mis Fidler N, Goulet O, van den Akker CHP, Wu J, Koletzko B. ESPGHAN/ESPEN/ESPR/CSPEN guidelines on pediatric parenteral nutrition: Lipids. Clin Nutr 2018;37:2324-2336.
19. Salama GS, Kaabneh MA, Almasaeed MN, Alquran MIA. Intravenous lipids for preterm infants: a review. Clin Med Insights Pediatr 2015;9:25-36.
20. Mihatsch W, Fewtrell M, Goulet O, Molgaard C, Picaud J-C, Senterre T et al. ESPGHAN/ESPEN/ESPR/CSPEN guidelines on pediatric parenteral nutrition: Calcium, phosphorus and magnesium. Clin Nutr 2018;37:2360-2365.
21. Mulla S, Stirling S, Cowey S, Close R, Pullan S, Howe R, Radbone L, Clarke P. Severe hypercalcaemia and hypophosphataemia with an optimised preterm parenteral nutrition formulation in two epochs of differing phosphate supplementation. Arch Dis Child Fetal Neonatal Ed 2017;102:F451-F455.
22. Domellöf M, Szitanyi P, Simchowitz V, Franz A, Mimouni F et al. ESPGHAN/ESPEN/ESPR/CSPEN guidelines on pediatric parenteral nutrition: Iron and trace minerals. Clin Nutr 2018;37:2354-2359.
23. Lauriti G, Zani A, Aufieri R, Cananzi M, Chiesa PL, Eaton A. Incidence, a prevention, and treatment of parenteral nutrition – associated cholestasis and intestinal failure – associated liver disease in infants and children: a systematic review. J Parenter Enteral Nutr 2014;38:70-85.
24. Bronsky J, Campoy C, Braegger C et al. ESPGHAN/ESPEN/ESPR/CSPEN guidelines on pediatric parenteral nutrition: Vitamins. Clin Nutr 2018;37:2366-2378.

25. Kolacek S, Puntis JWL, Hojsak I. ESPGHAN/ESPEN/ESPR/CSPEN guidelines on pediatric parenteral nutrition: Venous acess. Clin Nutr 2018;37:2379-2391.
26. Riskin A, Picaud JC, Shamir R. ESPGHAN/ESPEN/ESPR guidelines on pediatric parenteral nutrition: Standard versus individualized parenteral nutrition. Clin Nutr2018;37:2409-2417.
27. Osborn DA, Schindler T, Jones LJ, Sinn JK, Bolisetty S. Higher versus lower amino acid intake in parenteral nutrition for newborn infants. Cochrane Database Syst Rev 2018;3:CD005949.
28. Pillar A, Albersheim S, Elango R. High-dose parenteral amino acid intake in very low birtweight infants: what is the current evidence? Current Opinion 2019;22(3):236-240.

Capítulo 5

Nutrição enteral no recém-nascido pré-termo – atingindo a dieta plena

Cléa Rodrigues Leone

Atingindo a dieta enteral plena

 Caso clínico

MSL, sexo feminino, nasceu de parto cesáreo, com idade gestacional de 27 semanas e peso de nascimento de 750 g. Foi admitida na UTI com insuficiência respiratória e necessidade de oxigênio, sendo colocada em CPAP (*continuous positive airway pressure*) nasal. O raio X de tórax confirmou o diagnóstico de síndrome de desconforto respiratório (SDR), tendo recebido a primeira dose de surfactante com 1 hora de vida. Foi extubada a seguir e permaneceu em CPAP até 48 horas de vida. Evoluiu com melhora progressiva da insuficiência respiratória.

Logo após sua admissão, foi iniciada nutrição parenteral, conforme as recomendações atuais do ESPGHAN (Sociedade Europeia de Gastroenterologia, Hepatologia e Nutrição Pediátrica). No terceiro dia de vida, foi iniciada alimentação, com a oferta de 2 mL de leite materno (LM) de 3 em 3 horas, sendo aumentada a cada 24 horas em 10 mL/kg/dia, tendo chegado aos 7 dias de vida recebendo 6 mL de LM de 3 em 3 horas, o que correspondeu a um volume enteral total em 24 horas de 48 mL, correspondendo a 65,7 mL/kg/dia.

Ao nascimento, recém-nascidos pré-termo (RNPT) devem completar sua adaptação perinatal e iniciar o desenvolvimento de funções, para que possam crescer e se desenvolver harmonicamente. Para isso, é fundamental receberem uma oferta nutricional no período neonatal, que seja adequada às suas necessidades, sem causar distúrbios, além de contribuir para a constituição de uma microbiota protetora ao desenvolvimento de doenças ao longo da vida pós-natal. No entanto, a definição de um esquema nutricional padrão ao RNPT ainda vem sendo modificada em função dos novos conhecimentos que pesquisas, apoiadas em técnicas laboratoriais mais avançadas, evidenciam.

Além disso, embora a nutrição para o RNPT no período neonatal tenha sido descrita como ocorrendo em três fases, com fontes nutricionais específicas, ainda não se dispõe de recomendações nutricionais atuais formuladas por organizações internacionais, para todas essas fases.

Brennan et al., em 2018, descreveram as fases nutricionais de RNPT no período neonatal como:

1. **Fase de Nutrição Parenteral (FNP):** na qual dependem totalmente da Nutrição Parenteral (NP) oferecida.
2. **Fase de Transição (FTr):** na qual a NP vai sendo descontinuada e a Nutrição Enteral (NE) avança.
3. **Fase de Nutrição Enteral (FNE):** quando o recém-nascido (RN) depende da oferta enteral.

No entanto, o avanço do conhecimento em relação às necessidades nutricionais de RNPT cada vez mais imaturos ao nascimento e suas capacidades metabólicas, apoiados em revisões sistemáticas e metanálises, tem modificado consideravelmente os esquemas nutricionais propostos, especialmente em relação à composição das soluções parenterais e sua introdução cada vez mais precoce, além de se acompanharem de um início da alimentação mais próximo ao nascimento, com maiores avanços diários, especialmente pela oferta de leite materno (LM). Por esse motivo, essas fases e suas definições poderiam ser modificadas para:

1. **Fase de Nutrição Parenteral e Enteral (FNPE):** na qual dependem principalmente da Nutrição Parenteral (NP) oferecida, embora a NE já tenha se iniciado e, de acordo com a tolerância do RNPT, seu aumento será progressivo.
2. **FTr:** na qual a NP vai sendo descontinuada e a NE continua a avançar.
3. **FNE:** quando o recém-nascido (RN) depende totalmente da oferta enteral.

Fase de nutrição parenteral e enteral (FNPE)

O período neonatal precoce, logo após o nascimento, tem sido considerado uma emergência nutricional, na qual cessa a oferta de nutrientes maternos pela placenta e, se não for iniciada imediatamente uma oferta de nutrientes pós-natal, especialmente de proteínas e energia, um processo de catabolismo proteico se instala. Some-se a isso, o reduzido estoque de proteínas ao nascimento de recém-nascidos mais imaturos, com menores tempos de gestação.

Com base nesse conhecimento, o início mais precoce possível de uma oferta nutricional passou a ser uma recomendação forte para RNPT. A indicação de início da NP, preferentemente, nas primeiras 12 horas de vida, passou a ser uma norma nas unidades de terapia intensiva neonatal (UTIN) em RN < 32 semanas e/ou que não pudessem iniciar precocemente uma nutrição enteral. No Capítulo 4 *Nutrição parenteral no recém-nascido* desta edição, os aspectos relativos à oferta de NP em RNPT são apresentados e comentados.

Já o início precoce da alimentação, priorizando o uso de LM, tem sido uma recomendação mais atual, apoiado em metanálises que não evidenciam aumento de complicações, como a enterocolite necrosante (ECN) ou intolerâncias, mas indicam vantagens, como o estabelecimento mais precoce de uma nutrição enteral plena associada a menor tempo de NP, de uso de antibióticos e menor mortalidade.[2,3]

Fase de transição

Dentre as três fases, a FTr é considerada a mais complexa, pois dependerá do equilíbrio entre duas fontes nutricionais, além de mais frequentemente ter durações de 7 a 10 dias, dependendo do esquema utilizado nas diversas unidades neonatais.

Esta tem sido reconhecida por diversos autores como de déficits nutricionais cumulativos, em especial de proteínas, mas também de energia, o que pode influenciar o crescimento desses RN nessa fase, além do crescimento e desenvolvimento pós-neonatal desses RN.[4]

Miller et al.,[5] verificando que os estudos anteriores sobre evolução do crescimento neonatal de RNPT basearam-se em velocidades de crescimento semanais e oferta de nutrientes, não considerando a fase da nutrição nas quais ocorriam ganho de peso insuficiente e, além disso, que também fossem preditivas de crescimento pós-natal insuficiente (velocidade de crescimento semanal < 10 g/kg/dia), realizaram um estudo para caracterizar a nutrição nessas fases. Neste estudo, avaliaram a evolução de 156 RNPT < 32 semanas de gestação, dos quais 76 (48,7%) apresentavam peso na alta < p10, considerado uma falha de crescimento.

Verificaram que o crescimento insuficiente ocorreu em 46% dos RN, tendo sido mais frequente na FTr em 41 (62,1%) RN, seguido por 31% na FNP e 22,8% na FNE. Além disso, esses RN tinham mais frequentemente, menores pesos de nascimento (PN) e idades gestacionais (IG), além de uso de ventilação mecânica desde o nascimento, ocorrência de enterocolite necrosante e somente 25,6% destes recuperaram o peso de nascimento até 2 semanas de vida.

Na análise multivariada, após correção para outros fatores clínicos que pudessem interferir nesse risco, o principal fator foi o crescimento insuficiente na FTr RR 5,4 (1,66-17,52), na qual foi identificada uma oferta proteica significativamente menor (< 3 g/kg/dia), detectada pela redução da concentração plasmática de ureia, além de déficit energético em relação a FNP, conforme pode ser visualizado na Figura 5.1, na qual o volume enteral zero corresponde a média de 3 dias de oferta por NP antes do aumento da NE, o que levou-os a conclusão de que uma melhor oferta de proteínas na FTr poderia ser importante para prevenir uma falha de crescimento (peso < p10 na alta). Note-se que a nutrição enteral foi realizada inicialmente com leite materno (LM), que foi aditivado após volumes de ingestão de 100 mL/kg/dia, enquanto a NP plena oferecia uma taxa de infusão de glicose de 11 a 14 mg/kg/min, 3 a 3,5 g/kg/dia de aminoácidos (AA) e 3 g/kg/dia de lípides.

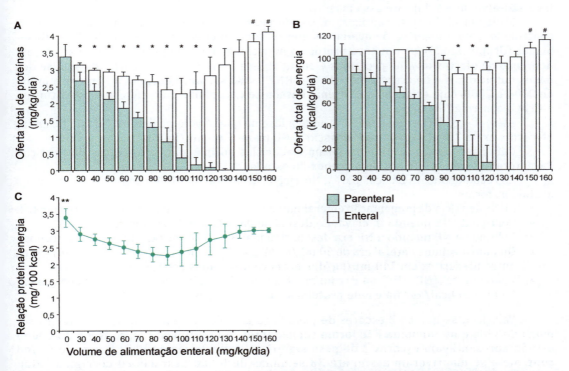

Figura 5.1. Oferta parenteral e enteral de proteínas, energia e relação proteína/energia durante as FTr e FNP, quando a FTr correspondia a volumes enterais maiores ou iguais a 30 mL/kg/dia.
Fonte: Adaptada de Miller M, Vaidya R, Rastogi D et al., 2014.

Esses resultados foram reforçados por Brennan et al.,[6] que realizaram uma avaliação da oferta nutricional de 59 RNPT com IG < 34 semanas considerando a fase nutricional, em relação a realizada com base apenas na idade cronológica. Nesta, foi possível identificar significantes déficits de macronutrientes e energia na FTr, que foram mais significantes quando a oferta enteral foi ≥ 80 mL/kg/dia, enquanto a abordagem cronológica não identificou esses déficits.

Na avaliação cronológica, os autores observaram um aumento ao longo do tempo da ingestão de AA (máximo de 3,1 g/kg/dia) nos dias 6, 7 e 8, enquanto o déficit máximo ocorreu no dia 2 (-1,5 g/kg/dia), que se reduziu progressivamente e no 10º dia de vida estava em -0,6 g/kg/dia. Já considerando a fase nutricional, a maior oferta de AA ocorreu na FNP (3 g/kg/dia), reduzindo-se a seguir até 2,4 g/kg/dia, quando o volume enteral era de 110 mL/kg/dia, evidenciando-se o maior déficit (-1,6 a -1,1 g/kg/dia) na FNE, quando o volume enteral era ≥ 80 mL/kg/dia.

Os autores concluíram, então, que a análise com base na fase nutricional identificou, com maior precisão, os déficits e/ou os excessos de nutrientes nos RN avaliados. Também é importante considerar que os maiores déficits de AA e energia foram observados na fase de avanço da NE e descontinuação da NP.

Com base nesses resultados, enfatizam que, da mesma forma como foi observado no estudo de Miller,[5] ainda é necessário que sejam elaboradas recomendações internacionais mais precisas relativas ao desmame da NP em RNPT, para evitarmos a ocorrência de déficits nutricionais no período neonatal precoce.

Em consequência a esses resultados, procurou-se determinar a composição de aminoácidos (AA) mais adequada de uma NP padrão para a FTr, com base nas recomendações nutricionais internacionais mais atuais para RNPT e na capacidade do recém-nascido em tolerar aumentos de volume da nutrição enteral, além da fonte nutricional, para definir a ingestão-alvo de AA durante essa fase.

Miller et al.,[4] então, realizaram estudo prospectivo, observacional e longitudinal, controlado, com o objetivo de avaliar os efeitos sobre o crescimento de 59 RNPT < 32 semanas (Grupo estudo), de um novo protocolo nutricional aplicado na FTr durante 2012, com definição de ofertas-alvo de proteínas e energia. Este foi construído a partir da análise dos dados nutricionais e de crescimento de 134 RNPT < 32 semanas durante a FTr, entre junho de 2008 e 2009, cujo esquema nutricional baseou-se em volume oferecido, que constituíram o Grupo controle (GrContr).

Além disso, definiram como FTr aquela fase na qual o volume enteral (LM ou fórmula) oferecido era ≥ 20 mL/kg/dia até alcançar a NE plena (160 mL/kg/dia).

Com base nesses resultados, foram elaboradas normas para a aplicação da Nutrição Parenteral durante a FTr nos dois grupos do estudo.

As recomendações básicas para a Nutrição Parenteral na FTr, de acordo com os grupos avaliados, foram:

- Idade de início da alimentação enteral mínima: 1 a 2 dias de vida nos dois grupos com LM.
- Volume de NE quando iniciavam o desmame da NP: 20 mL/kg nos dois grupos.
- Volume de NE quando a NP era descontinuada: 80 a 120 mL/kg/dia nos dois grupos.
- Quando o volume enteral era de 50 mL/kg/dia, a NP era mais concentrada: os nutrientes antes prescritos em 140 mL/kg/dia, eram concentrados em 100 mL.
- Volume total (NE e NP) na FTr foi mantido em 140 mL/kg/dia, a oferta de energia em 100 a 120 kcal/kg/dia e a de proteínas em > 3 g/kg/dia.

Verificou-se que os Z escores de peso para a idade ao nascimento, na primeira semana de vida e no início da FTr foram semelhantes. Ao final desta fase, os RN do Grupo estudo apresentavam escores Z de peso significativamente maiores do que os do Grupo controle e se mantiveram assim até 35 semanas de Idade Gestacional corrigida (IGc). Durante a FTr o ganho de peso dos RN no Grupo estudo (16 ± 4,6 g/kg/dia) foi significativamente maior do que no Grupo controle (13,2 ± 5,4 g/kg/dia (p < 0,01) e isto persistiu até 35 semanas de IGc.

Os autores consideraram que esses resultados foram decorrentes das maiores ofertas de AA e energia na FTr e evidenciaram a necessidade de concentrar a NP durante a FTr para adequar a oferta nutricional às necessidades de crescimento nessa fase.

Em 2020, Liotto et al.[7] avaliaram as ofertas nutricionais a 106 RNPT < 1.500 g durante a FTr, que evoluíam com velocidade inadequada de ganho de peso (< 15 g/kg/dia) (G1) e adequada (≥ 15 g/kg/dia) (G2) e verificaram se maiores velocidades de ganho de peso durante a FTr se acompanhavam de maior deposição de Massa Livre de Gordura (MLG) a IGc de Termo.

Além disso, testaram o uso de uma bolsa de NP, formulada com base nas ofertas nutricionais de RN de MBP que cresceram adequadamente no período 2015-2017 e nas recomendações atuais de necessidades nutricionais de RNPT (Tabela 5.1).

Tabela 5.1. Composição da bolsa de NP padrão.	
Aminoácidos 10% (g)	3
Glicose (g)	14
Lípides (20%) (g)	3
Sódio (mmol)	3
Potássio (mmol)	3
Cálcio (mmol)	1,6
Fosfato (mmol)	1,6
Oligoelementos (mL)	1
Vitaminas hidrossolúveis (mL)	1
Vitaminas lipossolúveis (mL)	4
Osmolaridade (mOsm/L)	1.141

Fonte: Liotto N et al., 2020.

Pelo protocolo nutricional seguido, a NP foi introduzida nas primeiras 24 horas de vida, a fase de redução foi de 7 dias e se iniciou quando a oferta pela NP era de 100 mL/kg/dia e de 60 mL/kg/dia de NE. Quanto à NE, o início ocorreu nas primeiras 24 horas de vida com leite materno (LM) ou de doadora e o aumento de volume nos primeiros 4 dias de redução da NP foi de 10 mL/kg/dia e 20 mL/kg/dia nos últimos 3 dias. O leite materno recebeu aditivação-alvo a partir do terceiro dia da fase de transição, quando o volume enteral correspondia a 80 mL/kg/dia.

Para essa análise, dividiram a FTr em dois períodos:

1. **Fase de NP predominante:** na qual as ofertas parenterais correspondiam a mais de 50% das ofertas.
2. **Fase de NE predominante:** na qual as ofertas enterais correspondiam a mais de 50% das ofertas.

Realizaram, então, medidas antropométricas dos RN na alta e à IG corrigida de termo.

Verificaram que, durante FNP, os RN do G2 receberam maiores ofertas de proteínas em comparação ao G1 (p = 0,05), enquanto na FNE receberam mais proteínas (p = 0,01) e energia (p < 0,001). Além disso, uma redução gradual da NP acompanhada de aumento da NE, manteve a ingestão nutricional nesse grupo.

Quanto à MLG, os RN do G2 tinham maior quantidade do que os do G1 à idade gestacional corrigida de termo.

Concluiu-se, então, que o uso de uma bolsa padrão de NP, formulada com base na NP fornecida a RNPT que cresceram adequadamente no período neonatal, garantiu o fornecimento de proteínas e crescimento dos RN adequados e maior deposição de MLG.

Caso clínico (continuação)

Retornando a MSL, com registro do nascimento no início deste capítulo, considerando a oferta nutricional fornecida, fica evidente que o início precoce da NP, logo após o nascimento, e a composição dessa solução foram adequados e necessários para impedir que ocorresse catabolismo proteico. No entanto, o início da alimentação foi tardio e a velocidade de aumento foi baixa, de 10 mL/kg/dia e não 20 mL/kg/dia, conforme a recomendação mais atual. Consequentemente, aumentaram os riscos de: maior tempo para atingir a nutrição enteral plena e de NP, de manutenção do acesso venoso, maior ocorrência de infecções e consequente uso de antibióticos, menores velocidades de crescimento neonatal do RN na FTr e, consequentemente, maior risco de crescimento insuficiente pós-neonatal e ocorrência de distúrbios no neurodesenvolvimento.

Considerações finais

Com base nas avaliações realizadas por grupos de pesquisa sobre a adequação dos esquemas nutricionais utilizados em diferentes centros universitários neonatais para RNPT nas fases nutricionais descritas neste capítulo e seus efeitos sobre o crescimento desses RN no período neonatal e/ou na alta da unidade neonatal, pode-se concluir que:

- Um dos principais objetivos da nutrição a RNPT no período neonatal é contribuir para um ganho de peso/semana ≥ 15 g/kg/dia, que seja suficiente para que apresentem na alta da unidade neonatal/ou à IGc de Termo um peso ≥ p10 na curva de crescimento, pois um peso < p10 é considerado uma falha de crescimento e poderá comprometer o crescimento e desenvolvimento pós-neonatal.
- As normas atuais de início precoce da NP e de NE, com LM e maior velocidade de aumento do volume (20 mL/kg/dia) não se relacionam a aumento de intercorrências.
- As unidades neonatais necessitam rever periodicamente suas normas nutricionais e realizar ajustes. Para isso, recomenda-se que:
  - Realizem periodicamente uma avaliação dos efeitos do atual esquema nutricional utilizado, principalmente na FTr, sobre o crescimento dos RN até a alta, da ocorrência de ECN, sepse e displasia broncopulmonar nos RN com falha de crescimento na alta (peso < p10), considerando modificações na composição das soluções e/ou na velocidade de redução da NP e aumento da NE, se forem verificadas maiores incidências destes distúrbios.
  - Considerem a FTr como a de maior risco de crescimento insuficiente de RNPT e procurem manter nessa fase as ofertas de aminoácidos em > 3 g/kg/dia e de energia em 100 a 120 kcal/kg/dia.
  - Reavaliem a qualidade e a adequação da composição das bolsas de NP às recomendações internacionais, realizando ajustes, se necessário.
  - Priorizem a disponibilidade de LM para a nutrição enteral desses RN, por meio de ações junto às mães para o fortalecimento da manutenção do aleitamento materno e, nos locais onde seja possível, estimulem a criação de postos de coleta de LM e/ou de Banco de Leite.

Referências bibliográficas

1. Brennan AM, Kiely ME, Fenton S, Murphy BP. Standardized Parenteral nutrition for the transition phase in preterm infants: a bag that fits. Nutrients. 2018;10:170-81.
2. Waard M, Li Y, Zhu Y, Ayede AI, Berrington J, Bloomfield F et al. Time to full enteral feeding for very low-birth-weight infants varies markedly among hospitals worldwide but may not be associated with incidence of Necrotizing Enterocolitis: The Neomune-NeoNutriNet Cohort Study. JPEN J Parenter Enteral Nutr. 2019;43(5):658-667.

3. Oddie SJ, Young L, McGuire W. Slow advancement of enteral feed volumes to prevent necrotising enterocolitis in very low birth weight infants. Cochrane Database Syst Rev. 2017 Aug 30;8(8):CD001241.
4. Miller M, Donda K, Bhutada A, Rastogi D, Rastogi S. Transitioning preterm infants from parenteral nutrition: a comparison of 2 protocols. J Parent Ent Nutr. 2017;41.
5. Miller M, Vaidya R, Rastogi D, Bhutada A, Rastogi S. From parenteral to enteral nutrition: a nutrition – Based approach for evaluating postnatal growth failure in preterm infants. J Parent Enteral Nutrition. 2014;38:489-497.
6. Brennan AM, Fenton S, Murphy BP, Kiely M. Transition phase nutrition recommendations: a missing link in the nutrition management of preterm infants. J Parent Ent Nutr. 2018;42:343-351.
7. Liotto N, Amato O, Piemontese P, Menis C, Orsi A, Corti MG et al. Protein intakes during weaning from parenteral nutrition drive growth gain and body composition in very low birth weight preterm infants. Nutrients. 2020;12:1298-1306.

Capítulo 6

Abordagem nutricional durante hospitalização após atingir a alimentação plena

Marta Maria Galli Bozzo Mataloun

 Caso clínico

Recém-nascida prematura (RNPT) com 24 dias de vida. Ao nascimento: idade gestacional (IG) de 30 semanas e peso (PN) = 1.000 g, comprimento = 36 cm e perímetro cefálico (PC) = 27 cm. Desenvolveu síndrome do desconforto respiratório e sepse neonatal. A nutrição enteral inicial foi leite materno por sonda gástrica, porém apresentou distensão abdominal e houve aumento progressivo, mas lento, do leite materno. Associada à oferta enteral, recebeu nutrição parenteral durante 20 dias. Atualmente está com 33 semanas e 3 dias de idade gestacional corrigida para a prematuridade; peso = 1.200 g; comprimento = 40 cm; PC = 30 cm. Está estável, recebendo leite materno por via enteral, através de sonda gástrica, num volume total diário de 150 mL/kg/dia.

Qual abordagem nutricional poderíamos recomendar neste período?
Poderíamos prescrever leite materno conforme já está recebendo, com aditivo, através de sonda nasogástrica. Concomitantemente, recomendaríamos acompanhamento da fonoaudióloga para iniciar a transição do leite materno de via nasogástrica para seio materno.
O leite materno (LM) da própria mãe é a melhor fonte nutricional para todos os recém-nascidos (RN). No entanto, na ausência deste, o leite materno de banco (LMB) pode ser utilizado, aproveitando-se, assim, seus benefícios imunológicos, nutricionais, sociais, psicológicos e financeiros. Veremos, neste capítulo, as desvantagens do LMB em relação ao LM. Ressalta-se que ambos, administrados ao RNPT, aumentam o risco de falência de crescimento. Em virtude desse risco, em um período crítico de crescimento rápido, são mandatórios a monitorização dos parâmetros de crescimento e o uso de aditivos, principalmente com proteínas e minerais, como o cálcio e o fósforo.

Leite materno como primeira fonte nutricional para o RNPT

O período perinatal é uma fase importante de organogênese, crescimento e desenvolvimento, particularmente até os 2 anos de vida. Nesta fase, vários fatores podem determinar a evolução de saúde e do desenvolvimento de doenças futuras. Trata-se de um "período crítico" para o crescimento e o desenvolvimento neurológico, que ocorrem de forma acelerada no período neonatal. A nutrição pode afetá-los positiva ou negativamente e determinar a instalação de doenças na vida adulta.[1]

O leite materno da própria mãe é a melhor opção nutricional para todos os recém--nascidos em razão de seus benefícios nutricionais, imunológicos, psicológicos, financeiros, desenvolvimento neurológico e cognitivo. Entre essas inúmeras vantagens, ressalta-se seu benefício sobre o desenvolvimento neurológico dessas crianças numa fase crítica. Há um "paradoxo do aleitamento materno no RNPT". Por um lado, verifica-se melhor desenvolvimento psicomotor aos 2 e 5 anos em RNPT em aleitamento materno, quando comparados aos alimentados com fórmula láctea para RNPT, mas observa-se também menor velocidade de crescimento (comprimento e peso) durante a hospitalização.[2]

Por outro lado, vários estudos observaram uma relação positiva entre velocidade de crescimento neonatal e desenvolvimento neurológico. Todos esses efeitos são mais evidentes quando o aleitamento materno tem maior duração, sugerindo um resultado "dose-efeito".[3]

Um dos principais benefícios do leite materno da própria mãe observados em vários estudos, desde o século passado, é a redução da incidência de enterocolite necrosante, uma das principais causas de óbito e de morbidade nos RNPT.[4,5]

Também são descritos efeitos protetores ainda não tão evidentes do aleitamento materno exclusivo, em relação à incidência de displasia broncopulmonar e à retinopatia da prematuridade. Outra vantagem é a indução de tolerância a certos antígenos, reduzindo a frequência de alergias alimentares, dermatite atópica e asma em RNPT.[6]

Em 1978, Atkinson et al., descreveram que a idade gestacional, no momento do parto, influenciava a composição nutricional do leite materno. Desde esse estudo inicial, tem sido descrito que o leite de mães de RNPT contém maior quantidade proteica e de imunoglobulina A. Observa-se também que, com o decorrer da lactação, há redução da quantidade proteica e aumento significativo na concentração de lactose, de gordura e de calorias, concentrações estas que se igualam às do leite materno de RN a termo (RNT), em torno de 30 dias de lactação.[7,8]

Além dessas características, o LM contém grande quantidade de ácidos graxos polinsaturados de cadeia longa (LCPUFA) (ômega-3 e 6), derivados dos ácidos graxos essenciais – linoleico e linolênico, entre eles o ácido aracdônico (ARA) e o docosa-hexaenoico (DHA), extremamente importantes para o desenvolvimento cerebral. O LM é a única fonte desses elementos para os RN, pois eles não sintetizam seus precursores. Há também grande quantidade de mi-RNA, reguladores da expressão genética da síntese proteica.[3]

A microbiota do leite materno tem papel importante na proteção contra infecções, na função imune e no desenvolvimento neurológico, entre outros benefícios. O leite também apresenta grande quantidade de oligossacarídeos, com efeito prebiótico, modulando a microbiota.[3]

Nos RNPT, a composição do LM modula a microbiota intestinal, propiciando maior diversidade bacteriana e aquisição mais gradual dessa diversidade em lactentes, quando comparados com os que recebem fórmula infantil. Isso pode ser explicado pela presença dos oligossacarídeos (HMO), de um microbioma e de IGA secretória que protegem o RN contra bactérias patogênicas. Desde que o padrão de desenvolvimento da microbiota do RNPT passou a ser caracterizado por diferentes fases, a associação entre oferta de macronutrientes e crescimento parece muito complexa, dependendo da microbiota intestinal e das diferentes fases dessa microbiota. O aumento da diversidade dos HMO com o decorrer da lactação, com 56 deles presentes no leite maduro com 40 semanas IG pós-menstrual, que não estão presentes no momento do nascimento, revelam um novo aspecto na imaturidade do LM de PT no início da lactação, com consequências para a colonização intestinal.[3]

Em virtude de tantos efeitos benéficos, os protocolos atuais recomendam o leite materno da própria mãe, como primeira escolha nutricional para todos os RN.

Quando usar leite materno de banco?

Apesar de o leite materno da própria mãe ser a primeira opção para o RNPT, nem todas as mães produzem quantidades suficientes para atender as necessidades nutricionais de seus recém-nascidos. Conforme já discutido, atualmente recomenda-se o uso de LM da própria mãe, quando disponível, com exames apropriados.[9]

Na ausência de LM ou quando houver quantidade insuficiente deste para administrar ao RN, as recomendações atuais sugerem, como segunda opção, o leite materno de banco pasteurizado (LMB).[9]

Estudos randomizados e metanálises encontraram evidências das vantagens do LMB comparado com fórmulas infantis. O LMB difere do LM potencialmente em virtude da redução das propriedades protetoras. A pasteurização do LM, com o objetivo de eliminar bactérias e vírus, também reduz significativamente muitos dos seus efeitos protetores, como lisozimas, imunoglobulinas secretórias A, fatores de crescimento, lactoferrina e bactérias comensais. De forma semelhante, a pasteurização também diminui o conteúdo proteico e inativa a lipase estimuladora do sal biliar, podendo reduzir a absorção de gordura. O LMB é frequentemente doado por mães de termo ou de lactentes mais velhos, sendo que sua composição e concentração dos componentes protetores, incluindo citoquinas, fatores de crescimento e lactoferrina, como também de proteínas são diferentes das contidas no LM de mães de PT.[10]

Vários estudos têm descrito menor crescimento dos RN que receberam LMB quando comparados com RN alimentados com LM da própria mãe ou com fórmula infantil para RNPT. Outros estudos não observaram efeito da pasteurização sobre o crescimento a curto prazo.[11,12]

Alguns estudos observaram vantagens da alimentação com LM, seja da própria mãe ou de banco pasteurizado como proteção contra enterocolite necrosante (ECN), contra infecções e melhora na evolução cognitiva. No entanto, outros estudos só verificaram o efeito benéfico do leite materno da própria mãe para reduzir a incidência de ECN, não observando esse efeito com o LMB. Também foi relatado um efeito protetor do LM dose-dependente. Quando foi ofertada uma quantidade maior que 50% da oferta da dieta total, observou-se efeito maior sobre a redução da ECN.

Em uma metanálise realizada recentemente para comparar os efeitos protetores do leite materno, seja da própria mãe, seja do LMB, sobre a morbidade de RNPT com IG menor que 28 semanas ou PN menor que 1.500 g, encontraram-se resultados inconclusivos sobre diferenças do efeito protetor entre leite materno não pasteurizado e o do LMB em relação à enterocolite necrosante, displasia broncopulmonar e retinopatia da prematuridade, e não se observou diferença entre eles para sepse neonatal tardia.[5,9]

Outra metanálise realizada para avaliar os efeitos benéficos do LMB sobre a fórmula infantil em RNPT observou maiores ganho de peso, velocidade de crescimento linear e do perímetro cefálico no grupo alimentado com fórmula infantil. Entretanto, houve também maior incidência de ECN (RR = 1,87; IC = 1,23 a 2,85; p = 0,001) nesse grupo. Não se observaram diferenças entre os grupos em relação à sepse e ao desenvolvimento neurológico. No entanto, os autores utilizaram alguns estudos realizados há 20 anos, uma parte dos quais pesquisam LMB não aditivado e outra parte estudara LMB com aditivos.[13]

Apesar dos resultados diversos sobre os prováveis efeitos benéficos do LMB em relação à fórmula infantil, recomenda-se atualmente o uso de LMB quando o LM da própria mãe não estiver disponível ou for insuficiente para atender as necessidades do seu RN. Nas duas situações, o LMB seria um complemento do leite materno da própria mãe, com concomitante monitorização do seu conteúdo proteico e calórico.[9,11,13]

Necessidades nutricionais e metas de crescimento pós-natal

A recomendação atual para a meta de crescimento pós-natal do RNPT é que deva ser semelhante ao crescimento intrauterino de fetos da mesma idade gestacional.[8] Por outro lado essa recomendação é antiga, publicada em 1987, e, desde então, ocorreram muitas alterações nos cuidados perinatais decorrentes de novos conhecimentos e do desenvolvimento tecnológico.

Sabemos que as condições intrauterinas são diferentes do meio extrauterino e que os RNPT nascem em situações adversas, que culminaram com o nascimento prematuro.

Ressalta-se que, por um lado, as curvas de crescimento fetal utilizam ultrassonografia para estimar peso para cada IG, e estas medidas não são precisas. Por outro lado, quando se utilizam curvas de crescimento pós-natal, são coletados peso, comprimento e perímetro cefálico ao nascimento de RNPT e RNT. No entanto, quem nasce prematuro estava sob a influência de algum fator que desencadeou a prematuridade e que pode ter influenciado negativamente o crescimento intrauterino. Também é importante lembrar que, após o nascimento, há perda de peso inicial fisiológica não contemplada nas curvas de crescimento fetal. Portanto, ainda há muitas dúvidas sobre quais metas de crescimento se devem ter para os RNPT.

Alguns autores acreditam que deveriam ser utilizadas **curvas prescritivas-padrão,** e não **curvas de referência de crescimento**. As curvas prescritivas de crescimento-padrão descrevem como os RNPT devem crescer quando influências negativas nutricionais, ambientais e de saúde são mínimas, e não se baseiam no conceito de um crescimento fetal de referência. As curvas de referência descrevem como os fetos e RN estão crescendo em determinado lugar e ou época, com base no crescimento fetal.[14,15]

A promoção de um crescimento físico adequado no período pós-natal determinará um desenvolvimento neurológico e de saúde adequados. Sabemos também que há diferenças na composição corporal entre RNPT e RNT, com os RNPT com uma menor massa magra e maior quantidade de tecido adiposo.[15]

As recomendações de oferta nutricional de macro e micronutrientes para atender as necessidades enterais do RNPT, de acordo com a Sociedade Europeia de Gastroenterologia, Hepatologia e Nutrição (ESPGHAN) e com a Academia Americana de Pediatria (AAP) estão descritas na Tabela 6.1.[9,16-18]

Tabela 6.1 – Recomendações de ofertas enterais: calórica, hídrica e de nutrientes para o RNPT.	
Nutriente	**Recomendação**
Proteínas	3,5 a 4,5 g/kg/dia
Gordura	4,8 a 6,5 g/kg/dia
Carboidratos	11,6 a 13,2 g/kg/dia
Calorias	110 a 135 kcal/kg/dia
Cálcio	120 a 200 mg/kg/dia
Fósforo	60 a 140 mg/kg/dia
Vitamina D	400 a 1.000 UI
Oferta hídrica	135 a 200 mL/kg/dia

Fonte: American Academy of Pediatrics Committee on Nutrition, 1985; Arslanoglu S, Coperleijn W, Moro G et al.; ESPGHAN Committee on Nutrition, 2013.

Há vários estudos mostrando que o leite humano não atende as necessidades nutricionais do RNPT, principalmente quanto à sua concentração de proteínas e de minerais.[17]

A maioria do RNPT, principalmente os com IG menor que 34 semanas, tem menor conteúdo mineral ósseo ao nascimento. Os RN de MBP, com 40 semanas de idade gestacional corrigida para a prematuridade, têm seu peso triplicado ou quadruplicado e seu conteúdo mineral ósseo aumentado em quatro a cinco vezes.

Em virtude do crescimento acelerado no período pós-natal, se não forem oferecidas quantidades proteicas, calóricas, de minerais e oligoelementos para atender essas necessidades peculiares para o crescimento, observar-se-ão morbidades frequentes nesta população, como retardo de crescimento e do desenvolvimento neurológico, doença metabólica óssea (DMO) e anemia, entre outras.

Capítulo 6 – Abordagem nutricional durante hospitalização após atingir a alimentação plena   79

O crescimento linear está associado ao conteúdo mineral ósseo. Para o crescimento linear e mineralização óssea adequados, é necessário que as ofertas de proteínas, calorias e de minerais atendam a essas necessidades aceleradas de crescimento. As proteínas e calorias são necessárias para a mineralização e formação da cartilagem de crescimento.

Com relação ao conteúdo proteico do LM, existe grande variabilidade conforme a lactação progride, de lactante para lactante, e uma redução desse conteúdo. No LMB, além dessas questões, como sua maior quantidade é doada por mães de termo ou por mães de lactentes mais velhos, essas diferenças se acentuam, e é possível encontrar baixas concentrações proteicas.

O conteúdo de cálcio e fósforo no leite materno também é muito baixo (Ca = 20 mg/100 mL e P = 15 mg/100 mL). No LM, a relação molar de Ca:P é de 1,5 para 1 e a relação de massa 2:1.

Em razão do exposto, recomenda-se suplementar o LM ou LMB com aditivos do leite materno.[17]

É necessário usar aditivos de leite materno para o RNPT?

A oferta nutricional do leite materno, seja da própria mãe, seja de LMB, principalmente em relação ao conteúdo proteico, de cálcio e de fósforo, não consegue atender as necessidades do RNPT para atingir a velocidade de crescimento preconizada.[17,19]

Recomenda-se, então, o uso de aditivos no LM ou no LMB para suprir a oferta nutricional. Apesar de muitas dúvidas sobre crescimento pós-natal adequado do RNPT, os estudos recomendam o uso de aditivos ao LM e ao LMB para suprir as necessidades nutricionais e, consequentemente, para permitir crescimento ótimo.[16-22]

Alguns autores sugerem monitorização do crescimento e da oferta nutricional do LMB, como quantidade proteica e energética, bem como mensurar sua acidez. Neste caso estes autores recomendam aditivar o LMB apenas quando não estiver ocorrendo crescimento adequado.[11]

Atualmente indica-se o uso de aditivos ao LM, seja da própria mãe, seja do LMB para todo RNPT com PN menor que 1.500 g.[19,20] Alguns autores recomendam essa abordagem para RNPT com PN menor que 1.800 g.[23]

Recomenda-se que a administração de aditivo se inicie quando se estiver administrando 100 mL/kg/dia de LM ou LMB.[19,20] Existem alguns autores que sugerem o início mais precoce, mas os estudos atuais não mostram evidências de benefícios.[21]

Os aditivos, **com relação à origem**, podem ser classificados em:

- **Aditivos multinutrientes derivados do leite de vaca:** contêm várias quantidades de proteína, calorias, minerais, oligoelementos, vitaminas e eletrólitos. As proteínas são derivadas do leite de vaca, e algumas são extensivamente hidrolisadas.
- **Aditivos multinutrientes derivados do leite materno:** atualmente existe apenas um aditivo derivado do leite materno fabricado em todo o mundo. É produzido de acordo com os protocolos da Associação de Bancos de Leite Humanos. Esse aditivo é obtido por concentrar LM de doadora, por tratamento com calor, depois do qual adicionam-se vitaminas e sais minerais. Como esse aditivo apresenta diferentes densidades calóricas, permite ajustes individuais com base no crescimento do lactente e no nitrogênio ureico sanguíneo.

Um ensaio clínico randomizado, chamado de OptiMoM Study, comparou a eficácia do aditivo derivado do LH com a do bovino e não encontrou diferenças nas evoluções de crescimento, tolerância e morbidade, incluindo ECN grau II ou mais grave. Na Europa, apenas os bancos de leite estão autorizados a manipular LH, e ponderam-se principais desvantagens: alto custo, além de necessitar de um grande volume de LH para sua produção, que poderia ser utilizado para alimentar mais RNPT com LMB.[18,20,22]

Atualmente, encontra-se em desenvolvimento e estudo, um concentrado de LMB produzido a partir de liofilizado de LM, no Brasil, na cidade de Ribeirão Preto, no estado de São Paulo – Universidade de São Paulo.[24]

Estratégias para uso de aditivo do leite materno
Aditivação-padrão ao leite materno da própria mãe ou LMB

Adiciona-se uma quantidade fixa de aditivo por 100 mL de leite materno, para oferecer uma quantidade de nutrientes. Infere-se que o conteúdo proteico no LM é fixo, sem considerar variações nos diferentes LM (tempo de lactação, interpessoal). É a prática mais frequentemente utilizada e a mais fácil de adotar.

Recente metanálise (18 estudos; n = 1.456) comparando RNPT, que receberam LM aditivado com os que receberam LM sem aditivo, observou maiores ganho de peso, velocidade no crescimento linear e no perímetro cefálico dos RNPT durante a internação. No entanto, o nível de evidência para esses desfechos foi baixo, e as diferenças nessas medidas foram pequenas e de curta duração. Os resultados para crescimento a longo prazo e o desenvolvimento neurológico foram inconclusivos. Com relação à mineralização óssea, não se observaram diferenças entre os grupos.[25]

Outra metanálise conduzida para comparar o uso de LM ou LMB (ambos com ou sem aditivos) ao uso de fórmulas infantis para RNPT descreveu melhores ganho de peso e velocidade de crescimento quando usadas fórmulas infantis para esses RN. No entanto, nesse grupo também houve maior incidência de enterocolite necrosante.[13]

Provavelmente, não se observaram os resultados esperados com a aditivação padrão do LM porque não se valorizou a variabilidade das concentrações de nutrientes do LM. Além disso, o seu conteúdo proteico se reduz com o decorrer da gestação e, como se assume um valor proteico fixo no LM, ao se usar aditivação-padrão, não são atendidas as necessidades proteicas para o crescimento dos RNPT. De fato, alguns estudos mostraram que os RNPT, alimentados com LM com aditivação-padrão, recebem menos proteínas do que se infere.[13,19,25,26]

De modo geral os fabricantes recomendam o uso de uma quantidade-padrão de aditivos, assumindo que o LM contém em torno de 1,5 g/dL de proteínas. Essa concentração é verificada até a terceira semana de lactação, mas, com a redução progressiva da proteína no LM, no decorrer da lactação pode se atingir uma concentração proteica em torno de 1 g/dL.

Com o objetivo de adequar a oferta nutricional às necessidades desta população, têm sido propostas abordagens mais individualizadas como alternativa a essa abordagem-padrão.

Aditivação de LM individualizada

Uma abordagem mais individualizada é adicionar ao LM quantidades de nutrientes calculadas a partir de respostas fisiológicas do RNPT, como a dosagem de nitrogênio ureico, no sangue (aditivação ajustável); ou com base em concentrações de componentes específicos do LM oferecido ao RNPT, mensuradas por meio de análise individual (aditivação-alvo).

Aditivação ajustável

A aditivação ajustável tem como objetivo oferecer a quantidade proteica necessária com base na resposta metabólica ao conteúdo proteico da alimentação.

Inicia-se com o aditivo multinutriente-padrão e, quando se observa boa tolerância, usa-se a dosagem sanguínea de nitrogênio ureico para calcular a adequação proteica. Se o valor sanguíneo for abaixo do estabelecido (< 10 mg/dL), adiciona-se proteína na forma de suplemento proteico. Se o nitrogênio ureico sanguíneo medido estiver maior que 16 mg/dL, reduz-se a suplementação. Os protocolos sugerem coleta de nitrogênio ureico, uma a duas vezes por semana.[19,20,23,25-27]

Assume-se que há uma correlação positiva de maior oferta proteica com o nitrogênio ureico sanguíneo, ou relação com creatinina urinária, observada recentemente. Ressalta-se que a dosagem do nitrogênio ureico sanguíneo nesta população pode não ser um indicador tão confiável consequentemente à imaturidade de capacidade excretória renal e à alta taxa metabólica.[26,27]

Aditivação com um valor alvo

Analisam-se os macronutrientes do LM e a aditivação é ajustada de acordo com a concentração dos nutrientes mensurada para atender as necessidades nutricionais preconizadas.

Realizou-se uma metanálise, incluindo sete ensaios clínicos randomizados, para comparar as três estratégias de aditivação do LM: padrão; individualizada ajustável a um nível pré-determinado de nitrogênio ureico; e individualizada com um valor alvo, em RNPT com IG menor que 37 semanas ou PN < 2.500 g. Foram avaliados morbidade e mortalidade, crescimento e desenvolvimento neurológico. Os autores observaram, nos grupos com aditivação individualizada em relação ao padrão, maiores velocidade de crescimento e de ganho de peso, mas esses resultados foram de baixa evidência. Quando compararam aditivação-alvo em relação ao padrão, observaram maior ganho de peso, mas não maior velocidade de crescimento. No entanto, as evidências foram insuficientes para justificar conclusões.[27]

Considerações finais

As evidências indicam que o LM é o melhor alimento para o todos os RN; sendo o leite materno da própria mãe, a primeira escolha para o RNPT.

Na impossibilidade ou quando a quantidade de LM da própria mãe é insuficiente, recomenda-se o uso de LMB.

No entanto, apesar dos inúmeros benefícios, o LM ou o LMB não oferecem concentrações de nutrientes que atendam as necessidades de crescimento do RNPT, sendo necessária a aditivação dos mesmos.

Recomenda-se a aditivação para RNPT com PN < 1.500 g.

Hoje, existem diferentes abordagens para aditivar o LM ou LMB: padrão; individualizada baseada em valores de nitrogênio ureico do sangue do RN; ou individualizada ajustando-se a oferta de nutrientes mediante análise quantitativa dos nutrientes do LM oferecido para aquele RN.

Apesar dessas recomendações, os estudos realizados até agora sobre os efeitos das diferentes abordagens sobre o crescimento e o desenvolvimento dos RNPT observaram maiores ganhos de peso e de crescimento, mas com pequenas diferenças. São necessários mais estudos para avaliar resultados mais importantes sobre essas evoluções e para podermos fazer recomendações com base em resultados com evidências de melhor qualidade.

Referências bibliográficas

1. Barker DJ, Hales CN, Fall CH, Osmond C, Phipps K, Clark PM. Type 2 (non-insulin-dependent) diabetes mellitus, hypertension and hyperlipidemia (syndrome X): relation to reduced fetal growth. Diabetologia. 1993;(36):62-7. doi: 10.1007/BF00399095.
2. Rozé JC, Darmaun D, Boquien CY, Flamant C, Picaud JC, Savagner C et al. The apparent breastfeeding paradox in very preterm infants: relationship between breast feeding, early weight gain and neurodevelopment based in results from two cohorts, EPIPAGE and LIFT. BMJ Open. 2012;2(2):e000834 [Print 2012]. doi: 10.1136/bmjopen-2012-000834. PMID: 22492388.
3. Boquién CY. Human milk: an ideal food for nutrition of preterm newborn. Front Pediatr. 2018;6:95.
4. Autobelli E, Angeletti PM, Verroti A, Petrocelli R. The impact of human milk on necrotizing enterocolitis: a systematic review and meta-analysis. Nutrients. 2020;12:1322-35.

5. Cacho NT, Parker LA, Neu J. Necrotizing enterocolitis and human milk feeding: a systematic review. Clin Perinatol. 2017;44:49-67.
6. Lewis ED, Richard C, Larsen BM, Field C. The importance of human milk for immunity in preterm infants. Clin Perinatol. 2016;(44)1:23-47.
7. Atkinson SA, Bryan MH, Anderson GH. Human milk: difference in nitrogen concentration in milk from mothers of term and premature infants. J Pediatr. 1978;93:67-9.
8. Mimouni FB, Lubetzky R, Yochpaz S, Mandel D. Preterm human milk – Macronutrient and energy composition: a systematic review and meta-analysis. Clin Perinatol. 2017;44:165-72.
9. American Academy of Pediatrics Committee on Nutrition. Nutritional needs of low birth-weight infants. Pediatrics. 1985;75:976-86.
10. Miller J, Tonkin E, Damarell R, Macphee AJ, Suganuma M, Suganuma H. A systematic review and meta-analysis of human milk feeding and morbidity in very low birth weight infants. Nutrients. 2018;10:707. doi: 10.3390/nu10060707.
11. Aprile MM, Feferbaun R, Andreassa N, Leone C. Growth of very low birth weight infants fed with milk from a human milk bank selected according to the caloric and protein value. Clínics. 2010;65(8):751-6.
12. Picaud JC, Buffin R, Gremmo-Feger G, Rigo J, Putet G, Casper C. Working Group of the French Neonatal Society on Fresh Human Milk Use in Preterm Infants. Review concludes that specific recommendations are needed to harmonize the provision of fresh mother's milk to their preterm infants. Acta Paediatr. 2018;107:1145-55.
13. Quigley M, Embleton ND, McGuire W. Formula versus donor breast milk for feeding preterm or low birth weight infants: review. Cochrane Database of Systematic Reviews. 2019 Jul 19;7(7):CD002971. doi: 10.1002/14651858.CD002971.pub5.
14. Giuliani F, Ismail LC, Bertino E, Bhutta ZA, Ohuma EO, Rovelli I et al. Monitoring postnatal growth of preterm infants: past and future. Am J Clin Nutr. 2016;103(Suppl): S635-47.
15. Cordova EG, Belfort MB. Updates on assessment and monitoring of the postnatal growth of preterm infants. Neo Reviews. 2020;2:e98-109.
16. Arslanoglu S, Coperleijn W, Moro G, Bragger C, Campoy C, Colomb V et al.; ESPGHAN Committee on Nutrition. Donor human milk for preterm infants: current evidence and research directions. J Pediatr Gastroenterol Nutr. 2013;57:535-42.
17. Kowalska JC. Mineral and nutritional requirements of preterm infant. Seminars in Fetal & Neonatal Medicine. 2020;25(1):101071. doi: 10.1016/j.siny.2019.101071.
18. Mimouni FB, Mandel D, Lubetzky R, Senterre T. Calcium, phosphorus magnesium and vitamin D requirements of preterm infant. In: Koletzko B, Poindexter B, Uauy R (ed.). Nutritional care of preterm infants: scientific basis and practical guidelines. World Rev Nutr Diet. Basel: Karger; 2014. v. 110, p. 140-51.
19. Radmacher PG, Adamkim DH. Fortification of human milk for preterm infants. Seminars in Fetal & Neonatal Medicine. 2017;22:30-5.
20. Premkumar MH, Mssieu LA, Anderson DM, Gokulakrishnan G. Human milk supplements: principles, practices and current controversies. Clin Perinatol. 2020;47:355-68.
21. Thanigainathan S, Abiramalatha T. Early fortification of human milk versus late fortification to promote growth in preterm infants. Cochrane Database of Systematic Reviews. 2020(7):CD013392. doi: 10.1002/14651858.CD013392.pub2.
22. O'Connor DL, Kiss A, Tomlinson C, Brando N, Bayliss A, Campbell DM; OptiMoM Feeding Group. Nutrient enrichment of human milk with human and bovine milk-based fortifiers for infants born weighing < 1,250 g: a randomized clínical trial. American Journal of Clínical Nutrition. 2018;108(1):108-16.
23. Moro GE, Arslanoglu S, Bertino E, Corvaglia I, Montirosso R, Picaud JC et al.; American Academy of Pediatrics; European Society for Pediatric Gastroenterology, Hepatology and Nutrition. XII – Human milk in feeding premature infants: consensus statement. J Pediatr Gastroent Nutr. 2015;61:S16-9. doi: 10.1097/01.mpg.0000471460.08792.4d.

24. Oliveira MM, Aragon DC, Bomfim VS, Trevilato TMB, Alves LG, Heck AR et al. Development of a human milk concentrate with human milk lyophilisate for feeding very low birth weight preterm infants: a preclínical experimental study. PLoS ONE. 14(2):e0210999. doi: 10.1371/journal.pone.0210999.
25. Brown JVE, Lin L, Embleton ND, Harding JE, McGuire W. Multinutrient fortification of human milk for preterm infants. Cochrane Database of Systematic Reviews. 2020(6):CD00343.
26. Arslanoglu S, Boquuien CY, King C, Lamireau D, Tonetto P, Barnett D et al. Fortification of human milk for preterm infants: update and recommendations of the European Milk Bank Association (EMBA), Working Group of Human Milk Fortification. Front Pediatr. 2019;7:76.
27. Fabrizio V, Trzaski JM, Brownell EA, Esposito P, Lainwala S, Lussier MM et al. Individualized versus standard diet fortification for growth and development in preterm infants receiving human milk. Cochrane Database of Systematic Reviews. 2020 Nov 23;11(11):CD013465. doi: 10.1002/14651858.CD013465.pub2.

Seção 3

Principais distúrbios respiratórios em recém-nascido de risco

Coordenadores:
Celso Moura Rebello
Paulo Roberto Pachi

Capítulo 7

Recém-nascido a termo com insuficiência respiratória

Paulo Roberto Pachi

Introdução

Desconforto respiratório ocorre em 5% a 7% dos recém-nascidos a termo (RNT),[1] resultando em um número significativo de bebês admitidos em unidades neonatais. Entre os fatores de risco, podemos citar o grande número de bebês nascidos a termo por cesariana eletiva.[2] O risco diminui a cada semana a mais de gestação: com 37 semanas, as chances são três vezes maiores de ocorrência de insuficiência respiratória do que com 39 a 40 semanas de gestação.[3] Ocorre de forma mais comum em meninos do que em meninas (quase três vezes mais frequente),[4] e o desconforto respiratório pode decorrer de variadas causas: taquipneia transitória do recém-nascido (TTRN); síndrome do desconforto respiratório (SDR); pneumonia; síndrome de aspiração de mecônio (SAM); asfixia perinatal; hipertensão pulmonar (HP); sepse; hemorragia pulmonar; cardiopatia; pneumotórax; entre outras.

O pneumotórax em recém-nascidos frequentemente se desenvolve em consequência de doença pulmonar subjacente e terapia de ventilação mecânica sendo mais comum em prematuros, pós-maturos e no sexo masculino. A mortalidade é muito alta quando o pneumotórax é hipertensivo e não reconhecido/tratado. Decorre provavelmente de alta pressão transpulmonar causada pelo início de uma nova respiração, daí ser mais comumente encontrado nos primeiros 3 dias de vida.[5] Nos RNT, a apresentação espontânea é condição rara (0,25%),[6] mas, pela potencial gravidade e pelo risco de vida, precisa ser cogitado diante de um recém-nascido (RN) com desconforto respiratório para que as medidas cabíveis possam ser implementadas para se evitar a deterioração do quadro.

Distúrbios hereditários do metabolismo do surfactante são uma causa rara de doença respiratória em recém-nascidos, mas devem ser cogitados e estão associados com morbidade e mortalidade significativas.[7] O reconhecimento precoce da dificuldade respiratória e o início do tratamento adequado são importantes para garantir bons resultados. A maioria dos casos é leve e transitória e pode ser atribuída à taquipneia transitória do recém-nascido, também conhecida como "pulmão úmido", mas certas etiologias podem ensejar quadros graves.

O conhecimento do histórico gestacional, com especial atenção a infecções maternas, uso de medicamentos, tempo de bolsa rota, trabalho de parto ou não, conhecimento de colonização materna por estreptococo do grupo B, eliminação meconial, diabetes gestacional, corioamnionite materna ou achados ultrassonográficos pré-natais, como oligoidrâmnio ou anormalidades pulmonares estruturais, podem auxiliar na elucidação da causa do desconforto respiratório, dirigindo as medidas terapêuticas de forma correta.[8-11]

Independentemente da causa, se não for reconhecida e tratada rapidamente, a dificuldade respiratória pode evoluir para insuficiência respiratória e parada cardiorrespiratória, sendo necessário o reconhecimento precoce dos sinais da dificuldade respiratória, definir a causa e dar início à estratégia de tratamento para prevenir complicações. O aumento do trabalho respiratório, com taquipneia (frequência respiratória > 60 movimentações/minuto), batimento de asas nasais, retrações torácicas e gemidos são os principais sinais de desconforto respiratório no RN e que podem evoluir para insuficiência respiratória.[12]

A infecção perinatal grave (pneumonia/sepse) está entre as causas preocupantes mais comuns de SDR no RN a termo, sendo a segunda, a cesariana eletiva.[13]

O início da infecção perinatal em neonatos a termo é mais precoce, a doença é mais grave e a maioria dos pacientes requer ventilação mecânica prolongada, a mortalidade é alta, sendo, nestes casos, as principais causas de morte, a HP e a falência de múltiplos órgãos.

Habitualmente no RN de termo, o desconforto respiratório tem início agudo e pode ser conhecido algum fator perinatal desencadeante, como infecção perinatal grave, cesariana eletiva, asfixia perinatal, síndrome de aspiração de mecônio, entre outros. Manifestações clínicas como dificuldade respiratória progressiva que ocorre logo após o nascimento, respiração com gemido característico, retrações de fúrcula e intercostais inspiratórias, cianose e murmúrio vesicular reduzido ou ausente, somados a achados típicos de radiografia de tórax, que incluem diminuição dos volumes pulmonares, infiltrados granulares finos, broncogramas aéreos (evidenciando atelectasias), aspecto de vidro fosco ou opacidades difusas tornando os pulmões "brancos" (atelectasia bilateral difusa) e gases arteriais mostrando hipóxia e/ou hipercapnia e/ou acidemia podem ser encontrados na pneumonia congênita associada ou não à sepse ou à deficiência de surfactante, tanto em decorrência de imaturidade pulmonar como de doença genética de deficiência congênita de produção de surfactante e na SAM.[14,15] Pode-se concluir que a radiografia de tórax é ferramenta fundamental em RNT com desconforto respiratório.

 Caso clínico

Gestante primigesta, 37 anos, hígida, sem comorbidades prévias, gestação complicada por diabetes gestacional, controlada com dieta de alimentos de menor índice glicêmico. Pesquisa de estreptococo do grupo B em coleta anal e vaginal negativas, realizadas com 35 semanas de gestação. Ao atingir 41 semanas de idade gestacional, foi indicada a interrupção por cesariana, pela presunção de macrossomia avaliada pelas medidas ultrassonográficas fetais. Bolsa íntegra. Nasce um RN do sexo feminino pesando 4.280 g. O líquido amniótico está tinto em mecônio espesso, e a criança nasce hipotônica, cianótica, com Apgar de 2 e 7 para 1º e 5º minutos, respectivamente, sendo submetida à aspiração de vias aéreas superiores em berço aquecido. Desenvolve taquipneia com FR = 80 resp/min, com esforço respiratório mínimo, pulso de 168 batimentos por minuto.

Os achados do exame físico são significativos pelo aumento acentuado do trabalho respiratório com retrações subcostais e supraesternal, tórax em formato de barril, gemidos e roncos grossos em campos pulmonares bilaterais e saturação de oxigênio arterial (SatO$_2$) = 89% e 91%. Realizada radiografia de tórax que mostra campos pulmonares hiperinsuflados e desenho vascular atenuado (Figura 7.1).

Feita a hipótese diagnóstica de SAM, o RN foi colocado sob oxigenioterapia com cateter nasal, com fração inspiratória de oxigênio (FiO$_2$) = 0,3, sendo observado quadro respiratório em deterioração e aumentada a oferta até 40% de concentração de oxigênio, sem melhora; sendo optado por administrar pressão positiva contínua em vias aéreas (CPAP), via prongas nasais.

Inicialmente com uma (FiO$_2$) = 0,3 e pressão contínua de 5 cmH$_2$O, que foi elevada a 6, 7 e finalmente a 8 cmH$_2$O e a FiO$_2$ elevada a 0,6, sem resposta adequada, mantendo desconforto respiratório importante e SatO$_2$ = 89% e 91% e gasometria com: pH = 7,30; PaO$_2$ = 48 mmHg; PaCO$_2$ = 54 mmHg e BE = -6 mEq/L e SatO$_2$ = 88%, sendo a diferencial de saturação de oxigênio (SatO$_2$), pré e pós-ductal de 8%; feita a hipótese diagnóstica de HP.

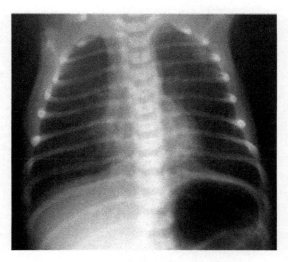

Figura 7.1. Hiperinsuflação pulmonar e diminuição da trama vascular.
Fonte: Acervo da autoria do capítulo.

Instalado acesso venoso, com soro glicosado a 10%, 70 mL/kg e realizada a sedação com fentanil, na infusão de 0,5 µg/kg/hora. O paciente foi submetido à intubação traqueal e à ventilação mecânica em modo ventilação mandatória intermitente sincronizada (SIMV) com volume-alvo com FiO_2 = 0,4, volume corrente (VC) ajustado em 21 mL (aproximados 5 mL/kg), pressão expiratória final (PEEP) = 5 cmH_2O, pressão inspiratória (PINSP) limitada a 30 cmH_2O, tempo inspiratório (TINS) = 0,5 segundos, com frequência respiratória (FR) = 40 resp/min.

O ecocardiograma mostrou normalidade anatômica e pressão em artéria pulmonar = 56 mmHg (a pressão arterial média encontrava-se em 35 mmHg), retificação do septo ventricular, regurgitação tricúspide e *shunt* da direita para a esquerda no canal arterial patente confirmando-se, assim, o diagnóstico de HP.

Após estabilização no ventilador e sedação, feita instilação de surfactante porcino, 200 mg/kg por via endotraqueal, sem intercorrências.

Diante da falta de resposta às medidas tomadas, foram sendo aumentados FiO_2, volume-corrente para 6 mL/kg e, em virtude da agitação do paciente, aumentada a sedação com o opioide para 1 µg/kg/hora.

Manteve, após 30 minutos de aplicadas essas últimas medidas, $SatO_2$ = 89% e 90%, sendo, então, indicada a terapia com óxido nítrico inalatório (iNO), na concentração de 20 partes por milhão (ppm).

Paralelamente, visando melhor recrutamento, elevou-se a PEEP para 6 e, na falta de resposta satisfatória ao iNO, 7 cmH_2O.

Com 8 horas de vida foi colhida hemocultura, introduzidos antibióticos visando atingir bactérias gram + e gram − (ampicilina e gentamicina) e feita a segunda instilação de surfactante endotraqueal na dose de 100 mg/kg.

Por falta de resposta a essas medidas, a FiO_2 foi sendo elevada até 1, quando, então, diante de falta de melhora e já decorridas 16 horas de vida, nova radiografia do tórax foi realizada, mostrando pneumotórax à esquerda (Figura 7.2).

Optou-se, a partir de então, por ventilar o RN com ventilação por alta frequência (VAF), com os seguintes parâmetros: FR = 8 Hz, pressão média em vias aéreas (PMA) = 8 cmH_2O e amplitude de 50%, FiO_2 = 0,6. Gasometria após 30 minutos de mudança no modo ventilatório: pH = 7,21; PaO_2 = 55 mmHg; $PaCO_2$ = 68 mmHg; $SatO_2$ = 92%; BE = -12. Diante dessa hipercapnia com tendência à acidose, diminuída a FR para 6 Hz. Com 24 horas de vida, colhidos hemograma e proteína C-reativa para avaliação da necessidade de manutenção da antibioticoterapia.

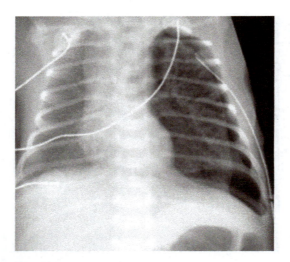

Figura 7.2. Pneumotórax hipertensivo à esquerda.
Fonte: Acervo da autoria do capítulo.

Paciente evoluiu bem, com as gasometrias seguintes apresentando estabilidade de gases e pH, com parâmetros aceitáveis (pH = 7,30 a 7,40; PaO_2 = 60 a 75 mmHg; $PaCO_2$ = 38 a 44 mmHg e BE = -6 a -2). Hemograma mostrou-se normal e PCR = 1,2 mg. Após 48 horas da introdução da VAF e diante da melhora clínica e gasométrica, o RN foi colocado em SIMV, com os seguintes parâmetros: FiO_2 = 0,6; FR = 40 resp/min; VC = 21 mL (5 mL/kg); limite de PINSP = 24 cmH_2O; TINSP = 0,45 segundos. Nesta mesma ocasião, a hemocultura apresentou resultado negativo, sendo, então, diante dessas evidências, suspensos os antibióticos.

Nas horas seguintes, o iNO foi diminuído gradativamente de 5 em 5 ppm, a intervalos de 40 minutos, podendo ser o gás terapêutico desligado após 3 horas do início do desmame.

Nos dias seguintes, os parâmetros da ventilação convencional foram diminuídos e, ao atingir FiO_2 = 0,3; PEEP = 4 cmH_2O; VG em 4 mL/kg; TINSP = 0,5 segundo, diminui-se a sedação e passado para CPAP com pressão = 5 cmH_2O e FiO_2 = 0,3, podendo ficar sem oxigenioterapia no sexto dia de vida. Durante sua permanência na unidade de terapia intensiva neonatal (UTIN), recebeu hidratação endovenosa, com eletrólitos e glicose, leite da própria mãe por sonda gástrica. Ficou sob fototerapia por 48 horas sem níveis preocupantes de bilirrubinas, mas atingindo percentil 75 da curva de Buthani et al.[16] ao ser iniciado o tratamento. Ultrassonografia de cérebro, no sexto dia de vida, normal. Alta bem, no oitavo dia de vida, recebendo leite materno.

Discussão

O mecônio, presente no intestino fetal a partir de 16 semanas, é encontrado no cólon descendente após 34 semanas de idade gestacional (IG), daí não ser fato corriqueiro sua eliminação por RN menores que esta IG, sendo composto por bile, vérnix, enzimas pancreáticas, epitélio, líquido amniótico e muco.

O estresse fetal (por acidose ou hipóxia fetal) pode induzir a movimentos peristálticos e relaxamento do esfíncter anal interno, resultando na evacuação intraútero, sendo a sua aspiração por parte do feto, então, possível, tanto como no pós-natal, durante as primeiras respirações do RN.

Historicamente, a aspiração de oro e nasofaringe foi feita intraparto, em situações de eliminação meconial após a exteriorização da cabeça, mas antes da saída dos ombros, considerada uma medida preventiva eficaz.[17] No entanto, um grande ensaio clínico randomizado e multicêntrico sul-americano, realizado em 2004, evidenciou que essa prática não

Capítulo 7 – Recém-nascido a termo com insuficiência respiratória 91

previne a SAM nem diminui a necessidade de ventilação mecânica ou o tempo de internação hospitalar.[18] Esse procedimento, então, deixou de ser feito, permanecendo, hoje, apenas as manobras habituais de reanimação em sala de parto como para os outros RNT, mas, no RN com líquido amniótico meconial que apresenta apneia, respiração irregular e/ou FC < 100 bpm, inicia-se a ventilação com pressão positiva com máscara facial e ar ambiente nos primeiros 60 segundos de vida. Se após 30 segundos de ventilação efetiva, o neonato não melhora e há forte suspeita de obstrução de vias aéreas, pode-se indicar a retirada do mecônio residual da hipofaringe e da traqueia sob visualização direta. A aspiração traqueal propriamente dita é feita através da cânula traqueal conectada a um dispositivo para aspiração de mecônio e, ao aspirador a vácuo, com uma pressão máxima de 100 cmH_2O. Nessa situação, aspirar o excesso de mecônio uma única vez.[19]

Esse não foi o caso de nosso RN, em que apenas a aspiração de vias aéreas superiores fez-se necessária.

O pH do mecônio é de 7,1 a 7,2 e esta acidez podem causar reações inflamatórias pulmonares (pneumonite) e de vias aéreas com liberação de citocinas, que resulta em inflamação e lesão epitelial por ação direta nesses tecidos.[20] Antibioticoterapia de amplo espectro é apropriada porque o mecônio constitui-se, também, em meio de cultura para crescimento organismos gram-negativos, além disso, pneumonias bacterianas (como por estreptococo do grupo B) podem ter apresentação clínica e radiológica indistinguíveis da SAM.[21]

Nas pequenas vias aéreas, pode promover obstruções parciais com consequente aprisionamento de ar e hiperaeração, que, à radiografia, pode ser expressa por infiltrados difusos nos campos pulmonares. Essas obstruções das vias aéreas inferiores com aprisionamento de ar ocasionam volumes pulmonares elevados, o que afeta a complacência pulmonar. Na sequência, ocorrem atelectasias em meio à hiperinsuflação e pode haver volutrauma, ensejando o pneumotórax, como no caso em tela.

A abordagem do desconforto respiratório deve, inicialmente, ser realizada por oferta de oxigênio inalatório por cateter nasal ou halo e, no caso de insucesso, pode-se tentar CPAP com pressões baixas, e FiO_2 altas. Mas essa modalidade, nos casos graves em RNT, não tem os mesmos efeitos benéficos apresentados no pré-termo e pode retardar a adoção de medidas mais eficientes. Aproximadamente 10% dos RN com SAM melhoram com CPAP utilizando-se pressões entre 5 e 8 cmH_2O.[22]

A ventilação convencional está indicada nos casos mais graves ou na falha do uso do CPAP nasal, e sua aplicação não deve ser retardada para não piorar um quadro de hipertensão pulmonar. O manejo do ventilador na SAM é bastante difícil, tendo em vista o comprometimento heterogêneo do parênquima pulmonar.[23]

Isso ocorre por causa da fisiopatologia complexa que envolve áreas de atelectasia coexistindo com hiperinsuflação, juntamente com alterações na relação ventilação/perfusão e comprometimento das vias aéreas. O objetivo da ventilação assistida é atingir a troca gasosa ideal com mínimo barotrauma.

Embora faltem estudos sobre o modo apropriado de ventilação, a SIMV é o modo mais comumente usado na ventilação convencional, como no caso apresentado. As configurações do ventilador e a gasometria desejada dependem da presença ou ausência de HP e da anormalidade pulmonar predominante. Em casos de atelectasia regional ou global evidentes, a PINSP de até no máximo 30 cmH_2O e a PEEP, entre 4 e 7 cmH_2O, com tempo inspiratório mais longo (0,45 a 0,70 seg), ajudam no recrutamento de alvéolos. Se houver aprisionamento de gás óbvio, a PEEP deve ser diminuída (3 a 4 cm) com tempo expiratório ideal (0,5 a 0,7 seg) e FR elevadas.[24] Havendo HP associada, FR mais altas (50 a 70/min) com FiO_2 mais altas (0,8 a 1) devem ser consideradas para manter PaO_2 entre 70 e 100 mmHg e $PaCO_2$ entre 35 e 45 mmHg. Quando se chega a esse ponto, a expansão de volume com soluções cristaloides deve ser cogitada e, eventualmente, vasopressores e outras medidas de suporte.[25]

A alcalose induzida por hiperventilação deve ser evitada em virtude do risco de lesão neurológica induzida por vasoconstrição cerebral e perda auditiva neurossensorial. Nessas situações, outras modalidades como óxido nítrico inalado e ventilação de alta frequência devem ser consideradas precocemente, que foi o que houve com nosso paciente.

Embora as síndromes de vazamento de ar possam ocorrer em outras doenças respiratórias do recém-nascido, o pneumomediastino, o pneumotórax e a HP são comuns na SAM (Figura 7.2), o que ocorreu no caso aqui discutido, constituindo-se no gatilho para a mudança do modo convencional para a VAF, em que se obtém uma troca gasosa efetiva em baixo volume corrente, diminuindo as chances de barotrauma e suas consequências.

Em países desenvolvidos, 20% a 30% de todos os bebês que requerem intubação e ventilação com SAM são tratados com VAF.[26] A ventilação oscilatória de alta frequência é o modo mais comumente usado, em especial naqueles com atelectasia significativa, em que a aplicação de pressões médias mais altas nas vias aéreas (cerca de 25 cm) com manobras de recrutamento em frequência moderada (6 a 8 Hz) é considerada benéfica. Existe vantagem clínica na SAM com HP grave associada, pois a resposta ao iNO é melhor com VAF do que a resposta à ventilação convencional, com evidências robustas sugerindo falha dessa combinação e necessidade de ECMO em apenas 5% desses bebês.[24]

VAF deve ser considerada em cenários de SAM grave com hipoxemia intratável, acidose respiratória persistente ou alto risco de pneumotórax.

O surfactante é inativado pelos ácidos biliares presentes no mecônio, resultando em atelectasias, que podem fornecer imagens radiológicas semelhantes à SDR do pré-termo, daí o racional para a administração de surfactante exógeno (como realizado por duas vezes no caso do RN aqui descrito), havendo evidências de menores chances de ocorrência de pneumotórax e necessidade de utilização de terapia por oxigenação por circulação extracorpórea quando de seu uso, pois pode melhorar a troca gasosa e a oxigenação, diminuindo a necessidade de suporte ventilatório e encurtando o tempo de hospitalização.[27]

Como a SAM resulta em alteração da relação ventilação/perfusão (o que se agrava em casos de pneumotórax), o aumento na resistência vascular nas áreas mal perfundidas, e consequentemente, hipoxêmicas resulta em aumento na resistência vascular pulmonar, com resultante HP, como em nosso caso, em que as evidências clínicas, ecográficas e radiológicas demonstraram: insuficiência respiratória progressiva refratária a cuidados convencionais, diferença maior que 5% da $SatO_2$ pré/pós-ductal, radiografia de tórax com hiperinsuflação e rarefação de vasos pulmonares e retificação septal interventricular, regurgitação tricúspide (estimando-se, por aí, pressão em artéria pulmonar maior que a sistêmica) e *shunt* da direita para a esquerda no canal arterial patente.

A terapia com iNO na HP justifica-se por sua ação vasodilatadora diretamente nos vasos pulmonares, relaxando-os, sem riscos de hipotensão sistêmica. É produzida a partir da L-arginina, por uma reação mediada pela enzima NO-sintase constitutiva (c-NOS) e induzível (i-NOS). Tem importância na proteção do vaso sanguíneo, sendo um importante mediador citotóxico de células imunes efetoras ativadas, capaz de destruir patógenos e células tumorais. Desempenha, ainda, papel como mensageiro/modulador em diversos processos biológicos essenciais. No entanto, o NO é potencialmente tóxico. A toxicidade se faz presente sobretudo em situações de estresse oxidativo, geração de intermediários do oxigênio e deficiência do sistema antioxidante. Inicia-se com 20 ppm, podendo ser diminuído na eventualidade de melhora ou aumentado, em caso de não haver reposta satisfatória com melhora da $SatO_2$, embora esta última intervenção, desde que o pulmão esteja já bem recrutado, é de pouca valia e aumenta as chances de ações tóxicas principalmente em situações de deficiência do sistema antioxidante, como ocorre em RN de maneira geral.[28] É frequentemente usado com ventilação de alta frequência em casos graves de SAM para manter a oxigenação e ventilação adequadas e reduzir a necessidade de ECMO, como já ressaltado anteriormente. Em nosso caso, houve necessidade de recorrer a essa modalidade ventilatória após a falha do oxigênio por cateter, CPAP e ventilação convencional com baixas pressões e altas FiO_2.

O comprometimento pulmonar residual é comum após SAM. Até 50% dos bebês afetados são diagnosticados como portadores de doença reativa das vias aéreas durante os primeiros 6 meses de vida, e insuficiência pulmonar persistente é observada em crianças de até 8 anos.[29]

Considerações finais

Aproximadamente 13% de todos os nascidos vivos eliminam mecônio previamente ao nascimento. Embora o número de casos tenha diminuído durante as últimas décadas, 4% a 5% deles desenvolverão SAM.[19] Uma metanálise em 2012 forneceu evidências de que a indução do parto na gestação de 41 semanas reduz o risco de SAM e morte perinatal sem aumentar o risco de cesariana.[30]

No geral, obstetras não permitem que a gravidez avance para além de 41 semanas. Além disso, os avanços no monitoramento da frequência cardíaca fetal identificam fetos comprometidos, permitindo uma intervenção obstétrica oportuna que pode ajudar a prevenir a aspiração de mecônio *in utero*. A amnioinfusão ou infusão transcervical de solução salina na cavidade amniótica tem sido proposta como uma prática para diminuir a incidência de SAM. Embora a amnioinfusão seja benéfica para o feto em sofrimento com oligoidrâmnio, a melhor evidência não indica um risco reduzido de SAM moderada a grave ou morte perinatal.[31] Aprender a reconhecer prontamente o desconforto respiratório no recém-nascido e compreender as anormalidades fisiológicas associadas a cada uma das várias causas orientará o manejo ideal. Embora a redução da incidência por meio de medidas preventivas seja ideal, o reconhecimento e o tratamento precoces das doenças respiratórias neonatais comuns diminuirão as complicações de curto e longo prazos e a mortalidade relacionada de bebês em risco.

Referências bibliográficas

1. Edwards MO, Kotecha SJ, Kotecha S. Respiratory distress of the term newborn infant. Paediatr Respir Rev. 2013 Mar;14(1):29-36; quiz 36-7.
2. Farchi S, Di Lallo D, Polo A, Franco F, Lucchini R et al. Timing of repeat elective caesarean delivery and neonatal respiratory outcomes. Arch Dis Child Fetal Neonatal. 2010(95):F78.
3. Hansen AK, Wisborg K, Uldbjerg N, Henriksen TB. Risk of respiratory morbidity in term infants delivered by elective caesarean section: cohort study. BMJ. 2008;336:85-7.
4. Ayachi A, Rigourd V, Kieffer F, Dommergues MA, Voyer M et al. Hyaline membrane disease in full-term neonates. Arch Pediatr. 2000;12:156-9.
5. Apiliogullari B, Sunam GS, Ceran S, Koc H. Evaluation of neonatal pneumothorax. J Int Med Res. 2011;39(6):2436-40. doi: 10.1177/147323001103900645. PMID: 22289564.
6. Aly H, Massaro A, Acun C, Ozen M. Pneumothorax in the newborn: clinical presentation, risk factors and outcomes. J Matern Fetal Neonatal Med. 2014 Mar;27(4):402-6. doi: 10.3109/14767058.2013.818114 [Epub 2013 Jul 24]. PMID: 23790085.
7. Gower WA, Wert SE, Nogee LM. Inherited surfactant disorders. NeoReviews. 2008(9):e458-67.
8. Williams O, Hutchings G, Hubinont C, Debauche C, Greenough A. Pulmonary effects of prolonged oligohydramnios following mid-trimester rupture of the membranes: antenatal and postnatal management. Neonatology. 2012;101(2):83-90.
9. Piper JM, Xenakis EM, Langer O. Delayed appearance of pulmonary maturation markers is associated with poor glucose control in diabetic pregnancies. J Matern Fetal Med. 1998;7(3):148-53.
10. Jobe AH. Effects of chorioamnionitis on the fetal lung. Clin Perinatol. 2012;39(3):441-57.
11. Bak SY, Shin YH, Jeon JH et al. Prognostic factors for treatment outcomes in transient tachypnea of the newborn. Pediatr Int. 2012;54(6):875-880.
12. Warren JB, Anderson JM. Newborn respiratory disorders. Pediatr Rev. 2010;31(12):487-95; quiz 496.
13. Koivisto M, Marttila R, Kurkinen-Raty M, Saarela T, Pokela ML et al. Changing incidence and outcome of infants with respiratory distress syndrome in the 1990's: a population-based survey. Acta Paediatr. 2004(93):177-84.
14. Ayachi A, Rigourd V, Kieffer F, Dommergues MA, Voyer M et al. Hyaline membrane disease in full-term neonates. Arch Pediatr. 2005;12:156-9.
15. Bouziri A, Slima SB, Hamdi A, Menif K, Belhadj S et al. Acute respiratory distress syndrome in infants at term and near term about 23 cases. Tunis Med. 2007;85:874-879.
16. Bhutani VK, Johnson L, Sivieri EM. Predictive ability of a predischarge hour-specific serum bilirubin for subsequent significant hyperbilirubinemia in healthy term and near-term newborns. Pediatrics. 1999 Jan;103(1):6-14.
17. Carson BS, Losey RW, Bowes Jr WA, Simmons MA. Combined obstetric and pediatric approach to prevent meconium aspiration syndrome. Am J Obstet Gynecol. 1976;126(6):712-5).

18. Vain NE, Szyld EG, Prudent LM, Wiswell TE, Aguilar AM, Vivas NI. Oropharyngeal and nasopharyngeal suctioning of meconium-stained neonates before delivery of their shoulders: multicenter, randomized controlled trial. Lancet. 2004;364(9434):597-602.
19. Reanimação do recém-nascido ≥ 34 semanas em sala de parto: diretrizes 2016 da Sociedade Brasileira de Pediatria. 26 jan. 2016. Disponível em: www.sbp.com.br/reanimacao.
20. Yeh TF. Meconium aspiration syndrome: pathogenesis and current management. Neoreviews. 2010;11:e503-51.
21. Randis TM, Polin RA. Early-onset group B streptococcal sepsis: new recommendations from the Centres for Disease Control and Prevention. Arch Dis Child Fetal Neonatal Ed. 2012;97(4):F291-F4.
22. Dargaville PA, Copnell B; Australian and New Zealand Neonatal Network. The epidemiology of meconium syndrome: incidence, risk factors, therapies and outcome. Pediatrics. 2006;117(5):1712-21.
23. Robinson TW, Roberts AM. Effects of exogenous surfactant on gas exchange and compliance in rabbits after meconium aspiration. Pediatr Pulmonol. 2002;33:117-23.
24. Dargaville PA. Respiratory support in meconium aspiration syndrome: a practical guide. Int J Pediatr. 2012:965159.
25. Goldsmith JP. Continuous positive airway pressure and conventional mechanical ventilation in the treatment of meconium aspiration syndrome. J Perinatol. 2008;28(Suppl 3):S49-5.
26. Tingay DG, Mills JF, Morley CJ, Pellicano A, Dargaville PA; Australian and New Zealand Neonatal Network. Trends in use and outcome of newborn infants treated with high frequency ventilation in Australia and New Zealand, 1996-2003. J Paediatr Child Health. 2007;43(3):160-6.
27. Shi Y, Yang N, Liu J, Xu J, Zheng T. Domestic pulmonary surfactant calsurf on the treatment of respiratory distress syndrome in full-term neonates. Modern Medicine Journal of China. 2001;13:9-12.
28. Moncada S et al. Nitric oxide: physiology, pathophysiology and pharmacology. Pharmacol. Reviews. 1991;43(2):109-42.
29. Macfarlane PI, Heaf DP. Pulmonary function in children after neonatal meconium aspiration syndrome. Arch Dis Child. 1988;63(4):368-72.
30. Gülmezoglu AM, Crowther CA, Middleton P, Heatley E. Induction of labor for improving birth outcomes for women at or beyond term. Cochrane Database Syst Rev. 2012;6:CD004945.
31. Fraser WD, Hofmeyr J, Lede R et al.; Amnioinfusion Trial Group. Amnioinfusion for the prevention of the meconium aspiration syndrome. N Engl J Med. 2005;353(9):909-17.

Capítulo 8

Recém-nascido pré-termo, muito baixo peso com insuficiência respiratória

Claudio Ribeiro Aguiar

 Caso clínico

Gestante 36 anos, idade gestacional (IG) 31 semanas. Gesta III para II. Pré-natal com 6 consultas. Filho anterior pré-termo, 1.700 g, recebeu pressão contínua positiva (CPAP, do inglês *continuous positive airway pressure*) nasal por 1 semana. Bolsa rota (líquido claro) 1 hora antes da internação. Afebril, em trabalho de parto, colo dilatado 3 cm. Recebeu drogas tocolíticas, primeira dose de betametasona e iniciada ampicilina. Nove horas após internação, deu a luz por parto normal a um RN do sexo masculino pesando 1.350 g. Respiração espontânea e irregular com retrações intercostais. Boa movimentação de extremidades. FC = 120 bpm. Pressão positiva intermitente (PPI) com ventilador manual em T, FiO_2 = 0,3 por 30 segundos seguido por CPAP com máscara. Com 10 minutos de vida $SatO_2$ = 90%. Transferido para unidade de terapia intensiva neonatal (UTIN) em incubadora de transporte sob CPAP. Na UTIN, permaneceu sob CPAP nasal (5 cmH_2O), $SatO_2$ = 91% com FiO_2 = 0,3. Recebendo líquidos e aminoácidos por via parenteral. Hemograma com 6 horas de vida normal. Proteína C-reativa (PCR) = 0,27 mg/dL. Ecocardiograma sem alterações significativas. RX de tórax compatível com síndrome do desconforto respiratório (SDR).
Evoluiu mantendo desconforto respiratório com tiragens. Com 9 horas de vida, necessitou de aumento da FiO_2 para 0,6 a fim de manter $SatO_2$ acima de 90%. Administrado surfactante por técnica minimamente invasiva.
Agora, com 18 horas de vida, após o surfactante houve melhora do quadro respiratório e a $SatO_2$ se manteve entre 90% e 95% com nCPAP de 5 cmH_2O e FiO_2 entre 0,25 e 0,3. Entretanto, nas últimas 2 horas, houve aumento do desconforto respiratório e surgiram episódios de apneia, os dois últimos necessitaram reanimação com balão e máscara. FiO_2 precisou ser aumentada a 0,6 para obter saturação adequada. Caracterizou-se falha da ventilação não invasiva, com apneias de difícil controle como um dos indicadores dessa falha, o que impossibilitou o uso de técnicas minimamente invasivas (MIST – *minimally invasive surfactante therapy* ou LISA – *less invasive surfactant administration*) para administração de surfactante.
O RN foi então submetido a intubação traqueal e recebeu nova dose de surfactante, mas não foi possível a extubação e interrupção da pressão positiva intermitente (PPI) nos minutos imediatamente posteriores, o que caracterizaria a técnica de INSURE (*INtubation,SURfactant, Extubation*). A partir de então, ocorreu melhora gradativa do quadro respiratório, permitindo a diminuição progressiva da FiO_2 e dos parâmetros da ventilação mecânica. A extubação foi possível após 10 horas. O RN foi colocado em nCPAP por mais algumas horas e, finalmente, o apoio ventilatório pode ser interrompido.

Diagnóstico diferencial[1,2]

Síndrome do desconforto respiratório (SDR)

Anteriormente denominada "doença da membrana hialina", é o diagnóstico que se impõe nesse caso. Trata-se de um distúrbio próprio da prematuridade, originário da produção insuficiente de surfactante pelo pulmão do recém-nascido, aliado a graus variáveis de imaturidade estrutural pulmonar. O prematuro apresenta dificuldade respiratória com gemência logo após o nascimento. O quadro respiratório se agrava com o passar das horas, com hipóxia progressiva. Se a história natural da doença não for modificada pelo tratamento instituído (surfactante, CPAP ou ventilação mecânica), a doença atinge sua gravidade máxima em algum momento entre 48 e 72 horas de vida, quando começa o processo de melhora espontânea consequente à produção endógena de surfactante.

Pneumonia bacteriana

Pelo estreptococo do grupo B, eventualmente por enterobactérias. Frequentemente acompanhada de sepse, ocorre eventualmente em prematuros, deve ser o principal diagnóstico diferencial da SDR, pois tem quadro clínico (e radiológico) superponível. No caso em questão, **não** estão presentes fatores predisponentes sugestivos de infecção como ruptura de membranas maior que 18 horas, infecção materna aguda, febre materna no trabalho de parto e sinais de corioamnionite, entre outros. Além disso, o hemograma e a dosagem da proteína C-reativa (PCR) realizados com 6 horas de vida não sugerem infecção.

Hipertensão pulmonar persistente do recém-nascido (HPPRN)

É mais comum em crianças mais maduras, a termo ou pós-termo. Decorre da diminuição do calibre de arteríolas pulmonares (por vasoconstrição ou aumento da camada média muscular dessas arteríolas). Pode também ocorrer por diminuição do número das arteríolas da circulação pulmonar como na hipoplasia pulmonar. Qualquer dessas situações provoca aumento da resistência vascular com a elevação da pressão na circulação pulmonar, dificultando o fluxo sanguíneo para os vasos pulmonares. Boa parte desse fluxo, então, segue o caminho mais "fácil", desviando-se pelo canal arterial para a aorta e daí para a circulação sistêmica. Esse *shunt* direito-esquerdo (*shunt* D-E), desviando boa parte do sangue do pulmão para aorta, evita que o sangue desviado sofra trocas gasosas e determina grande hipóxia, mas também hipercapnia na circulação sistêmica. A hipóxia da HPPRN não responde à administração de oxigênio. Essas crianças são muito lábeis, respondendo com piora da hipóxia mesmo se submetidas a estímulos leves. O *shunt* D-E pelo canal arterial torna a oxigenação pré-canal significativamente maior que a pós-canal. Essa diferença pode ser detectada com facilidade pela avaliação da diferença entre a $SatO_2$ na mão direita do RN (pré-canal) e a $SatO_2$ de um dos pés (pós-canal). O ecocardiograma também é decisivo para o diagnóstico dessa doença.

Pneumotórax

Principalmente se hipertensivo, pode também ser responsável pelo quadro clínico do recém-nascido em questão. Pode ser provocado por ventilação com pressões excessivas durante reanimação em sala de parto. Em algumas ocasiões, ocorre como complicação de uma doença preexistente como a SDR, pneumonia bacteriana, a síndrome de aspiração meconial, entre outras. Pode ter início agudo com desconforto respiratório eventualmente grave com cianose e diminuição do murmúrio vesicular no lado afetado. O diagnóstico é feito pela radiografia de tórax ou por transiluminação.

Malformações congênitas

Malformações cardíacas ou menos frequentemente do pulmão ou de algum ponto das vias respiratórias, podem também ser responsáveis pelo quadro clínico descrito anteriormente.

Algumas malformações cardíacas se manifestam com cianose importante sem grande esforço respiratório. Entretanto, outras malformações ocasionam insuficiência cardíaca esquerda, com quadro clínico semelhante ao da SDR. O diagnóstico é feito por meio do ecocardiograma. Malformações comprometendo o aparelho respiratório (hérnia diafragmática, doença adenomatoide cística pulmonar, cistos broncogênicos, enfisema lobar congênito, estenoses congênitas de diferentes pontos das vias aéreas, entre outras) podem também trazer dificuldade no diagnóstico diferencial com SDR. O diagnóstico na maioria das vezes é feito por exames radiológicos ou por laringo/broncoscopia. A displasia alvéolo capilar, doença genética habitualmente mortal poderia também, em um primeiro momento, ser confundida com a SDR.

Síndrome do pulmão úmido (SPU)

Também denominada "taquipneia transitória do RN", é um distúrbio que acomete principalmente recém-nascidos a termo (ou pré-termo tardios) causado pelo retardo da absorção do líquido pulmonar, que deveria ocorrer logo após o nascimento. É uma doença, em geral, leve que se resolve espontaneamente entre 48 e 72 horas e não necessita de medidas de apoio respiratório mais agressivas.

Síndrome de aspiração meconial (SAM)

É também doença de RN mais maduro. Muitas vezes acompanha um quadro de hipóxia grave com eliminação intrauterina de mecônio. No caso em questão, o líquido amniótico era claro, o que por si só elimina essa hipótese diagnóstica.

Tratamento
Ventilação não invasiva

Pressão positiva contínua nas vias aéreas por via nasal (nCPAP)

Atualmente está bem estabelecido que nCPAP, iniciado precocemente na sala de parto em prematuros com SDR suspeita ou já estabelecida, é a melhor estratégia para o tratamento.

O primeiro grande estudo multicêntrico controlado e randomizado que mostrou bons resultados do uso do nCPAP comparado com ventilação mecânica em prematuros foi publicado em 2008[3] (Morley et al.; COIN trial). Na sequência surgiram outros dois grandes estudos multicêntricos: de Fines em 2010[4] (SUPPORT Study Group-NICHD); e de Dunn em 2011[5] (Vermont-Oxford Network), que concluíram que o nCPAP era uma alternativa adequada para o tratamento de prematuros com SDR quando comparado com ventilação mecânica.

Revisão sistemática seguida de metanálise da Cochrane Library[6] (Subramaniam P. et al., 2016) comparou nCPAP com ventilação mecânica, aplicado precocemente em prematuros com peso de nascimento abaixo de 1.500 g. Mostrou redução na incidência de displasia broncopulmonar (DBP) (risco relativo (RR) = 0,89; intervalo de confiança (IC) = 95%: 0,79 a 0,99 e de DBP ou morte RR = 0,89; IC = 95%: 0,81 a 0,97 nessa população. Mostrou também diminuição da necessidade de ventilação mecânica RR = 0,5; IC = 95%: 0,42 a 0,59 e de uso de surfactante exógeno RR = 0,54; IC = 95%: 0,4 a 0,73 no grupo nCPAP.

Esses estudos mostraram de maneira convincente que o nCPAP, iniciado muito precocemente e seguido se necessário de administração posterior de surfactante, é uma forma melhor de conduzir essas crianças com SDR do que a estratégia anteriormente utilizada de surfactante profilático seguido de ventilação mecânica.

Ventilação com pressão positiva intermitente por via nasal (nIPPV)

A nIPPV, também conhecida como "ventilação nasal", tem sido proposta como alternativa para o tratamento inicial de recém-nascidos com SDR (Kugelman et al., 2007).[7] Em diversos estudos, tanto a forma sincronizada como a não sincronizada da nIPPV mostraram-se eficazes em diminuir as falhas de extubação, no controle da apneia da prematuridade e no tratamento inicial da SDR (Bhandari et al., 2010).[8]

Metanálise Cochrane (Lemyre et al., 2016)[9] comparando nIPPV com nCPAP no tratamento inicial da SDR mostra algumas vantagens do nIPPV sobre o nCPAP: menos recém-nascidos alcançaram critérios de insuficiência respiratória e precisaram de intubação traqueal. A conclusão dos autores, entretanto, foi que ainda são necessários mais estudos para confirmar esses resultados e obter maior segurança na indicação de nIPPV comparado com a nCPAP. Outra metanálise (Behnke et al., 2019)[10] chegou à conclusão semelhante: nIPPV como estratégia ventilatória inicial no tratamento da SDR, oferece pequena vantagem sobre o nCPAP: reduz necessidade de intubação – RR = 0,91 (IC = 95%: 0,84 a 0,99), mas não altera índice de DBP – RR = 0,78 (IC = 95%: 0,58 a 1,06).

Outra indicação para uso da nIPPV é sua aplicação para estabilização pós-extubação traqueal. Revisão Cochrane (Lemyre et al., 2017)[11] comparou a nIPPV com nCPAP no controle da falha de extubação traqueal e concluiu que ventilação nasal foi melhor nessa estabilização com menos falhas de extubação e menos casos de síndrome de escape de gás. A revisão não encontrou diferença entre as duas formas de ventilação não invasiva quanto à mortalidade ou à DBP. Concluiu também que a sincronização parece ser importante na obtenção de uma nIPPV mais eficaz.

A análise desses estudos parece indicar que a nIPPV pode ser uma alternativa adequada ao nCPAP no tratamento da SDR, entretanto mais estudos são necessários para que essa técnica seja indicada com mais confiança.

Cânula nasal de alto fluxo (CNAF) aquecida e umidificada

O uso de nCPAP tem entre suas desvantagens: trauma nasal, lesões no nariz, dificuldades na fixação do sistema e aparente desconforto com agitação do recém-nascido. Na tentativa de contornar esses problemas, o uso de cânula nasal de alto fluxo foi primeiramente descrito por Locke et al. em 1991[12] e, posteriormente, por Sreenan et al.[13] que, pela primeira vez, utilizaram a denominação "cânula nasal de alto fluxo". A partir daí, como alternativa ao nCPAP, diversos sistemas foram desenvolvidos com a incorporação de umidificação e aquecimento dos gases utilizados, permitindo utilização de fluxos maiores.

Na aplicação da cânula nasal de alto fluxo, aquecida e umidificada, utilizam-se fluxos de 2 a 8 L por minuto e cateteres nasais que sejam menores que 50% do calibre das narinas. O mecanismo de ação parece ser o de "lavagem" do CO_2 acumulado nas vias aéreas superiores pelo alto fluxo gerado pelo sistema. Os adeptos da técnica alegam a seu favor a facilidade da aplicação e do manejo e a diminuição do trauma e das lesões do nariz.

Nos últimos anos, com a publicação de estudos controlados e randomizados[14] comparando a cânula nasal de alto fluxo com outras formas de ventilação não invasiva, o uso dessa técnica se tornou cada vez mais frequente. Os estudos publicados analisam o uso da cânula nasal de alto fluxo no tratamento primário da síndrome do desconforto respiratório, como suporte pós-extubação traqueal e como forma de desmame do nCPAP.

Metanálise Cochrane (Wilkinson et al., 2016)[15] concluiu que a cânula nasal de alto fluxo tem eficácia similar ao de outras formas de suporte não invasivo na prevenção da falha de tratamento, morte ou DBP. Outro estudo multicêntrico (Manley et al., 2019:[16] 9 centros – 768 recém-nascidos com IG igual ou maior que 31 semanas) mostrou uma maior incidência de falha de tratamento com cânula nasal de alto fluxo quando comparado com nCPAP. Maior evidência é disponível no uso da CNAF como suporte pós-extubação. Também é associada com menor trauma nasal e pode estar associada à redução de pneumotórax quando comparada com o nCPAP. Os autores recomendam mais estudos randomizados e controlados comparando cânula nasal de alto fluxo com outras formas de suporte não invasivo após o nascimento e para desmame de outras formas de suporte. Autores desses estudos ressaltam que mais evidências são necessárias para avaliar a segurança e a eficácia dessa técnica em recém-nascidos extremos, em recém-nascidos prematuros limítrofes e na comparação entre diferentes dispositivos disponíveis para aplicação da cânula nasal de alto fluxo.

Critérios para determinação de falha da ventilação não invasiva (VNI)

A VNI tem como objetivo manter a criança com respirações regulares (espontâneas ou com pressão positiva intermitente como na ventilação nasal) e conseguir gases sanguíneos com níveis adequados. Se a técnica não invasiva utilizada (nCPAP, nIPPV ou cateter de alto fluxo) não consegue manter a criança respirando intermitentemente ou não consegue manter a oxigenação e a ventilação (eliminação de CO_2) adequadas, considera-se que houve falha na técnica de ventilação não invasiva e deve ser considerada a necessidade de intubação traqueal com ventilação mecânica. Em alguns serviços, quando se considera que houve falha do nCPAP, antes da intubação e da ventilação mecânica, faz-se uma tentativa de nIPPV, embora não haja boas evidências científicas que apoiem essa conduta.

Os limites adequados de $PaCO_2$ são aqueles que não determinam acidose respiratória importante mantendo o pH de pelo menos 7,25 a 7,3. Quanto à oxigenação, procura-se manter a PaO_2 = 50 a 70 mmHg. O modo mais prático para monitorar a oxigenação é por meio da oximetria de pulso, acompanhando-se em tempo real a $SatO_2$. Estudos recentes (SUPPORT, 2010[4]; BOOST II, 2013[17]) mostraram que o nível de $SatO_2$ entre 90% e 95% é o intervalo mais seguro para garantir boa oxigenação sem os riscos da hipóxia ou da hiperóxia.

No estudo SUPPORT,[4] os critérios utilizados para considerar falha do tratamento não invasivo (no caso nCPAP) foram FiO_2 > que 0,5 para se obter oxigenação adequada, $PaCO_2$ > que 65 mmHg e instabilidade hemodinâmica com hipotensão arterial ou má perfusão periférica. Esses mesmos critérios (além da apneia de difícil controle) também têm sido utilizados para considerar falha das outras formas de tratamento não invasivo.

Referências bibliográficas

1. El-Farrash RA. In: Walsh BK (ed.). Neonatal pulmonary disorders in neonatal and pediatric respiratory care. 4th ed. Elsevier; 2015.
2. Cuna A, Carlo WA. In: Polin RA, Yoder MC (ed.). Respiratory distress syndrome in workbook in practical neonatology. 6th ed. Elsevier; 2020.
3. Morley CJ, Davis PG, Doyle LW, Brion LP, Hascoet JM, Carlin JB. Nasal CPAP or intubation at birth for very preterm infants. N Engl J Med. 2008;358:700-8.
4. Finer NN, Carlo WA, Walsh MC, Rich W, Gantz MG, Laptook AR et al.; Support Study Group of the Eunice Kennedy Shriver NICHD Neonatal Research Network. Early CPAP versus surfactant in extremely preterm infants. N Engl J Med. 2010;362:1970-9.
5. Dunn MS, Kaempf J, Klerk A, Klerk R, Reilly M, Howard D et al. Randomized trial comparing 3 approaches to the initial respiratory management of preterm neonates. Pediatrics. 2011;128:e1069-76.
6. Subramaniam P, Ho JJ, Davis PG. Prophylactic nasal continuous positive airway pressure for preventing morbidity and mortality in very preterm infants. Cochrane Database Syst Rev. 2016 Jun;6(6):CD001243.
7. Kugelman A, Fefrkorn I, Riskin A, Chistyakov I, Kaufman B, Bader D. Nasal intermittent mandatory ventilation versus nasal continuous positive airway pressure for respiratory distress syndrome: a randomized, controlled, prospective study. J Pediatr. 2007;150(5):521-6.
8. Bhandari V. Nasal intermittent positive pressure ventilation in the newborn: review of literature and evidence-based guidelines. J Perinatol. 2010;30:505-12.
9. Lemyre B, Laughon M, Bose C, Davis PG. Early nasal intermittent positive pressure ventilation (NIPPV) versus early nasal continuous positive airway pressure (NCPAP) for preterm infants. Cochrane Database of Systematic Reviews. 2016(12):CD005384.
10. Behnke JL, Lemyre B, Czernik C, Zimmer KP, Ehrhardt H, Waitz M. Non-invasive ventilation in neonatology. Dtsch Arztebl Int. 2019 Mar 8;116(11):177-83.
11. Lemyre B, Davis PG, De Paoli AG, Kirpalani H. Nasal intermittent positive pressure ventilation (NIPPV) versus nasal continuous positive airway pressure (NCPAP) for preterm neonates after extubation. Cochrane Database of Systematic Reviews. 2017(2):CD003212.

12. Locke RG, Wolfson MR, Shaffer TH, Rubenstein D, Greenspan JS. Inadvertent administration of positive end-expiratory pressure during nasal cannula flow. Pediatrics. 1993;91:135-8.
13. Sreenan C, Lemke RP, Hudson-Mason A et al. High-flow nasal cannulae in the management of apnea of prematurity: a comparison with conventional nasal continuous positive airway pressure. Pediatrics. 2001;107:1081-3.
14. Roehr CC, Yoder BA, Davis PG, Ives K. Evidence support and guidelines for using heated, humidified, high-flow nasal cannulae in neonatology. Oxford Nasal High-Flow Therapy Meeting. 2015. Clin Perinatol. 2016;43(2016):693-705.
15. Wilkinson D, Andersen C, O'Donnell CPF, De Paoli AG, Manley BJ. High flow nasal cannula for respiratory support in preterm infants. Cochrane Database of Systematic Reviews. 2016(2):CD006405.
16. Manley BJ, Arnolda GRB, Wright IM et al.; HUNTER Trial Investigators. Nasal high-flow therapy for newborn infants in special care nurseries. N Engl J Med. 2019 May 23;380(21):2031-40.
17. Stenson BJ, Tarnow-Mordi WO, Darlow BA et al. Oxygen saturation and outcomes in preterm infants. N Engl J Med. 2013;368(22):2094-104.

Capítulo 9

Recém-nascido pré-termo, extremo baixo peso com insuficiência respiratória

Celso Moura Rebello

Introdução

No passado, muitos dos recém-nascidos muito prematuros que morreram logo após o nascimento com insuficiência respiratória foram diagnosticados com síndrome do desconforto respiratório (SDR) por sua evolução clínica ou por meio da análise dos pulmões sob microscopia ótica. À época, muitas dessas crianças eram consideradas inviáveis em virtude da extrema prematuridade. Com a introdução da assistência ventilatória, seja por meio da ventilação mecânica invasiva,[1] seja por meio do uso de pressão positiva contínua (CPAP) nasal descrito por Gregory et al. em 1971,[2] um número crescente de bebês prematuros passou a sobreviver, no entanto houve o desenvolvimento de uma nova doença em recém-nascidos, até então não conhecida, descrita inicialmente por Northway et al. como displasia broncopulmonar (DBP).[3] Com a descrição feita por Liggins, em 1969, de uma aceleração da maturidade pulmonar em animais prematuros induzida pela exposição pré-natal a corticosteroides[4] e a introdução de rotina do tratamento com surfactante exógeno para o tratamento da SDR, este inicialmente descrito por Fujiwara et al., em 1980,[5] observou-se maior sobrevida de prematuros extremos. Esse grupo de recém-nascidos muito prematuros, particularmente na faixa de 23 a 27 semanas, considerado inviável por uma geração anterior de neonatologistas, passou a ser tratada de rotina, com progressivo aumento de sua sobrevida, apesar da acentuada imaturidade estrutural e funcional pulmonar. Como consequência da redução da mortalidade desses prematuros extremos, a DBP se tornou um problema mais frequente para o neonatologista, com consequências importantes na evolução não apenas respiratória, mas também com maior incidência de sequelas neurológicas a longo prazo.[6] Novas técnicas de assistência ventilatória foram desenvolvidas para minimizar a incidência e/ou a gravidade da DBP, incluindo o uso do CPAP nasal como estratégia ventilatória inicial para os prematuros extremos, o desenvolvimento do conceito de ventilação mecânica protetora e o uso de surfactante por técnicas minimamente invasivas.[7-9]

Neste capítulo, abordaremos os principais tópicos relacionados à assistência ventilatória ao prematuro de extremo baixo peso, visando não apenas a sua sobrevivência, mas também minimizar a ocorrência e a gravidade da DBP.

Caso clínico

Uma mulher de 38 anos, advogada, sem histórico de gestação anterior, estava tentando engravidar sem sucesso há 5 anos. Após várias tentativas de fertilização *in vitro*, teve diagnóstico de gestação gemelar, diamniótica e dicoriônica, sendo ambos fetos do sexo masculino. Evoluiu com trabalho de parto prematuro com 23 semanas de gestação, com boa resposta às medidas clínicas e repouso absoluto, tendo recebido um ciclo completo de betametasona com 23 $^1/_7$ semanas de gestação. Apresentava sorologias negativas (IgG positivo e IgM negativo) para citomegalovírus, toxoplasmose, rubéola, hepatite B e pesquisa negativa para sífilis e HIV, realizadas no início da gestação. No controle ultrassonográfico, foi diagnosticado retardo de crescimento do 2º gemelar e, com 26 $^3/_7$ semanas de gestação, evoluiu novamente com trabalho de parto prematuro associado à febre materna (38,1 °C). O hemograma neste momento revelava 24.800 leucócitos com desvio à esquerda e aumento acentuado da proteína C-reativa. O obstetra optou por iniciar antibioticoterapia e interromper a gestação por suspeita de corioamnionite, associada a trabalho de parto prematuro. Não foi realizado sulfato de magnésio nem nova dose de corticosteroide antenatal.

A gestante foi submetida a parto cesáreo, sendo notados consistência amolecida do útero e odor fétido na sua abertura. O 2º gemelar tinha apresentação pélvica, sendo realizada extração com alguma dificuldade seguida de clampeamento imediato do cordão. Ao chegar ao berço de reanimação, a criança apresentava-se bradicárdica (frequência cardíaca < 100 batimentos/minuto), hipotônica, cianótica, má perfundida, com esforços respiratórios presentes, porém irregulares. Após posicionamento adequado sob unidade de calor radiante e saco plástico, foi iniciado um ciclo de ventilação com pressão positiva por máscara facial com boa resposta, sendo verificada melhora da frequência cardíaca, cor, tônus e do esforço respiratório. O boletim de Apgar foi de 4 e 8 para o 1º e 5º minutos de vida, respectivamente. Logo após a reanimação, o recém-nascido foi mantido em CPAP nasal (através de ventilador mecânico manual em T acoplado à máscara facial) e, assim que possível, foi transferido para a unidade terapia intensiva neonatal (UTIN), onde foi admitido em CPAP nasal com pressão de 7 cmH$_2$O; FiO$_2$ = 0,45, saturando 91% a 93%. O peso de nascimento foi de 645 g.

Discussão

Na anamnese feita na sala de parto relativa à situação clínica descrita no caso clínico, algumas informações merecem destaque. Trata-se de uma gestação gemelar dicoriônica e diamniótica em que os fetos foram expostos à betametasona (pelo risco de nascimento prematuro) 23 dias antes do nascimento, sem retratamento. Os benefícios clínicos da exposição antenatal à betametasona ou à dexametasona foram descritos inicialmente por Liggins em 1969.[4] Mediante infusão fetal de dexametasona para o estudo da indução do trabalho de parto, esse autor observou a presença de sinais de maturidade pulmonar em cordeiros prematuros, representada pela aeração parcial dos pulmões nos animais expostos aos corticosteroides. Três anos após o seu trabalho original, ele publicou em parceria com Howie os resultados da primeira tentativa de prevenir a SDR em humanos por meio da administração de glicocorticoides antes do nascimento prematuro.[10] Nesse estudo controlado e duplo-cego envolvendo 282 gestantes, o autor encontrou redução da incidência da SDR e da mortalidade pós-natal em prematuros abaixo de 34 semanas de gestação, desde que tratados por pelo menos 24 horas antes do nascimento. Cerca de 22 anos depois, os efeitos dos corticosteroides sobre o feto com risco de trabalho de parto prematuro foram bem detalhados na metanálise publicada por Patrícia Crowley em 1994,[11] com a última atualização publicada em 2020.[12] Os principais benefícios da exposição antenatal aos corticosteroides podem ser resumidos em redução da incidência e da gravidade da SDR e menor necessidade de oxigênio, de ventilação mecânica e de pressão média das vias aéreas. O efeito mais evidente ocorre em prematuros abaixo de 34 semanas de gestação e com um intervalo entre o tratamento e o nascimento de 24 horas, sendo ideal pelo menos 48 horas de exposição.[13,14] Portanto, os gemelares em discussão neste capítulo tiveram pouco (ou nenhum) benefício com a administração de betametasona à mãe, uma vez que o intervalo entre o tratamento e o nascimento foi demasiadamente longo. O diagnóstico de corioamnionite, feito pela presença de febre materna associada a um leucograma anormal e à fisometria, contribui para a previsão de uma pior evolução respiratória com maior possibilidade de evolução para DBP grave.[15] Além disso, é bem documentado que a desnutrição intrauterina, da mesma forma que a corioamnionite, está associada ao bloqueio do desenvolvimento pulmonar fetal[16] e ao desenvolvimento da DBP. Neste recém-nascido, ambas as situações se associam e potencializam aos agravos pós-natais de resultam na evolução para a DBP.

Na reanimação, o recém-nascido evoluiu com bom *drive* respiratório, sendo optado pela instalação do CPAP na sala de parto, que é particularmente útil na transição após o nascimento quando há suspeita de deficiência de surfactante[17] e risco de evolução para DBP.

 Caso clínico (*continuação*)

Após a admissão na UTIN, foi colhido *screening* infeccioso e iniciadas antibioticoterapia e solução de aminoácidos, a artéria e a veia umbilical foram cateterizadas, sendo também passada sonda gástrica (mantida aberta) e realizada radiografia de tórax e abdome em CPAP de 6 cmH$_2$O e FiO$_2$ de 0,3. A radiografia de tórax revelou padrão reticulogranular homogêneo, difuso e bilateral, com broncogramas aéreos, compatível com SDR. A cafeína foi iniciada precocemente por pausas respiratórias frequentes. Na evolução inicial, foi observada piora do padrão respiratório com necessidade de elevação da pressão do CPAP para 7 cmH$_2$O e da FiO$_2$ até 0,4; para manutenção de uma saturação de oxigênio-alvo entre 91% e 95%. Neste momento, foi optado pela administração de surfactante exógeno na dose de 200 mg/kg por via intratraqueal através de cateter fino com visualização direta da traqueia, com o recém-nascido sob CPAP nasal.

Há uma evidente associação entre a necessidade de intubação e o início da ventilação mecânica e a ocorrência de DBP,[18] o que resultou no aumento do uso do CPAP nasal como estratégia ventilatória inicial em prematuros[19] e na busca de soluções para a administração do surfactante exógeno na fase inicial da SDR. A primeira solução proposta foi a técnica denominada de INSURE (Intubação-SURfactante-Extubação), que previa uma extubação logo após a administração do surfactante.[20] Os problemas com essa técnica são a necessidade de ventilação mecânica mesmo por períodos relativamente curtos de tempo e a dificuldade para extubação que ocorre em um número razoável de recém-nascidos. Uma segunda técnica foi descrita inicialmente por Laeger et al. em 1992,[21] porém não ganhou repercussão na literatura, sendo retomada na década de 2000 por Angela Kribs, na Alemanha,[22] ganhando popularidade na última década e sendo denominada *less invasive surfactant administration* (LISA) ou ainda *minimally invasive surfactant therapy* (MIST). Várias publicações investigaram os benefícios da nova técnica comparando-a com INSURE, sendo a última metanálise publicada em 2021, mostrando superioridade da LISA em relação ao risco de morte ou DBP (risco relativo (RR) = 0,59; intervalo de confiança (IC) = 95%: 0,48 a 0,73); necessidade de intubação em até 72 horas (RR = 0,63; IC = 95%: 0,54 a 0,74); ocorrência de hemorragia intraventricular grave (RR = 0,63; IC = 95%: 0,42 a 0,96); morte durante a hospitalização (RR = 0,63; IC = 95%: 0,47 a 0,84) e DBP entre os sobreviventes (RR = 0,57; IC = 95%: 0,45 a 0,74).[23] Esses dados mostram que a melhor estratégia ventilatória que poderia ser realizada para este recém-nascido, na piora da insuficiência respiratória, era, de fato, a manutenção do CPAP e a administração de surfactante exógeno. Isso coincide com as recomendações do último consenso europeu para o tratamento da SDR em prematuros.[24]

Caso clínico (continuação)

Após o tratamento com surfactante, o recém-nascido apresentou melhora respiratória, com redução da FiO_2 até 0,25 e da pressão do CPAP para 5 cmH_2O. Cerca de 6 horas após o tratamento, observou-se nova piora do padrão respiratório com aumento da necessidade de oxigênio até 0,5 e da pressão do CPAP para 7 cmH_2O, com piora radiológica associada, sendo optado pela intubação, novo tratamento com surfactante exógeno e início da ventilação mecânica. Foi optado pela utilização de ventilação com volume-alvo no modo assistido-controlado, com uma FiO_2 inicial de 0,5, frequência respiratória de reserva de 40 resp./min, tempo inspiratório de 0,35 segundos, pressão expiratória final positiva (PEEP) de 7 cmH_2O e um volume-corrente de 4 mL, o que corresponde, para este recém-nascido, a um valor de aproximadamente 6 mL/kg, que foi atingido com uma pressão inspiratória entre 18 e 22 cmH_2O. Nas 24 horas seguintes à intubação e à segunda dose do surfactante, observou-se melhora clínica progressiva, com redução da FiO_2 até 0,25, da PEEP para 6 cmH_2O e da pressão inspiratória necessária para a obtenção do volume-corrente-alvo para 15 a 18 cmH_2O, sendo optado pela extubação para SNIPPV-ventilação com pressão positiva nasal sincronizada, utilizando-se NAVA (*neurally adjusted ventilatory assist*) não invasivo (NIV-NAVA) com uma pressão de CPAP de 6 cmH_2O com um nível-NAVA de 1 e a FiO_2 necessária para se atingir a saturação de oxigênio-alvo de 91% a 95%. Após redução progressiva do nível-NAVA até 0,5 de acordo com a atividade elétrica máxima do diafragma (buscando-se um alvo de 6 a 16 µV), o CPAP foi suspenso após 1 semana da extubação e não precisou ser reintroduzido.

A piora clínica decorrente da gravidade do quadro inicial exigiu a intubação para administração da 2ª dose do surfactante e início da ventilação mecânica. Em se tratando de um prematuro extremo com grande risco de evolução para DBP, o modo ventilatório de escolha é a ventilação com volume-alvo, que está associada, em recém-nascidos, ao peso de nascimento superior a 1.000 g, à redução da incidência de DBP, aos desfechos associados morte ou DBP, à redução no tempo de ventilação mecânica e de complicações neurológicas graves. Em recém-nascidos com peso inferior a 1.000 g, há associação com menor tempo de ventilação mecânica, menor ocorrência de hipocarbia e dos desfechos associados como hemorragia intracraniana grave ou leucomalácia periventricular.[25] Com base na literatura atualmente disponível, esse é o modo ventilatório de preferência para recém-nascidos pré-termo que necessitarem de ventilação mecânica, porém o volume-corrente de escolha deve estar adequado para o peso do recém-nascido, o tempo de vida e a doença de base.[26] O desmame, nesse modo ventilatório (assistido-controlado associado ao volume-alvo), é automático, ou seja, a pressão necessária para atingir o volume-corrente-alvo se reduz conforme ocorre a melhora da complacência pulmonar, assim como o ajuste da frequência respiratória é automático, uma vez que ela é determinada pelo recém-nascido. Finalmente, a escolha da estratégia ventilatória pós-extubação deve ser a mais adequada para se evitar a falha de extubação, neste sentido o SNIPPV (com sincronização por meio da atividade elétrica do diafragma) se mostrou superior ao nIPPV – ventilação com pressão positiva nasal – e ao CPAP nasal simples.[27]

A sincronização no modo NAVA utiliza uma sonda gástrica com sensores que captam a atividade elétrica do diafragma e enviam o sinal ao ventilador mecânico, onde ele é amplificado e filtrado, permitindo uma boa sincronização entre o início da respiração e o disparo do ventilador mecânico. Neste modo ventilatório, o recém-nascido controla a frequência respiratória, o tempo inspiratório (mediante detecção do início e do final da atividade elétrica do diafragma) e modula o pico de pressão inspiratória e o volume-corrente. Recentemente, foi demonstrado que o NIV-NAVA foi superior ao CPAP simples para prevenção de falha de extubação.[28]

Referências bibliográficas

1. Okmian LG. Direct measurement of pulmonary ventilation in newborn and infants during artificial ventilation with the Engstroem respirator. Acta Anaesthesiol Scand. 1963;7:155-68.

2. Gregory GA, Ketterman JA, Phibbs RH, Tooley WH, Hamilton WK. Treatment of the idiopathic respiratory-distress syndrome with continuous positive airway pressure. N Engl J Med. 1971;284(24):1333-40.
3. Northway Jr WH, Rosan RC, Porter DY. Pulmonary disease following respirator therapy of hyaline-membrane disease: bronchopulmonary dysplasia. N Engl J Med. 1967;276:357-68.
4. Liggins GC. Premature delivery of fetal lambs infused with glucocorticoids. J Endocrinol. 1969 Dec;45(4):515-23.
5. Fujiwara T, Maeta H, Chida S, Morita T, Watabe Y, Abe T. Artificial surfactant therapy in hyaline-membrane disease. Lancet. 1980 Jan 12;1(8159):55-9.
6. Majnemer A, Riley P, Shevell M, Birnbaum R, Greenstone H, Coates AL. Severe bronchopulmonary dysplasia increases risk for later neurological and motor sequelae in preterm survivors. Dev Med Child Neurol. 2000 Jan;42(1):53-60.
7. Morley CJ, Davis PG, Doyle LW, Brion LP, Hascoet JM, Carlin JB; COIN Trial Investigators. Nasal CPAP or intubation at birth for very preterm infants. N Engl J Med. 2008 Feb 14;358(7):700-8.
8. Chakkarapani AA, Adappa R, Mohammad-Ali SK, Gupta S, Soni NB, Chicoine L et al. Current concepts in assisted mechanical ventilation in the neonate – Part II: Understanding various modes of mechanical ventilation and recommendations for individualized disease-based approach in neonates. Int J Pediatr Adolesc Med. 2020 Dec;7(4):201-8.
9. Göpel W, Kribs A, Ziegler A, Laux R, Hoehn T, Wieg C et al.; German Neonatal Network. Avoidance of mechanical ventilation by surfactant treatment of spontaneously breathing preterm infants (AMV): an open-label, randomized, controlled trial. Lancet. 2011 Nov 5;378(9803):1627-34.
10. Liggins GC, Howie RN. A controlled trial of antepartum glucocorticoid treatment for prevention of the respiratory distress syndrome in premature infants. Pediatrics. 1972 Oct;50(4):515-25.
11. Crowley PA. Antenatal corticosteroid therapy: a meta-analysis of the randomized trials, 1972 to 1994. Am J Obstet Gynecol. 1995 Jul;173(1):322-35.
12. McGoldrick E, Stewart F, Parker R, Dalziel SR. Antenatal corticosteroids for accelerating fetal lung maturation for women at risk of preterm birth. Cochrane Database Syst Rev. 2020 Dec 25;12(12):CD004454.
13. Jobe AH, Schmidt AF. Chapter for antenatal steroids-treatment drift for a potent therapy with unknown long-term safety seminars in fetal and neonatal medicine. Semin Fetal Neonatal Med. 2021 Apr;26(2):101231.
14. Jobe AH, Kemp M, Schmidt A, Takahashi T, Newnham J, Milad M. Antenatal corticosteroids: a reappraisal of the drug formulation and dose. Pediatr Res. 2021 Jan;89(2):318-25.
15. Villamor-Martinez E, Álvarez-Fuente M, Ghazi AMT, Degraeuwe P, Zimmermann LJI, Kramer BW et al. Association of chorioamnionitis with bronchopulmonary dysplasia among preterm infants: a systematic review, meta-analysis and metaregression. JAMA Netw Open. 2019 Nov 1;2(11):e1914611.
16. Mataloun MM, Leone CR, Mascaretti RS, Dohlnikoff M, Rebello CM. Effect of postnatal malnutrition on hyperoxia-induced newborn lung development. Braz J Med Biol Res. 2009 Jul;42(7):606-13.
17. Pfister RH, Soll RF. Initial respiratory support of preterm infants: the role of CPAP, the INSURE method and non-invasive ventilation. Clin Perinatol. 2012 Sep;39(3):459-81.
18. Hwang JS, Rehan VK. Recent advances in bronchopulmonary dysplasia: pathophysiology, prevention and treatment. Lung. 2018 Apr;196(2):129-38.
19. Schmölzer GM, Kumar M, Pichler G, Aziz K, O'Reilly M, Cheung PY. Non-invasive versus invasive respiratory support in preterm infants at birth: systematic review and meta-analysis. BMJ. 2013 Oct 17;347:f5980.
20. Verder H, Robertson B, Greisen G, Ebbesen F, Albertsen P, Lundstrom K et al.; Danish-Swedish Multicenter Study Group. Surfactant therapy and nasal continuous positive airway pressure for newborns with respiratory distress syndrome. N Engl J Med. 1994 Oct 20;331(16):1051-5.

21. Verder H, Agertoft L, Albertsen P, Christensen NC, Curstedt T, Ebbesen F et al. Surfaktantbehandling af nyfodte med respiratorisk distress-syndrom primaert behandlet med nasalt kontinuerligt positivt luftvejstryk: en pilotundersøgelse. Ugeskr Laeger. 1992;154:2136-9.
22. Kribs A, Pillekamp F, Hünseler C, Vierzig A, Roth B. Early administration of surfactant in spontaneous breathing with nCPAP: feasibility and outcome in extremely premature infants postmenstrual age < 27 weeks. Paediatr Anaesth. 2007 Apr;17(4):364-9.
23. Abdel-Latif ME, Davis PG, Wheeler KI, De Paoli AG, Dargaville PA. Surfactant therapy via thin catheter in preterm infants with or at risk of respiratory distress syndrome. Cochrane Database Syst Rev. 2021 May 10;5(5):CD011672.
24. Sweet DG, Carnielli V, Greisen G, Hallman M, Ozek E, Pas AT et al. European consensus guidelines on the management of respiratory distress syndrome (2019 update). Neonatology. 2019;115(4):432-50.
25. Klingenberg C, Wheeler KI, McCallion N, Morley CJ, Davis PG. Volume-targeted versus pressure-limited ventilation in neonates. Cochrane Database Syst Rev. 2017 Oct 17;10(10):CD003666.
26. Keszler M. Volume-targeted ventilation – One size does not fit all: evidence-based recommendations for successful use. Arch Dis Child Fetal Neonatal. 2019 Jan;104(1):F108-12.
27. Shi Y, Muniraman H, Biniwale M, Ramanathan R. A review on non-invasive respiratory support for management of respiratory distress in extremely preterm infants. Front Pediatr. 2020 May 28;8:270.
28. Yagui ACZ, Gonçalves PA, Murakami SH, Santos AZ, Zacharias RSB, Rebello CM. Is non-invasive neurally adjusted ventilatory assistance (NIV-NAVA) an alternative to NCPAP in preventing extubation failure in preterm infants? J Matern Fetal Neonatal Med. 2019 Nov 24:1-151.

Seção 4
Infecções no recém-nascido de risco

Coordenadoras:
Maria Regina Bentlin
Ligia Maria Suppo de Souza Rugolo

Capítulo 10

Recem-nascido com risco infeccioso ao nascimento/sepse precoce

Maria Regina Bentlin
Renata Sayuri Ansai Pereira de Castro

Introdução

Estima-se que para cada infecção documentada, entre 11 e 23 recém-nascidos (RN) são tratados em unidades de terapia intensiva neonatais (UTIN).[1] Essa situação é particularmente grave quando se trata da sepse precoce, uma vez que o diagnóstico é superestimado em função da inespecificidade das manifestações clínicas, da baixa positividade em hemoculturas, e do chamado risco infeccioso, que ocasiona que muitos RN recebam antibióticos nos primeiros dias de vida, por vezes de forma desnecessária. O uso precoce e inadvertido de antibióticos altera o microbioma, predispõe a infecções tardias, aumenta a resistência antimicrobiana, além de elevar os custos econômicos, mas principalmente sociais.[2]

Corroborando esses dados, estudo da Rede Brasileira de Pesquisas Neonatais (RBPN), com mais de 10 mil prematuros de muito baixo peso, mostrou incidência média de sepse precoce de 31%, mas com apenas 2,2% de positividade em hemocultura. Outro dado preocupante é que mais de 50% desses prematuros receberam antibióticos nos primeiros 3 dias de vida, a despeito da infecção (dados não publicados). Apesar da maior gravidade em prematuros de muito baixo peso, a sepse precoce também é um problema em recém-nascidos prematuros tardios e a termo, com incidência em torno de 0,5 a cada 1.000 nascidos vivos e mortalidade de 2% a 3%.[3,4]

Considerando-se que o diagnóstico e a abordagem da sepse são determinantes no prognóstico, é fundamental avaliar em conjunto os fatores de risco maternos e neonatais, a evolução clínica e os exames complementares, especialmente a hemocultura. Entretanto, o uso inadvertido de antibióticos nos primeiros 3 dias de vida também é um problema que compromete o prognóstico desses pacientes a curto e longo prazos.

Este capítulo tem como objetivo discutir os fatores de risco, as abordagens diagnósticas e terapêuticas nos recém-nascidos com risco de sepse precoce, de acordo com a literatura atual.

 Caso clínico

Gestante primigesta, 16 anos, sem morbidades, pré-natal adequado, infecção urinária tratada no segundo trimestre, pesquisa para estreptococo do grupo B (EGB) desconhecida e sorologias negativas. Idade gestacional de 37 semanas e 2 dias. Deu entrada no pronto atendimento com perda de líquido

> **Caso clínico** (continuação)
>
> há 26 horas, sem trabalho de parto, temperatura de 38,1 °C, frequência cardíaca 110 bpm e frequência cardíaca fetal de 180 bpm. Iniciado antibiótico (ampicilina 1 hora antes do parto) e indicado cesárea por sofrimento fetal agudo.
>
> Recém-nascido em más condições de vitalidade com líquido amniótico fétido, necessitou de três ciclos de ventilação com pressão positiva por balão e máscara (FiO$_2$ máxima = 0,3), Apgar de 4-7-9. Peso ao nascer de 2.600 g. Evoluiu nos primeiros minutos de vida com hipotermia (temperatura de 35,4 °C), hipoatividade, gemência, dispneia, taquipneia (74 ipm), taquicardia (170 bpm). Saturação de 92% com oxigênio suplementar.
>
> **Com base no enunciado dado, qual o diagnóstico mais provável?**
>
> **Comentário:** O recém-nascido a termo apresenta desconforto respiratório precoce com manifestações de resposta inflamatória sistêmica (distermia, taquipneia e taquicardia) na presença de fatores de risco materno para infecção. A gestante apresenta critérios para o diagnóstico de infecção intra-amniótica, ou seja, presença de febre (entre 38 e 39 °C), nesse caso associada à taquicardia materna e fetal, além de bolsa rota prolongada, da profilaxia inadequada para EGB uma vez que recebeu ampicilina 1 hora antes do parto. O diagnóstico provável é de sepse precoce.

Sepse neonatal precoce

Definição e etiologia

A definição de sepse é pouco precisa no período neonatal, uma vez que manifestações clínicas e laboratoriais são inespecíficas e a positividade em culturas é baixa. Sepse pode ser definida como síndrome da resposta inflamatória sistêmica (SRIS) na presença de infecção suspeita ou confirmada, em que a SRIS necessariamente contemple ao menos dois dos quatro critérios seguintes: distermia; alterações de frequência cardíaca; de frequência respiratória; leucocitose ou leucopenia ou aumento de formas jovens ou da proteína C-reativa (um dos critérios deve ser alteração de temperatura ou alteração hematológica).[5]

Sepse neonatal também é classificada em precoce e tardia. A Agência Nacional de Vigilância Sanitária (Anvisa) e o Center for Disease Control and Prevention (CDC) consideram precoce, de provável origem materna, a sepse que ocorre nas primeiras 48 horas de vida, e as redes neonatais de vigilância entre elas a National Institute of Child Health and Human Development Neonatal Research Network (NICHD) e a RBPN a definem antes de 72 horas de vida. Após esses períodos, a sepse é classificada como tardia ou de provável origem ambiental.[6-8]

Os principais agentes etiológicos da sepse precoce são: *Streptococcus agalactiae* também conhecido como estreptococo do grupo B (EGB); *Escherichia coli* (*E. coli*); *Listeria monocytogenes*, enterobactérias, entre outros.[4,9]

Apesar da quimioprofilaxia intraparto, o EGB ainda é um dos principais agentes, responsável por até 45% das infecções precoces em recém-nascidos a termo e 25% em prematuros de muito baixo peso. Entretanto, a mortalidade é inversamente proporcional à idade gestacional, sendo, em média, de 2% nos termos e 19% nos prematuros. Outra peculiaridade da infecção por EGB é o fato de ela ser considerada precoce quando ocorre nos primeiros 6 dias de vida e tardia entre o 7º até o 89º dia.[10]

Fatores de risco

Os principais fatores de risco associados à sepse precoce são:[3,6]
- colonização materna pelo EGB, sem profilaxia adequada quando indicada;
- febre materna persistente;
- corioamnionite ou infecção intra-amniótica (suspeita ou confirmada);
- infecção urinária não tratada ou em tratamento periparto;
- rotura prematura de membranas ≥ 18 horas;

Capítulo 10 – Recem-nascido com risco infeccioso ao nascimento/sepse precoce   111

- trabalho de parto prematuro;
- práticas obstétricas específicas (cerclagem, amniocentese e procedimentos de medicina fetal);
- prematuridade e baixo peso ao nascer;
- apgar no 5º minuto < 7;
- baixa condição socioeconômica materna;
- afrodescendentes;
- sexo masculino.

Especificamente em relação ao EGB, a colonização materna é um forte preditor de infecção no recém-nascido. Aproximadamente 50% das gestantes colonizadas por EGB transmitirão a bactéria para seus filhos, sendo que o principal momento de transmissão é durante o trabalho de parto ou após rotura da membrana amniótica. Na ausência de quimioprofilaxia, de 1% a 2% dos RN desenvolverão infecção invasiva.[11] Atualmente a American College of Obstetricians and Gynecologists (ACOG) recomenda a triagem para EGB em toda gestante entre 36 e 37 semanas de idade gestacional, no trabalho de parto prematuro e na rotura prematura de membranas de pré-termo.[10,12]

Outro fator importante é a corioamnionite, um dos mais relacionados à sepse, principalmente em prematuros.[3,13] Entretanto, seu diagnóstico não é simples, o que pode contribuir para uma grande variedade de práticas clínicas obstétricas e neonatais. Recentemente o NICHD propôs o termo *Triple I* – Inflamação Intrauterina ou Infecção ou ambos, para se referir à corioamnionite, enfatizando a condição da infecção intra-amniótica.[14,15] Da mesma forma, a proposta do ACOG e da American Academy of Pediatrics (AAP) é a utilização do termo "infecção intra-amniótica" (IIA) confirmada ou suspeita no lugar do termo "corioamnionite". Os critérios propostos são:[10,12]

- **IIA confirmada:** positividade em cultura e/ou bacterioscopia do líquido amniótico ou histopatológico da placenta, o que é raro no momento do parto.
- **IIA suspeita:** febre materna intraparto ≥ 39 °C, na ausência de outro foco, ou entre 38-39°C, associada a pelo menos uma das seguintes alterações – leucocitose materna (> 15.000/mm³), drenagem cervical purulenta ou taquicardia fetal.

A chance de um RN > 34 semanas de mãe com suspeita de corioamnionite apresentar sepse precoce é de 0,47% a 1,24%.[16] Estudos apontam que para cada RN tratado com sepse, aproximadamente 450 RN a termo expostos à corioamnionite recebem antibioticoterapia, ressaltando a importância de critérios mais claros para esse diagnóstico e da avaliação em conjunta com outros fatores de risco.[17]

Quanto à quimioprofilaxia intraparto, ela está indicada em gestantes colonizadas ou com bacteriúria/infecção urinária por EGB e naquelas com histórico de filho anterior com infecção comprovada por esse agente. Se a colonização for desconhecida, a quimioprofilaxia deverá ser realizada se houver trabalho de parto prematuro, rotura prematura de membranas em prematuros, febre ou rotura de membranas ≥ 18 horas em gestação a termo. O antibiótico de escolha é a penicilina cristalina ou ampicilina e o intervalo entre a administração do antibiótico e o parto deve ser de pelo menos 4 horas para que ela seja considerada adequada.[10,12] Em situações de infecção intra-amniótica, a cobertura antimicrobiana dever ser ampliada.

Manifestações clínicas

O quadro clínico é muito amplo, inespecífico e pode variar em função da idade gestacional e da gravidade da doença. Em RN prematuros, os sinais mais frequentes são: apneia, bradicardia e cianose (68,5%); hipoatividade e letargia (48,7%); e esforço respiratório (43%). Já entre RN a termo, as manifestações iniciais em geral ocorrem nas primeiras 24 horas de vida, sendo a insuficiência respiratória progressiva a mais frequente e preocupante.[13] Também fazem parte do quadro clínico a instabilidade térmica (principalmente a hipotermia), alterações de frequência cardíaca, gemência, apneia ou desconforto respiratório, distensão abdominal, vômitos, resíduo gástrico, instabilidade glicêmica, tremores ou convulsões, entre outros. Mais recentemente, a monitorização contínua da frequência cardíaca mostrou que a diminuição da sua variabilidade e as desacelerações podem ser sinais precoces de infecção, ocorrendo em até 24 horas do início do quadro.[3] As manifestações da meningite também são inespecíficas e podem se sobrepor à sepse, à bacteremia e a outras condições não infecciosas. Sintomas clássicos como abaulamento de fontanela e convulsão geralmente são tardios.[18]

Atenção especial deve ser dada a sinais de instabilidade hemodinâmica e choque como alteração do estado de consciência (irritabilidade, choro inconsolável, sonolência ou hiporreatividade), tempo de enchimento capilar prolongado > 3 segundos, oligúria (débito urinário < 1 mL/kg/hora), hipotensão, aumento do lactato e acidose metabólica. O National Institute for Health and Care Excellence também alerta para sinais clínicos de gravidade, os chamados *red flag*, entre eles a insuficiência respiratória progressiva nas primeiras horas de vida, convulsões, necessidade de ventilação mecânica no RN a termo além dos sinais de choque.[19]

Entretanto, é importante ressaltar que, nos primeiros dias de vida, alguns sinais podem ser equivocadamente confundidos como sinais de sepse, com consequente uso desnecessário de antibióticos. Problemas respiratórios como os distúrbios adaptativos e a síndrome do desconforto respiratório (SDR) podem ser confundidos com pneumonia. Os distúrbios hemodinâmicos e o choque podem ter outras causas não infecciosas nos primeiros dias de vida, como o baixo fluxo sistêmico, a hipotensão do prematuro e a disfunção miocárdica pela asfixia. Os distúrbios metabólicos e a hemorragia peri-intraventricular podem ocasionar o surgimento de tremores, hiperreflexia, convulsões, que podem ser confundidos com meningite. Ou seja, deve-se pensar em sepse, mas é muito importante lembrar que nem toda clínica respiratória é pneumonia, nem todo choque é séptico, nem toda alteração neurológica é meningite.[2]

Caso clínico (continuação)

O RN é levado à UTIN, colocado em CPAP nasal (pressão contínua de vias aéreas) para estabilização do quadro ventilatório. Ao exame físico, ainda se encontrava hipoativo, pouco reativo, com temperatura de 36 °C (34 °C na incubadora), glicemia de 180 mg/dL e pressão arterial de 60 × 35 mmHg. Os pulsos eram palpáveis e o tempo de enchimento capilar era de 2 segundos, frequência cardíaca de 160 bpm.

Quais exames laboratoriais seriam úteis no diagnóstico de sepse?

Comentário: O padrão-ouro no diagnóstico da sepse é a positividade em culturas, principalmente na hemocultura e no líquido cefalorraquidiano (LCR). A cultura de urina não é utilizada na rotina de investigação da sepse precoce, por sua baixa frequência, exceto nos casos de malformação do trato geniturinário. Os exames inespecíficos como hemograma e PCR podem ser coletados na triagem infecciosa, com a ressalva de que não há valores definidos de anormalidade na sepse e que a sua maior contribuição será na exclusão desse diagnóstico.

Diagnóstico laboratorial

Exames específicos

Hemocultura

O padrão-ouro para diagnóstico da infecção precoce é o isolamento do agente em fluidos corporais estéreis, especialmente em sangue, entretanto sua positividade é baixa, em torno de 1% a 5%.[2,3] A positividade da cultura depende do método laboratorial, da técnica da coleta, do volume coletado e da concentração de patógenos.[20] A coleta deve ser asséptica e o volume de sangue a ser inoculado nos meios de cultura deve ser de 1 a 2 mL, sendo a sensibilidade diretamente proporcional ao volume de sangue utilizado.[2]

O tempo de positividade da cultura (*time to positivity* – TTP) depende do agente e do método de cultura, mas pode variar de 6 a 18 horas a até 3 dias; acima desse período, em geral, é considerado contaminação. Estudos recentes mostram que, na sepse precoce, 64% das hemoculturas apresentam crescimento bacteriano em até 24 horas, 90% a 94% em 36 horas e 97% a 100% em 48 horas, e que nem a quimioprofilaxia materna e nem a idade gestacional interferem no TTP.[21,22] Esse dado é importante, pois em situações de risco infeccioso, em que não se confirma infecção, a retirada de antibióticos pode ocorrer com segurança até 48 horas da sua instituição, se não houver crescimento na hemocultura, minimizando, assim, os riscos da antibioticoterapia desnecessária.

Cultura de liquor

O Committee on Fetus and Newborn recomenda a coleta de LCR quando RN apresenta hemocultura positiva ou sinais clínicos e laboratoriais sugestivos de sepse precoce ou naqueles que não apresentam melhora clínica com o início da antibioticoterapia empírica.[23] Uma vez diagnosticada a meningite, a punção liquórica deverá ser repetida 48 horas após o início do tratamento para avaliação. Esse procedimento não é indicado em RN clinicamente instáveis, com distúrbios de coagulação e não recomendado em prematuros < 1.500 g nas primeiras 72 horas de vida pelo alto risco de hemorragia peri-intraventricular grave. Nesses casos, a punção deve ser adiada para um momento de maior estabilidade clínica, sem prejuízo do início da antibioticoterapia.[2,18,23]

Outras culturas

Recém-nascidos com sepse precoce não precisam ser investigados com urocultura de rotina, pois a disseminação hematogênica para o trato urinário e a incidência de infecção urinária são muito baixas nas primeiras 72 horas de vida. A cultura deverá ser realizada na presença de sintomatologia suspeita ou na presença de malformação de trato geniturinário. Nesses casos, o padrão-ouro é a positividade por punção suprapúbica ou na impossibilidade desta, por sondagem vesical. A cultura de urina por saco coletor não tem valor diagnóstico sendo utilizada apenas como exame de triagem. As culturas de superfície e de aspirado gástrico ou traqueal também não são recomendadas para diagnóstico etiológico da sepse precoce.[2]

Exames inespecíficos

Os principais exames utilizados na rotina diária são o hemograma e os reagentes de fase aguda como a proteína C-reativa (PCR) e a procalcitonina (PCT), porém são inespecíficos e devem ser analisados com cautela.[2,13]

Hemograma

A contagem de leucócitos é bastante inespecífica e pode ser alterada por inúmeros fatores como o uso de corticoterapia antenatal, síndromes hipertensivas gestacionais e o próprio trabalho de parto. Isoladamente, apresenta baixo valor preditivo positivo; a neutropenia tem boa especificidade (> 85%); índices leucocitários, em especial a relação de formas imaturas por neutrófilos totais (I/T), pode ter valor preditivo negativo de 99%, mas o valor preditivo positivo é baixo, de 25%; a contagem plaquetária é pouco sensível e específica.[13] Esses valores podem ainda sofrer influência da idade gestacional, sexo e via de parto.[2]

A utilização de escores pode auxiliar no diagnóstico ou na exclusão de quadros infecciosos. O escore de Rodwell (Quadro 10.1) é um dos mais utilizados. O escore ≥ 3 apresenta sensibilidade de 96% e especificidade de 78%, enquanto o valor < 3 apresenta um valor preditivo negativo de 99%.[24]

Quadro 10.1 – Escore de Rodwell.
Leucocitose ou leucopenia (considerar leucocitose ≥ 25.000 mm³ ao nascimento, ≥ 30.000 mm³ entre 12 e 24 horas de vida ou acima de 21.000 mm³ ≥ 48 horas. Considerar leucopenia ≤ 5.000 mm³
Neutrofilia ou neutropenia
Elevação de neutrófilos imaturos
Índice neutrofílico aumentado
Razão dos neutrófilos imaturos sobre os segmentados ≥ 0,3
Alterações degenerativas dos neutrófilos, granulações tóxicas e vacuolizações
Plaquetopenia < 150.000 mm³

Escore ≥ 3: sensibilidade = 96%; especificidade = 78%; valor preditivo negativo = 99%.
Fonte: Adaptado de Rodwell RL, Leslie AL, Tudehope DI, 1988.

Marcadores de atividade inflamatória

Estudos associam a sepse neonatal com o aumento de marcadores inflamatórios como PCR e PCT, interleucinas e outras citocinas. Porém, todos os marcadores são pouco específicos e até o momento não se tem um marcador diagnóstico ideal.

Proteína C-reativa

A PCR é produzida no fígado após estímulos por citocinas pró-inflamatórias, podendo estar elevada em outras situações inflamatórias e até mesmo no trabalho de parto. Não é um marcador precoce de infecção, o pico de positividade ocorre entre 48 e 72 horas do início do quadro, reduzindo seus níveis com o controle de infecção. Apresenta alto valor preditivo negativo, próximo a 100%, tornando-se útil na exclusão da infecção.[2,13]

Procalcitonina

A PCT é um pró-hormônio precursor da calcitonina, produzido usualmente pelas células C da tireoide, porém, nos quadros infecciosos, pode ser produzido por outras células como hepatócitos e monócitos, refletindo a atividade inflamatória. A vantagem sobre a PCR está no fato de que seu aumento é mais precoce, com positividade em até 4 horas do início da infecção; entretanto apresenta pico fisiológico, que ocorre nas primeiras 6 a 8 horas de vida, o que dificulta o diagnóstico de sepse precoce. Recomenda-se que sua utilização esteja associada a outros marcadores, como o hemograma e a própria PCR, para melhorar a acurácia diagnóstica.[2,13]

Caso clínico (continuação)

Após a instalação do CPAP nasal, obtenção do acesso venoso para infusão de soro com glicose e eletrólitos, foi coletada hemocultura e iniciado antibióticos. Quais antibióticos são recomendados empiricamente?

Comentário: A cobertura antimicrobiana deve visar os agentes gram-positivos e gram-negativos mais prevalentes na sepse precoce, entre eles o EGB e a *E. coli*. A opção é por antibióticos potentes e de menor espectro. Ampicilina ou penicilina cristalina associada a aminoglicosídeos são os mais recomendados. As cefalosporinas de 3ª e 4ª gerações devem ser desencorajadas como terapia empírica em virtude de seu alto potencial de resistência.

Tratamento

A estabilização do RN e a instituição precoce de antibióticos são fundamentais para o bom prognóstico.

As medidas gerais incluem a manutenção da temperatura corporal, a monitorização contínua dos sinais vitais como frequência cardíaca, respiratória, pressão arterial, o controle da diurese, o controle glicêmico, hidroeletrolítico, metabólico e o suporte nutricional. A via enteral deve ser utilizada assim que houver estabilidade clínica e hemodinâmica, preferencialmente com leite materno. A via parenteral fica reservada para pacientes com perspectivas de jejum prolongado ou que por algum outro motivo não possam receber dieta via enteral.[13]

A assistência respiratória é importante para estabilização ventilatória e as modalidades menos invasivas devem ser consideradas, principalmente o uso do CPAP nasal e da ventilação com pressão positiva nasal intermitente. A decisão de intubar deve ter como base o esforço respiratório, a instabilidade hemodinâmica e a hipoxemia. Recomenda-se manter a saturação de oxigênio entre 90% e 94%.[25]

Antibioticoterapia

O tratamento empírico endovenoso visa a cobertura dos agentes mais frequentes de sepse precoce, ou seja, EGB e *E. coli*.[26] O esquema recomendado é uma penicilina (penicilina cristalina ou ampicilina) associada a um aminoglicosídeo (gentamicina ou amicacina) e deve ser revisto em função da sensibilidade microbiana, assim que o agente for identificado na cultura. Nos casos de infeção por EGB e de meningite, as doses das penicilinas deverão ser maiores que as habituais.[3] Outro esquema possível nos casos de meningite é a associação de cefalosporina de 3ª geração (cefotaxima é a mais preconizada) com uma penicilina.[2,3]

 Caso clínico (continuação)

Após a introdução de antibióticos e estabilização clínica, o recém-nascido evoluiu bem, com regressão da assistência ventilatória não invasiva até a sua retirada, progressão da nutrição enteral até atingir dieta plena. Os resultados das culturas de sangue e liquor não mostraram crescimento bacteriano. Nessa situação por quanto tempo deve-se manter os antibióticos?

Comentário: A evolução clínica favorável e o não crescimento bacteriano respaldam a retirada de antibióticos de forma mais rápida, em torno de 5 dias, deixando períodos maiores para as infecções com culturas positivas ou de evolução clínica complicada.

Tempo de tratamento

A duração da antibioticoterapia dependerá da evolução clínica do RN e do resultado da hemocultura. No caso de RN sintomáticos com hemocultura negativa (sepse clínica), associada à boa evolução clínica do RN, os antibióticos podem ser suspensos com 5 a 7 dias. Se RN sintomático e hemocultura positiva, a antibioticoterapia deve ser mantida por 7 a 10 dias, a depender do agente e da evolução clínica. Na presença de meningite sem complicações, o tempo de tratamento deve ser de 14 dias para gram-positivos e 21 dias para gram-negativos.[2]

Uso de antibióticos na situação de risco infeccioso

Os antibióticos na situação de risco infeccioso devem ser utilizados com cautela, pois existe associação entre uso precoce de antibióticos e aumento de sepse tardia, enterocolite necrosante, mortalidade e da resistência microbiana, além da alteração do microbioma com disbiose e da associação com doenças alérgicas e respiratórias na vida adulta. Para RN que iniciam antibióticos por risco infeccioso, mas que permanecem assintomáticos, ou com sintomas de rápida resolução, com hemocultura negativa e triagem infecciosa negativa, deve-se suspender antibióticos entre 36 e 48 horas, uma vez que, na sepse precoce, 94% das hemoculturas se positivam em 36 horas e 97% em 48 horas, ou seja, nessa situação a retirada precoce é segura.[21]

Abordagem da Academia Americana de Pediatria do RN sob risco infeccioso para sepse precoce

Considerando as dificuldades no diagnóstico obstétrico de corioamnionite e de infecção intra-amniótica, a ausência de definição clara de doença clínica e do que seriam testes anormais em RN, a AAP recentemente propôs abordagens diferentes do RN sob risco infeccioso em função da idade gestacional. A AAP reforçou ainda que a avaliação de rotina com hemograma e reagentes de fase aguda, para **todos** os RN com risco de infecção não se justifica, pois esses exames apresentam fraco desempenho na prevenção da doença, portanto o maior peso deve recair na evolução clínica e na coleta de hemocultura.

Recém-nascidos com idade gestacional ≥ 35 semanas[3,10]

Avaliação por categoria de risco

Nessa avaliação, o risco é variável, muito baixo a muito alto, a depender da população. Algumas limitações dessa abordagem incluem as definições pouco objetivas de doença clínica, inconsistência na indicação de antibiótico intraparto podendo ensejar tratamento empírico de muitos RN de baixo risco (Figura 10.1).

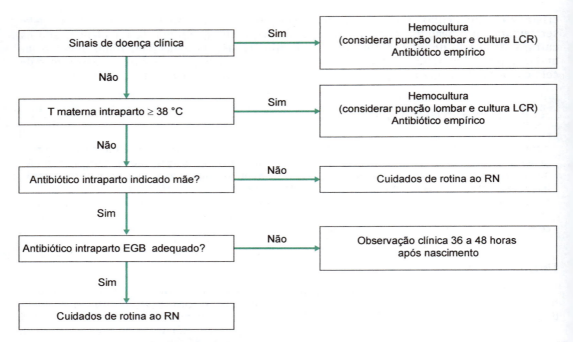

Figura 10.1. Avaliação por categoria de risco.
T: temperatura; LCR: líquido cefalorraquidiano; RN: recém-nascido; EGB: estreptococo do grupo B.
Fonte: Adaptada de Puopolo KM, Lynfield R, Cummings JJ; Committee on Fetus and Newborn; Committee on Infectious Diseases, 2019.

Avaliação multivariada de risco (calculadora de sepse precoce)

A calculadora é um modelo de predição de risco de sepse precoce apenas para RN com idade gestacional ≥ 35 semanas. O modelo inicia-se com a probabilidade prévia de infecção, e combina fatores de risco individuais da mãe e do recém-nascido. As condutas são determinadas a partir do risco estimado pela calculadora, em função da prevalência local de sepse e de 5 variáveis (idade gestacional, temperatura materna intraparto, colonização pelo EGB, tempo de bolsa rota e o uso de antibiótico intraparto). O risco é classificado como baixo, médio ou alto. A condição clínica do RN também é avaliada nas primeiras 12 horas de vida, considerando-se:

- **Sinais de maior gravidade:** insuficiência cardiovascular ou respiratória; e convulsões.
- **Sinais equivocados ou inespecíficos de infecção:** distúrbios respiratórios de outras etiologias.

A conduta a ser adotada depende do risco encontrado e da condição clínica, podendo ser desde a coleta de hemocultura com início imediato de antibióticos, coleta de hemocultura e observação clínica, ou apenas a observação clínica (http://newbornsepsiscalculator.org). Estudos mostram que o uso da calculadora torna a conduta mais criteriosa, reduzindo em 66% a coleta de hemocultura e em 48% o início de antibioticoterapia empírica.[21] Entretanto, o não conhecimento da prevalência de sepse, da colonização materna pelo EGB e a ausência da rotina da quimioprofilaxia são condições que podem ocasionar que RN de menor risco recebam antibióticos por essa avaliação.

Avaliação do risco baseada na condição clínica

Consiste na avaliação de sinais clínicos de doença que identificam o RN de alto risco (Figura 10.2). Há que se considerar que RN a termo com boas condições ao nascimento, assintomáticos, apresentam até 70% menos risco de desenvolver infecção precoce, enquanto aqueles que parecem doentes ao nascer ou que desenvolvem sinais de doença nas primeiras 48 horas de vida são os mais propensos a receberem antibióticos empiricamente. Essa abordagem reduz a exposição à antibioticoterapia, a coleta de exames laboratoriais e o tempo de internação hospitalar, porém requer uma avaliação física estruturada, seriada e devidamente documentada.[3,10]

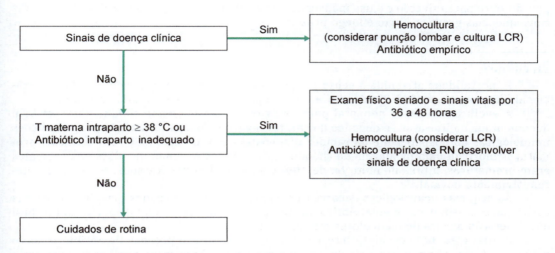

Figura 10.2. Avaliação baseada na condição clínica.
T: temperatura; LCR: líquido cefalorraquidiano.
Fonte: Adaptada de Puopolo KM, Lynfield R, Cummings JJ; Committee on Fetus and Newborn; Committee on Infectious Diseases, 2019.

Recém-nascidos com idade gestacional ≤ 34 semanas[10,27]

Nesses pacientes, a AAP também propõe três abordagens em função da categorização de risco:

- **Prematuro de alto risco:** os RN de mães com insuficiência cervical, trabalho de parto prematuro (TPP), rotura prematura de membranas (RPM), infecção intra-amniótica (IIA) ou outra forma aguda e inexplicável de nascimento. A AAP recomenda a coleta de hemocultura e o início de antibióticos. Nesta categoria, não há distinção de idade gestacional, de presença ou não de sintomas, o que pode, em algumas situações, induzir o uso desnecessário de antibióticos.
- **Prematuro de baixo risco:** nascimentos por indicações maternas e ou fetais como as doenças hipertensivas gestacionais, doenças maternas não infecciosas, insuficiência placentária, restrição de crescimento intrauterino, parto cesariana na ausência de trabalho de parto. Nesses casos, sugere-se não realizar nenhuma avaliação laboratorial e não iniciar antibiótico empírico. Outra opção seria coletar hemocultura e monitorizar clinicamente o paciente. Para os RN que não melhoram após estabilização inicial ou aqueles com grave instabilidade sistêmica, a antibioticoterapia empírica pode ser utilizada, mas não é obrigatória. Vale ressaltar que prematuros podem desenvolver distúrbios hemodinâmicos de etiologia não infecciosa (falha de transição, hipotensão do prematuro) e, se essa instabilidade for o motivo da entrada de antibióticos, é importante rever o diagnóstico e se possível, retirar os antibióticos o mais precocemente, até em 48 horas.
- **Prematuros de risco intermediário:** nascidos após indução do parto por indicação materna ou fetal, via vaginal ou cesárea. A AAP sugere avaliar se o antibiótico materno intraparto estava ou não indicado e se administração foi adequada ou se houve outra

preocupação com infecção no nascimento. Nessas circunstâncias, considerar o RN de alto risco, caso contrário, monitorizar e observar clinicamente.

Essas são as recomendações atuais da AAP, mas é importante que cada serviço faça uma análise crítica dessas abordagens e adapte-os à sua realidade, lembrando que a avaliação clínica é soberana, os exames inespecíficos não auxiliam no diagnóstico, a hemocultura é o padrão-ouro para infecção e o uso inadvertido de antibióticos nos primeiros dias de vida traz consequências graves a curto e longo prazos.

Prognóstico

A mortalidade atribuída à sepse precoce é inversamente proporcional à idade gestacional, ocorrendo em 1% a 2% dos RN a termo, mas chegando até 29% dos prematuros.[9,10]

A evolução da sepse neonatal para estágios avançados como choque não está bem documentada na literatura e depende do caráter invasivo do agente causador, das condições imunológicas do hospedeiro e da rapidez diagnóstica. Estudo com 3.800 RN termos e prematuros mostrou uma incidência de choque séptico de 1,3%, sendo que 83% dos pacientes eram prematuros; a taxa de óbito foi de 40% e apenas 28% dos RN sobreviveram com desenvolvimento normal.[28]

As sequelas neurológicas decorrentes da sepse estão associadas principalmente aos casos que evoluem para choque séptico ou meningite, decorrentes da hipoperfusão cerebral e da liberação maciça de mediadores inflamatórios.[4,28]

A alteração da microbiota intestinal decorrente do uso precoce de antibióticos, do jejum, do atraso na administração do leite materno e do não contato com a mãe, favorece a formação de uma flora bacteriana atípica, o que pode predispor à sepse tardia, à enterocolite e ao óbito, principalmente em prematuros. A exposição precoce a antibióticos também está associada a consequências a longo prazo como aparecimento de asma, alergias alimentares, doenças intestinais e obesidade.[3] Para minimizar esses efeitos adversos é fundamental a investigação criteriosa da sepse e de seus fatores de risco e priorizar a manutenção da oferta de leite materno e do contato com os pais sempre que possível.

Considerações finais

O impacto negativo do uso de antibióticos na saúde neonatal e na economia é um problema de saúde pública, de caráter epidemiológico e deve ser revisto de forma criteriosa, pois traz consequências a curto e longo prazos. Assim sendo, é fundamental avaliar em conjunto os fatores de risco maternos e neonatais, a evolução clínica e a hemocultura na abordagem da sepse precoce, usando de forma racional os antibióticos.

Referências bibliográficas

1. Gerdes JS. Diagnosis and management of bacterial infections in the neonate. Pediatr Clin North Am. 2004;51(4):939-59.
2. Sola A, Mir R, Lemus L, Fariña D, Ortiz J, Golombek S; SIBEN Clinical Consensus. Suspected neonatal sepsis: tenth clinical consensus of the Ibero-American Society of Neonatology (SIBEN). Neoreviews. 2020; 21(8):e505-34.
3. Puopolo KM, Benitz WE, Zaoutis TE; Committee on Fetus and Newborn; Committee on Infectious Diseases. Management of neonates born at ≥ 35 0/7 weeks' gestation with suspected or proven early-onset bacterial sepsis. Pediatrics. 2018;142(6):e20182894.
4. Schrag SJ, Farley MM, Petit S, Reingold A, Weston EJ, Pondo T et al. Epidemiology of invasive early-onset neonatal sepsis, 2005 to 2014. Pediatrics. 2016;138(6):e20162013.
5. Wynn JL, Won HR. Pathophysiology and treatment of septic shock in neonates. Clin Perinatol. 2010;37:439-79.

6. Agência Nacional de Vigilância Sanitária. Critérios diagnósticos de infecções relacionadas à assistência à saúde em neonatologia. Brasília: Anvisa; 2017. 65 p.
7. Stoll BJ, Hansen NI, Bell EF, Walsh MC, Carlo WA, Shankaran S et al. Trends in care practices, morbidity and mortality of extremely preterm neonates, 1993-2012. JAMA. 2015;314:1039-51.
8. Rugolo LMS, Bentlin MR, Mussi-Pinhata M, Almeida MF, Lopes JM, Marba ST et al. Late-onset sepsis in very low birth weight infants: a Brazilian Neonatal Research Network Study. J Trop Pediatr. 2014;60:415-21. doi: 10.1093/tropej/fmu038.
9. Stoll BJ, Puopolo KM, Hansen NI, Sánchez PJ, Bell EF, Carlo WA et al. Early-onset neonatal sepsis 2015 to 2017, the rise of Escherichia coli and the need for novel prevention strategies. JAMA Pediatr. 2020;174(7):e200593. Erratum in: JAMA Pediatr. 2021; 175(2):212.
10. Puopolo KM, Lynfield R, Cummings JJ; Committee on Fetus and Newborn; Committee on Infectious Diseases. Management of infants at risk for group B streptococcal disease. Pediatrics. 2019; 144(2):e20191881.
11. Russell NJ, Seale AC, O'Sullivan C, Le Doare K, Heath PT, Lawn JE et al. Risk of early-onset neonatal group B streptococcal disease with maternal colonization worldwide: systematic review and meta-analyses. Clin Infect Dis. 2017;65:S152-9.
12. ACOG Committee Opinion. Prevention of group B streptococcal early-onset disease in newborns: ACOG Committee Opinion, n. 797. Obstet Gynecol. 2020 Feb;135(2):e51-72. Erratum in: Obstet Gynecol. 2020; 135(4):978-9. PMID: 31977795.
13. Simonsen KA, Anderson-Berry AL, Delair SF, Davies HD. Early-onset neonatal sepsis. Clin Microbiol Rev. 2014;27(1):21-47.
14. Higgins RD, Saade G, Polin RA, Grobman WA, Buhimschi IA, Watterberg K et al.; Chorioamnionitis Workshop Participants. Evaluation and management of women and newborns with a maternal diagnosis of chorioamnionitis: summary of a workshop. Obstet Gynecol. 2016;127(3):426-36.
15. Peng CC, Chang JH, Lin HY, Cheng PJ, Su BH. Intrauterine inflammation, infection or both (triple I): a new concept for chorioamnionitis. Pediatr Neonatol. 2018;59(3):231-7.
16. Randis TM, Polin RA, Saade G. Chorioamnionitis: time for a new approach. Curr Opin Pediatr. 2017;29(2):159-64.
17. Wortham JM, Hansen NI, Schrag SJ et al.; Eunice Kennedy Shriver NICHD Neonatal Research Network. Chorioamnionitis and culture-confirmed: early-onset neonatal infections. Pediatrics. 2016;137(1):e20152316.
18. Aleem S, Greenberg RG. When to include a lumbar puncture in the evaluation for neonatal sepsis. Neoreviews. 2019;20(3):e124-34.
19. Russell ARB, Kumar R. Early onset neonatal sepsis: diagnostic dilemmas and practical management. Arch Dis Child Fetal Neonatal. 2015;100(4):F350-4.
20. Wagstaff JS, Durrant RJ, Newman MG, Eason R, Ward RM, Sherwin CMT et al. Antibiotic treatment of suspected and confirmed neonatal sepsis within 28 days of birth: a retrospective analysis. Front Pharmacol. 2019;10:1191.
21. Kuzniewicz MW, Mukhopadhyay S, Li S, Walsh EM, Puopolo KM. Time to positivity of neonatal blood cultures for early-onset sepsis. Pediatr Infect Dis J. 2020;39(7):634-40.
22. De Rose DU, Perri A, Auriti C, Gallini F, Maggio L, Fiori B et al. Time to positivity of blood cultures could inform decisions on antibiotics administration in neonatal early-onset sepsis. Antibiotics (Basel). 2021;10(2):123.
23. Polin RA; Committee on Fetus and Newborn. Management of neonates with suspected or proven early-onset bacterial sepsis. Pediatrics. 2012;129(5):1006-15.
24. Rodwell RL, Leslie AL, Tudehope DI. Early diagnosis of neonatal sepsis using a hematologic scoring system. J Pediatr. 1988;112(5):761-7.
25. Davis AL, Carcillo JA, Aneja RK, Deymann AJ, Lin JC, Nguyen TC et al. American College of Critical Care Medicine clinical practice parameters for hemodynamic support of pediatric and neonatal septic shock. Crit Care Med. 2017;45(6):1061-93.

26. Caldas JPS, Montera LC, Calil R, Marba STM. Temporal trend in early sepsis in a very low birth weight infants' cohort: an opportunity for a rational antimicrobial use. J Pediatr (Rio de Janeiro). 2020;S0021-7557(20)30198-4.
27. Puopolo KM, Benitz WE, Zaoutis TE; Committee on Fetus and Newborn; Committee on Infectious Diseases. Management of neonates born at ≤ 34 6/7 weeks' gestation with suspected or proven early-onset bacterial sepsis. Pediatrics. 2018;142(6):e20182896.
28. Kermorvant-Duchemin E, Laborie S, Rabilloud M, Lapillonne A, Claris O. Outcome and prognostic factors in neonates with septic shock. Pediatr Crit Care Med. 2008;9(2):186-91.

Capítulo 11

Recém-nascido pré-termo com sepse tardia

Juliana Bottino Navarro
Maria Regina Bentlin

Introdução

A sepse tardia é considerada um dos grandes desafios da neonatologia, pois ainda representa uma das principais causas de morte em recém-nascidos (RN), especialmente os prematuros, a partir da segunda semana de vida. Prematuros com sepse tardia também apresentam maior risco de desenvolverem displasia broncopulmonar, hemorragia peri-intraventricular e retinopatia da prematuridade.[1] Isso impacta não só nos custos econômicos da assistência, aspecto esse importante em países em desenvolvimento como o Brasil, mas principalmente nos custos sociais, comprometendo a qualidade de vida desses pequenos pacientes a curto e longo prazo.

Mas a sepse tardia também é um problema para países desenvolvidos. Estudo publicado em 2015, comparando várias redes de vigilância, mostrou que a incidência média de sepse tardia confirmada por hemocultura nos Estados Unidos (National Institute of Child Health and Human Development – NICHD) foi de 36%, no Canadá (Canadian Neonatal Network) foi de 25%, em Taiwan 19% e no Japão, cifras menores em torno de 8% (Neonatal Research Network of Japan).[2] No Brasil, dados da Rede Brasileira de Pesquisas Neonatais (RBPN), com 1.507 prematuros de muito baixo peso (MBP), mostraram incidência média de sepse tardia confirmada de 23,7%, com mortalidade de 26,6%. O mesmo estudo destacou algo preocupante que foi a alta incidência e mortalidade da sepse clínica, 22,9% e 34,2%, respectivamente.[3]

Considerando-se a frequência e a gravidade da sepse neonatal tardia, este capítulo tem como objetivo discutir os principais fatores de risco, diagnóstico, tratamento e a importância de medidas preventivas, contribuindo não só na condução de casos, mas na melhoria das práticas assistenciais.

 Caso clínico

Recém-nascido (RN) do sexo feminino, peso ao nascer de 860 g, idade gestacional de 30 semanas, Apgar de 4-7-9, parto cesáreo por sofrimento fetal e pré-eclâmpsia. Mãe recebeu sulfato de magnésio e um ciclo completo de corticoide. Necessitou de ventilação com pressão positiva em sala de parto e de

Caso clínico (*continuação*)

CPAP nasal para estabilização. Evoluiu com síndrome do desconforto respiratório, recebeu surfactante precoce na forma minimamente invasiva. Cateterizadas artéria e veia umbilicais, coletado hemograma que mostrou leucopenia e neutropenia. No primeiro dia de vida, apresentou hipotensão por falha na circulação de transição, sendo necessárias administração de dobutamina e intubação traqueal. Foi mantido em jejum, iniciados nutrição parenteral e antibióticos (ampicilina + gentamicina). A evolução clínica foi boa, com suspensão da dobutamina com 48 horas de vida, retirada dos cateteres umbilicais e extubação no 6º dia (após início de cafeína). A dieta, que se iniciou no 3º dia de vida, foi mantida no volume de 10 mL/kg/dia durante a primeira semana, e aumentada para 20 mL/kg/dia na segunda semana. Antibióticos foram suspensos no 10º dia (hemocultura negativa).

No 12º dia apresentou apneias, bradicardia, cianose, hipoatividade e distermia. Os pulsos eram normopalpáveis, tempo de enchimento capilar de 2 segundos, pressão arterial 58 × 35 × 26 (mmHg), hemoglicoteste 180 mg/dL. Encontrava-se em CPAP nasal com FiO_2 = 0,35; recebendo 50 mL/kg de dieta enteral (leite humano de banco) e 100 mL/kg em nutrição parenteral administrada em cateter central (PICC).

Qual a principal hipótese diagnóstica?
Comentário: O recém-nascido, que até então se encontrava estável, começa a apresentar sinais de resposta inflamatória sistêmica (distermia, apneia, bradicardia), além de outras manifestações, hipoatividade, hiperglicemia, que podem sugerir sepse tardia.

Definição e classificação

Sepse classicamente é definida como sinais clínicos e laboratoriais de infecção, que são inespecíficos, acompanhada de bacteremia. Também pode ser definida como a síndrome da resposta inflamatória sistêmica (SIRS) na presença de infecção suspeita ou confirmada, com a obrigatoriedade da presença de pelo menos dois dos quatro critérios seguintes: distermia; alterações de frequência cardíaca; de frequência respiratória; leucocitose ou leucopenia ou aumento de formas jovens ou da proteína C-reativa (um dos critérios deve ser alteração de temperatura ou alteração hematológica).[4]

A sepse neonatal também é classificada em precoce e tardia. A Agência Nacional de Vigilância Sanitária (Anvisa) e o Center for Disease Control and Prevention (CDC) consideram como tardia a sepse que ocorre após 48 horas de vida, e redes de vigilância, entre elas a National Institute of Child Health and Human Development Neonatal Research Network (NICHD) e a Rede Brasileira de Pesquisas Neonatais (RBPN), a definem como aquela ocorrida após as 72 horas de vida.[3,5,6] Outra classificação muito utilizada é a de sepse confirmada, quando existe o isolamento do agente em fluidos corporais estéreis, principalmente sangue e líquido cefalorraquidiano (LCR), e a sepse clínica, quando o agente não é identificado.[3,7]

 Caso clínico (*continuação*)

No caso apresentado, identifique os fatores de risco para sepse tardia.
Comentário: Prematuridade e o muito baixo peso ao nascer são condições inerentes ao próprio RN que o tornam mais susceptível às infecções. Procedimentos invasivos como cateteres vasculares, nutrição parenteral, cânulas traqueais e ventilação mecânica são considerados porta de entrada para microrganismos hospitalares. Mais recentemente, aspectos nutricionais como o jejum prolongado e a demora em se atingir a dieta enteral plena também são considerados fatores de risco, pois alteram a flora intestinal; o uso precoce e prolongado de antibióticos altera o microbioma e também favorece infecções. No caso apresentado o prematuro era de 30 semanas, < 1.000 g, foi submetido a cateteres centrais (vasos umbilicais e cateter percutâneo), recebeu dieta apenas no terceiro dia de vida com demora para progressão da mesma, usou antibióticos precocemente e por tempo prolongado, além de estar em ambiente de UTI com condições peculiares de infraestrutura da unidade e de recursos humanos que podem favorecer infecções.

Fatores de risco

A sepse tardia relaciona-se com características próprias do recém-nascido como idade gestacional e peso de nascimento, práticas assistenciais e infraestrutura da unidade, incluindo a escassez de recursos humanos.

A prematuridade, sobretudo o grupo dos prematuros extremos e/ou de muito baixo peso (MBP) ao nascer, são considerados fatores independentes para a sepse tardia. Os RN de MBP apresentam três a dez vezes mais infecções do que um RN a termo de peso adequado, principalmente por características de seu sistema imune, entre elas: pele com reduzido estrato córneo e ausência do vérnix caseoso; menor produção de IgA secretora pelo epitélio intestinal; resposta imatura dos neutrófilos e dos receptores de reconhecimento de resposta inflamatória (*toll-like*); baixa transferência placentária de imunoglobulinas (IgG) maternas do terceiro trimestre.[8]

Outra característica da sepse tardia é a sua relação com práticas assistenciais que muitas vezes suportam a vida desses pequenos prematuros, entre elas: uso de cateteres vasculares centrais; infusão de nutrição parenteral; intubação traqueal e ventilação mecânica; uso de bloqueadores H2; colocação de drenos; realização de cirurgias; além do uso precoce de antibióticos nos primeiros dias de vida, de antibióticos de amplo espectro e do jejum prolongado. Os procedimentos invasivos podem ser fonte de infecção desde a sua inserção, como no caso dos cateteres, drenos e cânulas traqueais, e durante a sua utilização por manipulação inadequada dos mesmos. O jejum prolongado, a demora para atingir a dieta plena, o uso precoce de antibióticos alteram a flora bacteriana e o microbioma com consequências a curto prazo como colonização e infecção por agentes hospitalares, muitas vezes multirresistentes, aumento do risco de sepse tardia e de enterocolite necrosante e, a longo prazo, favorecem o surgimento de doenças alérgicas e respiratórias em função da disbiose.[9,10]

Entre as condições relacionadas à infraestrutura e recursos humanos, destacam-se a escassez de equipamentos, a desproporção entre o número de RN internados e o número de profissionais de saúde, especialmente enfermagem, além de superlotação, sobrecarregando os profissionais envolvidos na assistência, favorecendo a infecção por transmissão horizontal, principalmente pelas mãos.[10]

Corroborando esses dados, o estudo da RBPN com mais de 1.500 prematuros de MBP mostrou que os principais fatores de risco para sepse tardia foram aqueles relacionados às práticas assistenciais, em que o uso de cateter venoso central aumentou o risco de sepse confirmada em quatro vezes, a ventilação mecânica em 63%, o uso de antibióticos nas primeiras 72 horas de vida em 20% e cada dia a mais de nutrição parenteral aumentou o risco de sepse em 10%.[3]

Agentes etiológicos

Os patógenos da sepse tardia diferem em função da flora de cada unidade, portanto conhecer o perfil das bactérias hospitalares e os seus antibiogramas tornam-se importante na tomada de decisão. Habitualmente, os gram-positivos são os mais frequentes, correspondendo a até 70% dos agentes, sendo o estafilococo coagulase-negativa (ECN) o principal representante (48%), seguido pelo *Staphylococcus aureus*.[9] No estudo da RBPN, o ECN foi isolado em 60% dos casos; as bactérias gram-negativas, em 15%; o *Staphylococcus aureus*, em 12%; e os fungos (*Candida* sp.), em 9,5%.[3] O ECN, embora frequente, apresenta menor taxa de mortalidade, variando de 6% a 18%, enquanto as bactérias gram-negativas, especialmente as multirresistentes, podem chegar à 74%; a mortalidade entre os fungos varia de 32% e 50%, principalmente nos prematuros de extremo baixo peso.[7]

Entre os ECN, o principal agente é o *Staphylococcus epidermidis*, que apresenta algumas características especiais: são bactérias pouco patogênicas, comensais naturais da pele, que evoluem com sepse não agressiva, em sua maioria; produzem um exopolissacarídeo após a colonização, que permite a formação do biofilme, que está associado ao aumento da virulência em prematuros; a manutenção dos cateteres venosos centrais por longos períodos é o principal fator de risco para a bacteremia por esse agente; são lipofílicos e, portanto, a infusão de lipídeos intravenosos, frequente em prematuros, aumenta o risco de infecção; a maioria das colonizações acontece no ambiente hospitalar, predominantemente pelas mãos da equipe assistencial.[8]

Manifestações clínicas

A sintomatologia é inespecífica e variável na sua forma de apresentação (Quadro 11.1) e ainda pode mimetizar, ou mesmo coexistir, com outras condições clínicas.[11,12]

Quadro 11.1 – Manifestações clínicas da sepse tardia.

Sistema	Sinais
Geral	Febre, instabilidade térmica, *not well baby*, intolerância alimentar e edema
Respiratório	Apneia, dispneia, taquipneia, tiragens, gemência e cianose
Gastrointestinal	Distensão abdominal, vômitos, diarreia, resíduos e hepatomegalia
Urinário	Oligúria
Cardiovascular	Pele rendilhada, fria, pálida, hipotensão, bradicardia, tempo de enchimento capilar prolongado, hipotensão e taquicardia
Neurológico	Irritabilidade, letargia, tremores, convulsões, hipotonia, hiporreflexia, respiração irregular, fontanela abaulada e choro agudo
Hematológico	Icterícia, esplenomegalia, palidez, petéquias, púrpuras e sangramentos

Fonte: Adaptado de Shane ALS, Sánchez PJ, Stoll BJ, 2017.

Em prematuros de MBP, as manifestações mais frequentes são: distermia; apneia; variabilidade da frequência cardíaca (taqui e bradicardia); letargia; intolerância alimentar (distensão abdominal, resíduos gástricos e/ou vômitos); e hiperglicemia. A evolução clínica dependerá da virulência do microrganismo, mas é importante estar atento para sinais de choque como alteração do estado de consciência (irritabilidade, choro inconsolável ou sonolência, hiporreatividade), hipotensão, tempo de enchimento capilar prolongado > 3 segundos, oligúria (débito urinário < 1 mL/kg/hora).[13]

Caso clínico (continuação)

Quais seriam os exames laboratoriais mais indicados na investigação da sepse tardia nesse prematuro?
Comentário: Coleta de hemograma, proteína C-reativa, duas hemoculturas, liquor e cultura de urina. Uma vez que a sintomatologia de sepse tardia é inespecífica, as culturas são fundamentais para o diagnóstico. Entre elas, duas amostras de hemocultura para diferenciar infecção verdadeira de colonização, no caso de agentes contaminantes de pele, além da cultura do LCR e da urina. Exames inespecíficos auxiliam mais na exclusão de sepse do que no seu diagnóstico. O hemograma é útil na avaliação da hemoglobina e da contagem plaquetária. A proteína C-reativa (PCR) não é marcador precoce de infecção, mas é útil na exclusão da sepse bacteriana se persistentemente negativa, e no controle de infecção com a queda dos seus valores.

Diagnóstico laboratorial

Infelizmente, até o momento não se tem um marcador ideal de sepse, por isso se torna tão importante a coleta de fluidos estéreis para culturas, consideradas padrão-ouro no diagnóstico.

Exames específicos

- **Hemocultura:** duas amostras de sangue devem ser coletadas, preferencialmente periféricas, em locais distintos, antes do início dos antibióticos, evitando-se a coleta de cateter central. A técnica deve ser asséptica, com volume de 1 a 2 mL, para evitar resultados falsos negativos, em função do número reduzido de unidades formadoras de colônias (< 4 UFC) presentes em RN. Duas amostras são importantes para diferenciar infecção e contaminação, caso haja crescimento em apenas uma hemocultura ou apenas na cultura do cateter central, quando coletada. O tempo de crescimento bacteriano menor que 48 horas também auxilia no diagnóstico de infecção.[7,10,12]
- **LCR:** coleta estéril, por punção lombar, com amostras para análise bioquímica, de celularidade e microbiológica, desde que não haja contraindicações como distúrbios de coagulação, sangramentos e instabilidade hemodinâmica. O padrão-ouro para o diagnóstico de meningite, que ocorre em até 25% dos casos de sepse tardia, é a positividade em cultura, independentemente das alterações bioquímicas e de celularidade. Recomenda-se a repetição da punção após 48 horas do início do tratamento de meningite para controle evolutivo e também porque a persistência da positividade em cultura associa-se a pior prognóstico neurológico. Algumas situações interferem nos parâmetros liquóricos: o atraso por mais de 2 horas no seu processamento reduz a concentração de glicose e de leucócitos; o uso de antibióticos aumenta a concentração de glicose e reduz as proteínas, sem interferir na contagem de leucócitos; a punção traumática compromete a interpretação dos valores liquóricos, portanto a interpretação deve ser cautelosa, uma vez que não há melhora da acurácia mesmo utilizando-se métodos de ajustes de leucócitos. Valores de referência recomendados encontram-se na Tabela 11.1.[7,10,14-16]
- **Urocultura:** a infecção urinária pode estar presente em até 1% dos RN a termo e 5% nos prematuros. O padrão-ouro é a positividade por punção suprapúbica ou sondagem vesical. O saco coletor pode ser utilizado como exame de triagem, mas não para diagnóstico, pelo alto risco de contaminação e falso-positivos, que podem chegar a 50%.[7,12]

Outros exames como radiografia de tórax e abdome, ultrassonografia de pulmões, abdome ou transfontanelar podem ser necessários a depender da clínica.

Tabela 11.1 – Valores de parâmetros liquóricos em recém-nascidos a termo e prematuro sem meningite.		
Parâmetros	**Termo**	**Prematuro**
Leucócitos/mm^3 ± DP (mínimo-máximo)	8 ± 7 (0 a 32)	9 ± 8 (0 a 29)
Proteína mg/dL (mínimo-máximo)	90 (20 a 170)	115 (65 a 150)
Glicose (mg/dL)	> 30	> 30

Fonte: Adaptada de Volpe J, 2008.

Exames inespecíficos

- **Hemograma:** muito utilizado na prática diária, porém de valor limitado; o leucograma e os índices leucocitários apresentam baixo valor preditivo positivo; a contagem

plaquetária é pouco sensível e específica e pode ser um sinal tardio de sepse; os escores hematológicos, entre eles, o escore de Rodwell podem ser úteis na exclusão da sepse por terem alto valor preditivo negativo.[7,12,17]
- **Reagentes de fase aguda**
  - **Proteína C-reativa (PCR):** sintetizada no fígado após estímulo de mediadores inflamatórios, trata-se de um marcador de resposta humoral à infecção, porém de baixa sensibilidade quando coletada no início do quadro infeccioso, pois seu surgimento é tardio; apresenta alto valor preditivo negativo quando em associação com leucograma, sendo útil na exclusão da sepse ou na avaliação do controle da infecção, uma vez que após o pico de concentração, em torno do 3º ou 4º dia de infecção, entra em declínio.[7,12]
  - **Procalcitonina (PCT):** sintetizada no fígado e por monócitos. É mais sensível do que a PCR, positivando-se mais precocemente, entre 2 e 12 horas do início da infecção, porém também é inespecífica.[10]

 Caso clínico (*continuação*)

Recém-nascido foi intubado por apneias e deixado em jejum; manteve-se estável hemodinamicamente, sem drogas vasoativas. Resultados dos principais exames coletados:
Hemograma: Hb = 12,1 g/dL; Ht = 35,5%; plaquetas = 148.000/mm^3; leucócitos = 4.580/mm^3 (neutro: 19,6%; eosino: 4%; linfo: 40,4%; mono: 36%); PCR = 8 mg/dL (normal até 1 mg/dL).
LCR: leucócitos = 10/mm^3; proteínas = 130 mg/dL; glicose = 80 mg/dL (glicemia: 120 mg/dL).
Em andamento: duas hemoculturas periféricas, urocultura e cultura do LCR.
Com base na evolução clínica e nos resultados dos exames, qual a terapêutica empírica recomendada?
Comentário: O hemograma e a PCR mostram-se alterados e o LCR encontra-se dentro dos parâmetros de normalidade. O esquema empírico recomendado para sepse tardia é a cobertura de gram-positivos com oxacilina e de gram-negativos com aminoglicosídeo (amicacina). Como o ECN é o principal agente etiológico da sepse tardia e sua evolução é insidiosa, com taxa de mortalidade baixa, mesmo em unidades com alta prevalência de ECN oxacilina-resistente, o início da terapia com oxacilina é considerado uma boa prática. Não se justifica o uso de cefalosporinas de 4ª geração e vancomicina empiricamente, pois selecionam flora e alteram microbioma.

Tratamento da sepse tardia

As medidas de suporte incluem a monitorização dos sinais de alerta para choque e dos sinais vitais; controle glicêmico, da oferta hídrica e eletrolítica e do suporte nutricional. A nutrição enteral deve ser mantida caso não haja instabilidade hemodinâmica, dando preferência para o leite da própria mãe. O suporte ventilatório é fundamental para a manutenção da oxigenação e para o controle das apneias, frequentes em prematuros sépticos. A assistência ventilatória não invasiva, com CPAP nasal ou a ventilação nasal com pressão positiva intermitente, pode e deve ser utilizada, reservando-se a intubação para os casos não responsivos, na piora do esforço respiratório, na instabilidade hemodinâmica e na hipoxemia. A saturação-alvo situa-se entre 90% e 94%.[12,18]

Antibioticoterapia

Os antibióticos empíricos devem ser iniciados precocemente, após a coleta de hemoculturas e devem ser direcionados para os agentes mais frequentes da unidade. A cobertura deve incluir gram-positivos e gram-negativos, e a opção recomendada é a associação de oxacilina com aminoglicosídeo (amicacina) por serem potentes antibióticos, com menor potencial de resistência e de baixo custo. Nos casos de meningite sem isolamento do agente, a recomendação é o uso de cefalosporinas de 3ª ou 4ª gerações, de acordo com o perfil microbiológico da unidade. Após o isolamento do agente, deve-se proceder ao descalonamento ou escalonamento em função do perfil de sensibilidade.

O uso empírico de antibióticos de amplo espectro em RN prematuros, principalmente vancomicina e cefalosporina de 3ª e 4ª gerações, é desencorajado, pois esses agentes induzem a resistência microbiana, aumentam o risco de infecções hospitalares graves, como a sepse fúngica e a enterocolite necrosante e aumentam a mortalidade.

A vancomicina pode ser utilizada de forma empírica em locais com alta prevalência de *S. aureus* resistentes à meticilina/oxacilina, mas deverá ser suspensa se o resultado da hemocultura indicar o crescimento de outro agente, ou descalonada para oxacilina se o *S. aureus* for sensível à oxacilina.[5,10,12] O *S. epidermidis*, com frequência, apresenta resistência à oxacilina. Entretanto, considerando-se sua evolução insidiosa, a baixa prevalência de choque séptico (8,5%) e morte (7% a 11%), é considerada boa prática iniciar a terapia com oxacilina e, uma vez identificado o agente e confirmada a sua resistência, proceder ao escalonamento.[7]

Caso clínico (continuação)

A opção terapêutica foi por oxacilina e amicacina. Recém-nascido ficou estável com melhora progressiva das manifestações clínicas. No 15º dia de vida foi extubado, colocado em CPAP, reiniciada dieta enteral com sucesso. Nesse mesmo dia, chegaram os resultados das culturas de LCR e urina, que foram negativas. Uma hemocultura foi positiva para ECN oxacilina-resistente, e a outra negativa.
Como proceder frente a esse resultado de cultura?
Comentário: Uma hemocultura apenas para agente contaminante de pele (ECN) faz pensar em contaminação e não infecção verdadeira. Como a evolução clínica foi favorável, 5 a 7 dias são suficientes para o tratamento. Outro aspecto a ser considerado é quanto à retirada do cateter. A retirada é imperativa quando do crescimento de agentes como fungos, *S. aureus*, gram-negativos e na persistência de culturas positivas para ECN. Nesse caso, o crescimento bacteriano ocorreu em apenas uma hemocultura, levantando a hipótese de contaminação; portanto, de forma imediata, não há necessidade de retirada do cateter. Entretanto, a progressão da dieta, preferencialmente com leite da mãe e retirada o mais rápido possível da nutrição parenteral e consequentemente do cateter vascular, precisam estar entre as metas a serem alcançadas para esse paciente.

Tempo de tratamento

O tempo de tratamento dependerá da evolução clínica do RN e dos resultados das hemoculturas. No caso de RN sintomáticos com hemocultura negativa (sepse clínica), associada à boa evolução clínica, os antibióticos podem ser suspensos entre 5 e 7 dias. Se RN sintomático e hemocultura positiva, a antibioticoterapia deve ser mantida por 7 a 10 dias, a depender do agente e da evolução clínica. Na presença de meningite o tempo de tratamento deve ser prolongado, entre 14 e 21 dias, a depender do agente isolado.[12]

Terapia adjuvante

O uso de fatores estimuladores de colônias de granulócitos, bem como de imunoglobulina humana intravenosa, não alterará a morbimortalidade, não havendo benefícios para a sua prescrição.[8]

Prognóstico

A curto prazo, a sepse tardia aumenta não só o risco de morte como o de outras morbidades que comprometem a qualidade de vida dos RN prematuros, a exemplo da displasia broncopulmonar, da hemorragia peri-intraventricular nas suas formas graves, da leucomalácia e da retinopatia da prematuridade nos seus estágios avançados.[1] A longo prazo, a sepse tardia também responde por pior neurodesenvolvimento, elevando os custos sociais.

Prevenção da sepse tardia

As intervenções em fatores biológicos inerentes ao próprio paciente como idade gestacional e peso ao nascer são difíceis, mas as medidas para que se atinjam as melhores práticas assistenciais são de responsabilidade da equipe de assistência. As intervenções necessárias precisam estar rigorosamente alinhadas com toda a equipe multidisciplinar que atua na unidade neonatal. As recentes evidências e recomendações são:[8,19,20]

- Protocolos de nutrição enteral com alimentação precoce, se possível no primeiro dia de vida, preferencialmente com leite da própria mãe e, na sua ausência, com leite humano de banco; progressão da dieta em torno de 30 mL/kg/dia, a depender da tolerância, para atingir dieta plena o mais rápido possível e, assim, reduzir tempo de cateter vascular e nutrição parenteral.
- Redução no tempo de prescrição de nutrição parenteral.
- Protocolos de inserção e manutenção dos cateteres venosos centrais (*bundles*), bem como o uso pelo menor tempo necessário.
- Redução de procedimentos invasivos na UTI neonatal.
- Extubação traqueal o mais precocemente possível; uso da ventilação não invasiva.
- Uso racional de antimicrobianos com redução do uso de antibióticos de forma inadvertida nos primeiros 3 dias de vida, redução do tempo de uso em até 48 horas na situação de risco infeccioso, redução do tempo de tratamento sempre que a condição clínica permitir.
- Protocolos rigorosos de lavagem das mãos (sem uso de acessórios pessoais), com realização de treinamento da equipe periodicamente.

Considerações finais

A sepse tardia está muito relacionada com a assistência dos RN. Implementação de boas práticas e de programas de melhoria de qualidade são medidas simples e altamente eficazes, mas dependem da adesão de todos os profissionais que cuidam do RN. Somente com o trabalho em equipe será possível reduzir a incidência de sepse e, consequentemente, melhorar a qualidade de vida desses pequenos pacientes.

Referências bibliográficas

1. Bentlin MR. Sepse tardia em prematuros de muito baixo peso: experiência de um centro universitário terciário. [Tese de livre-docência]. Botucatu: Universidade Estadual Paulista "Júlio de Mesquita Filho", Faculdade de Medicina de Botucatu; 2019.
2. Su BH, Hsieh WS, Hsu CH, Chang JH, Lien R, Lin CH; Premature Baby Foundation of Taiwan (PBFT). Neonatal outcomes of extremely preterm infants from Taiwan: comparison with Canada, Japan and the USA. Pediatr Neonatol. 2015;56(1):46-52.
3. Rugolo LMS, Bentlin MR, Mussi-Pinhata M, Almeida MF, Lopes JM, Marba ST et al. Late-onset sepsis in very low birth weight infants: a Brazilian Neonatal Research Network Study. J Trop Pediatr. 2014;60:415-21. doi: 10.1093/tropej/fmu038.
4. Wynn JL, Won HR. Pathophysiology and treatment of septic shock in neonates. Clin Perinatol. 2010;37:439-79.
5. Agência Nacional de Vigilância Sanitária. Critérios diagnósticos de infecções relacionadas à assistência à saúde em neonatologia. Brasília: Anvisa; 2017. 65 p.
6. Stoll BJ, Hansen NI, Bell EF, Walsh MC, Carlo WA, Shankaran S et al. Trends in care practices, morbidity and mortality of extremely preterm neonates, 1993-2012. JAMA. 2015;314:1039-51.
7. Bentlin MR, Rugolo LMSS. Late-onset sepsis: epidemiology, evaluation and outcome. NeoReviews. 2010;11:426-35.

8. Marchant EA, Boyce GK, Sadarangani M, Lavoie PM. Neonatal sepsis due to coagulase-negative staphylococci. Clin Dev Immunol. 2013:ID586076.
9. Stoll BJ, Hansen N, Fanaroff AA et al. Late-onset sepsis in very low birth weight neonates: the experience of the NICHD Neonatal Research Network. Pediatrics. 2002;110:285-91.
10. Organização Panamericana de Saúde, Centro Latino Americano de Perinatologia, Saúde da Mulher e Reprodutiva. Prevenção de infecções relacionadas à assistência a saúde em neonatologia. Montevidéu: CLAP/SMR-OPS/OMS. 2017. p. 111.
11. Shane ALS, Sánchez PJ, Stoll BJ. Neonatal sepsis. Lancet. 2017; 390:1770-80.
12. Sola A, Mir R, Lemus L, Farina D, Ortiz J, Golombek S et al. Neoreviews. 2020; 21(8):e505-34.
13. Schwarz CE, Dempsey EM. Management of neonatal hypotension and shock. Semin Fetal Neonatal Med. 2020;25(5):101121.
14. Greenberg RG, Smith PB, Cotten CM, Moody MA, Clark RH, Benjamin Jr DK. Traumatic lumbar punctures in neonates: test performance of the cerebrospinal fluid white blood cell count. Pediatr Infect Dis J. 2008;27(12):1047-51.
15. Greenberg RG, Benjamin Jr DK, Cohen-Wolkowiez M, Clark RH, Cotten CM, Laughon M et al. Repeat lumbar punctures in infants with meningitis in the neonatal intensive care unit. J Perinatol. 2011;31:425-9.
16. Volpe J. Specialized studies in the neurological evaluation. In: Volpe J (ed.). Neurology of the newborn. 5th ed. Philadelphia: Saunders Elsevier; 2008. p. 154-5.
17. Rodwell RL, Leslie A, Tudehope D. Early diagnosis of neonatal sepsis using a hematologic scoring system. J Pediatr. 1988;112:761-7.
18. Weiss SL, Peters MJ, Alhazzani W, Augus MSD, Flori HR, Inwald DP et al. Surviving sepsis campaign international guidelines for the management of septic shock and sepsis-associated organ dysfunction in children. Intensive Care Medicine. 2020;46(Suppl 1):S10-67.
19. Ronnestad A, Abrahamsem TG, Medbo S et al. Late-onset septicemia in a Norwegian national cohort of extremely premature infants receiving very early full human milk feeding. Pediatrics. 2005;115:e269-76.
20. Bentlin MR, Rugolo LMMS, Ferrari LSL. Práticas relacionadas à sepse tardia em prematuros de muito baixo peso. J Pediatr. 2015;91(2):168-74.

Capítulo 12

Recém-nascido pré-termo extremo com suspeita de infecção fúngica

Ligia Maria Suppo de Souza Rugolo
Maria Regina Bentlin

Introdução

Infecção fúngica sistêmica em prematuros extremos é um grande desafio e motivo de preocupação, pois esses prematuros acumulam vários fatores de risco para colonização seguida de infecção. *Candida albicans* e *Candida parapsilosis* são os principais agentes. A doença é grave com alta mortalidade e frequentes sequelas no neurodesenvolvimento.

O diagnóstico é difícil, pois as alterações clínicas e laboratoriais são inespecíficas, a hemocultura (padrão-ouro) pode demorar para identificar o agente e é negativa em quase metade dos casos. Meningoencefalite é frequente e deve ser investigada pelo exame do líquido cefalorraquidiano (LCR) e ultrassonografia de crânio. Infecção urinária é uma das manifestações da infecção invasiva por *Candida*, que deve ser investigada, pois tem a mesma implicação prognóstica que a candidemia. Na presença de candidemia, é recomendada a remoção do cateter venoso central.

O atraso no diagnóstico e no início do tratamento piora a evolução e o prognóstico; por esse motivo, alguns autores recomendam iniciar o tratamento empírico no prematuro de alto risco (com fatores de risco e alterações clinicolaboratoriais sugestivas que não melhoram com antibioticoterapia); entretanto, não está documentado o benefício dessa prática na redução da mortalidade e de sequelas.

O tratamento mais efetivo e seguro bem como o tempo ideal de tratamento ainda não estão estabelecidos, pois são escassos os ensaios clínicos randomizados comparando as opções terapêuticas e há poucos estudos sobre farmacocinética das medicações antifúngicas em recém-nascidos. Anfotericina B é a 1ª opção terapêutica. Estudos iniciais sugerem que a micafungina pode ser uma opção segura e efetiva desde que não haja comprometimento renal, porém a dose ideal para garantir a cobertura do sistema nervoso central (SNC) não está estabelecida. Fluconazol pode ser outra opção, mas tem sido mais utilizado na profilaxia da infecção fúngica. Há forte evidência de que o uso profilático de fluconazol em prematuros extremos é efetivo e seguro em reduzir as taxas de colonização e infecção por *Candida* nas unidades que apresentam alta incidência de infecção fúngica (> 10%); mas se a incidência for baixa, o benefício da profilaxia é questionável e devem ser considerados o risco de desenvolvimento de resistência e o aumento na incidência da *Candida* não *albicans*.

Neste capítulo, ilustrado com um caso clínico de prematuro extremo, apresentaremos os principais aspectos da infecção sistêmica por *Candida* relacionados ao diagnóstico e à conduta, as dificuldades e controvérsias, bem como as evidências disponíveis. Ao final da leitura do capítulo, espera-se que o leitor seja capaz de:

- Identificar os principais fatores de risco a fim de reduzir aqueles evitáveis.
- Suspeitar precocemente de infecção fúngica no prematuro de alto risco e proceder à devida investigação diagnóstica.
- Indicar o tratamento adequado e monitorar sua efetividade e efeitos adversos.
- Reconhecer a infecção persistente e investigar o acometimento de órgãos.
- Vigiar as principais sequelas no neurodesenvolvimento.
- Avaliar criticamente as práticas assistenciais em seu serviço, visando incrementar as boas práticas (assistência menos invasiva e agressiva, alimentação precoce com leite materno, uso racional de antibióticos, tempo mínimo necessário de cateter vascular e de nutrição parenteral) que podem contribuir para a redução (não farmacológica) na incidência da infecção fúngica invasiva e, consequentemente, melhorar o prognóstico dos prematuros.

 Caso clínico

Prematuro de 26 semanas de gestação com peso de 700 g, nascido de parto vaginal consequente a trabalho de parto prematuro associado à bolsa rota de 20 horas. Nasceu com má vitalidade e apresentou desconforto respiratório precoce, necessitando de intubação em sala de parto e ventilação mecânica. Feitos surfactante e cateterismo de veia umbilical nas primeiras horas de vida. Iniciadas ampicilina e gentamicina pelo risco infeccioso, bem como nutrição parenteral no primeiro dia. A hemocultura foi negativa, mas o LCR apresentou alterações sugestivas de meningite e a evolução clínica não foi boa; assim, no 3º dia de vida, foi iniciada cefalosporina de 3ª geração. Retirado cateter umbilical no 5º dia e passado cateter central de inserção periférica (PICC). O recém-nascido teve boa evolução da infecção e os antibióticos foram suspensos após 14 dias de uso. Foi mantido em ventilação mecânica com baixos parâmetros, nutrição parenteral e progressão da dieta, sem intercorrências até 20 dias de vida quando passou a apresentar piora do estado geral, resíduos gástricos e hiperglicemia. Colhido hemograma: Htc = 39%; GB = 7.000 (neutrófilos = 40; linfócitos = 50; monócitos = 8; eosinófilos = 2), plaquetas = 80.000; PCR = 3,5 mg/dL. Colhido 2 hemoculturas = negativas em 48 horas.

Questão 1 – Frente a esse quadro, qual a sua primeira hipótese?
Comentário: Infecção fúngica sistêmica é uma forte hipótese, pois os fatores de risco, as alterações clínicas e laboratoriais são bastante sugestivas. Em 48 horas pode não haver crescimento do fungo em hemocultura, enquanto as bactérias, mesmo o estafilococo-coagulase negativa crescem nesse período. A colonização fúngica não causa alterações clínicas e laboratoriais.

Questão 2 – Com os dados disponíveis, quantos fatores de risco você identifica nesse prematuro?
Comentário: Pelo menos 6 fatores de risco podem ser identificados nesse prematuro, incluindo: prematuridade extrema; extremo baixo peso; cateter venoso central; uso de cefalosporina de 3ª geração; intubação traqueal; nutrição parenteral prolongada.

Questão 3 – Qual a sua proposta para confirmar o diagnóstico?
Comentário: Solicitar hemoculturas seriadas, LCR e cultura de urina. Destaca-se que hemocultura é o padrão-ouro no diagnóstico, mas a sensibilidade é baixa. Para otimizar o diagnóstico, recomenda-se colher hemoculturas diariamente com volume de 1 mL, respeitando-se o período de incubação de pelo menos 5 dias. O comprometimento do sistema nervoso central (SNC) é frequente e, na maioria dos casos, a hemocultura é negativa; assim, deve ser investigado pela análise bioquímica e cultura do LCR. A infecção fúngica pode manifestar-se como infecção urinária; dessa forma, se a pesquisa em urina resultar positiva, mesmo com hemocultura negativa, o paciente deve ser tratado como infecção fúngica invasiva.

Questão 4 – Ao discutir esse caso com a equipe médica, foi questionada a possibilidade de ter sido feita a profilaxia com fluconazol, pois a incidência de infecção fúngica no serviço é de 1,8%. Você responderia que:

Caso clínico (*continuação*)

Comentário: Neste caso não deveria ter sido feita a profilaxia com fluconazol porque a incidência de infecção fúngica no serviço é baixa e, nessa situação, o benefício da profilaxia é questionável. Há forte evidência de que o uso profilático de fluconazol é benéfico, efetivo e seguro para diminuir as taxas de colonização e infecção fúngica nos prematuros extremos, em serviços com alta incidência de infecção fúngica (> 5% ou 10%). Entretanto, se a incidência for baixa, o benefício da profilaxia é questionável e deve ser considerada a possibilidade do desenvolvimento de resistência na *C. albicans* e do aumento de *C.* não *albicans*.

Incidência e gravidade da infecção fúngica

Infecção fúngica invasiva é de três a cinco vezes mais frequente no recém-nascido do que em crianças e adultos. Acomete predominantemente prematuros, em especial os extremos e de extremo baixo peso, nos quais a incidência oscila entre 1% e 18%. A incidência tem diminuído nos últimos anos em decorrência de melhoria nas práticas assistenciais, medidas de controle de infecção e profilaxia.[1-3] Entretanto, a morbimortalidade dessa infecção continua elevada, como documentado no estudo da Rede Canadense que mostrou baixa incidência em prematuros < 33 semanas (0,64%), porém aqueles com infecção fúngica invasiva tiveram maior mortalidade (OR = 1,6), risco duas vezes maior de retinopatia grave e três vezes maior de enterocolite necrosante.[4]

As infecções fúngicas neonatais são causadas basicamente pelas espécies de *Candida*, sendo as mais frequentes *C. albicans* e *C. parapsilosis* (80% a 90% dos casos). Outras espécies incluem *C. tropicalis* (1% a 6%), *C. glabrata* e *C. krusei* detectadas em < 5%, mas preocupam pelo perfil de resistência.[5]

Candidíase invasiva é importante causa de morbimortalidade no prematuro. A mortalidade varia entre 20% e 30%, com cifras > 50% nos casos em que ocorre meningoencefalite.[3,6] Nos sobreviventes, são frequentes as sequelas (≥ 60%) incluindo leucomalácia, atraso no neurodesenvolvimento, paralisa cerebral, cegueira, deficiência auditiva e cognitiva.[5,7]

Patogênese: exposição, aderência, colonização e infecção

A *Candida* coloniza o trato gastrointestinal e respiratório nas primeiras 2 semanas, e a taxa de colonização é maior nos nascidos por parto vaginal. Após a segunda semana, ocorre a colonização da pele em virtude principalmente das mãos dos cuidadores (principal fonte de *C. parapsilosis*). A transmissão pode ser vertical (do trato geniturinário materno), mas a maioria é horizontal ocorrendo após 2 dias de vida, com maior taxa de colonização no final da primeira semana.[8] A colonização é frequente em prematuros de muito baixo peso internados em unidade de tratamento intensivo (UTI), atingindo até 60% a 70% nas quarta e sexta semanas, embora a maioria seja colonizada nas primeiras 2 semanas.[2,5-7] Um aspecto importante é que 10% a 50% dos colonizados desenvolvem infecção, e, quanto mais sítios de colonização, maior o risco.[6,7]

A imaturidade da pele, da mucosa do trato gastrointestinal e do sistema imune bem como os fatores de virulência da *Candida* predispõem à invasão tecidual e infecção.[5,7] Entre os fatores de virulência, a produção de adesinas é fundamental para a colonização e o epitélio lesado facilita a adesão. Outros fatores de virulência incluem produção de enzimas, formação de biofilme e transformação em hifas.[2]

Quadro clínico[2,9]

A infecção invasiva por *Candida* (candidíase) pode manifestar-se como:
- infecção de corrente sanguínea;
- infecção do trato urinário;

- meningoencefalite;
- infecção de outros sítios estéreis (peritônio, ossos e articulações).

A apresentação clínica mais frequente geralmente ocorre na segunda a terceira semanas de vida, com sinais inespecíficos sugestivos de sepse tardia (letargia, instabilidade cardiovascular, intolerância alimentar, apneias, hiperglicemia e aumento da PCR). Embora frequentes, esses sinais têm baixa especificidade.

O hemograma pode ser normal em 40% dos casos, e a presença de neutropenia é preocupante, pois a função de neutrófilos é fundamental para a morte da *Candida*.[3,5,9] Entre os achados hematológicos, destaca-se a plaquetopenia, que, além de frequente, parece ser o parâmetro mais acurado e efetivo para o diagnóstico precoce de infecção por *Candida*.[10]

Além do quadro sistêmico, pode ocorrer comprometimento do SNC (cerca de 25%), rins (5%), coração (5%), olhos (3%) e, mais raramente, fígado, baço, ossos e articulações. Esse acometimento de órgãos é mais comum quando a candidemia é persistente. No SNC, a *Candida* pode causar meningoencefalite, abcesso ou ventriculite.[3,5,6,9]

Candidíase de início precoce (na primeira semana de vida) é rara, porém grave, considerada congênita e pouco descrita na literatura. A mortalidade é alta. Está associada ao parto vaginal, à corioamnionite e à presença de dispositivo intrauterino e geralmente é causada pela *Candida albicans*. Manifesta-se frequentemente nas primeiras 48 horas de vida como dermatite invasiva com *rash* maculopapular ou lesões erosivas progressivas e também pode manifestar-se como sepse ou pneumonia. Recomenda-se o tratamento com anfotericina B por 14 dias.[9,11]

Fatores de risco[5-7,9]

- **Prematuridade extrema:** principal fator.
- **Peso de nascimento:** prematuros < 1.000 g são de maior risco, especialmente os < 750 g, nos quais a incidência é duas vezes > que nos de 750 a 1.000 g.
- **Uso de antibióticos:** principal fator modificável de risco. Em especial as cefalosporinas de 3ª geração, vancomicina e os carbapenêmicos. As cefalosporinas atingem alta concentração no sistema biliar e causam disbiose intestinal, favorecendo o crescimento de oportunistas como a *Candida*.
- **Cateter vascular e tempo de uso:** importantes na patogênese da candidíase invasiva em razão da formação do biofilme que protege a *Candida* da resposta imune e do antifúngico. Por isso, é recomendada a remoção do cateter. A remoção rápida (< 1 dia) melhora a evolução e diminui a mortalidade e sequelas.
- Cirurgia abdominal prévia e malformações do trato gastrintestinal alteram a barreira intestinal e predispõem à translocação.
- **Colonização em mais que um sítio:** cada sítio aumenta três vezes o risco de infecção.
- **Bloqueadores de H_2:** a redução da acidez gástrica prejudica a função de neutrófilos e facilita a invasão.
- **Nutrição parenteral:** o lipídio favorece o crescimento da *Candida*.
- **Uso de corticoide:** altera o número e função de linfócitos.
- **Outros fatores incluem:** intubação traqueal, neutropenia, inadequada higienização das mãos e tempo de hospitalização.

Diagnóstico

Baseia-se na suspeita clínica e na detecção da candidemia. É difícil e demorado, o que pode atrasar o tratamento e aumentar a mortalidade.[5]

Na suspeita de candidíase invasiva, devem ser realizados: hemocultura e urocultura; LCR (citologia e cultura); e exame de fundo de olho. Recomenda-se também ultrassonografia (de crânio, renal e cardíaco) para investigar foco profundo.[2,6,9]

Hemocultura é o padrão-ouro, porém tem baixa sensibilidade ($\leq 50\%$) e requer grande volume de sangue. A sensibilidade varia conforme o volume de sangue coletado e a espécie de *Candida*, sendo que a *C. glabrata* cresce menos no Bactec. Para aumentar a sensibilidade, a Sociedade Europeia de Microbiologia Clínica e Doenças Infecciosas (ESCMID) recomenda colher diariamente ≥ 2 amostras de sangue de locais diferentes, num volume total de 2 a 4 mL. O crescimento do fungo na hemocultura pode demorar de 1 a 14 dias, e após o crescimento é necessário um tempo adicional para identificar a espécie da *Candida*.[1,7,12]

A positividade da hemocultura é intermitente e aumenta conforme o número de órgãos acometidos, passando de 28% (um órgão) para 78% (quatro órgãos).[5] A hemocultura pode ser negativa se a candidemia for baixa ou se houver foco profundo sem candidemia. Assim, hemocultura negativa não exclui a candidíase. O isolamento de leveduras em tecidos ou fluidos estéreis indica a presença de foco profundo.[12]

O diagnóstico de meningoencefalite também é difícil, pois pode não haver sinais neurológicos, o LCR é normal em cerca de 50% dos casos, os exames de imagem não são sensíveis e a maioria dos recém-nascidos com comprometimento do sistema nervoso central (SNC) tem hemocultura negativa. Assim, ao tratar um recém-nascido com infecção fúngica invasiva, deve-se considerar sempre a possibilidade de comprometimento do SNC.[1,5]

Se a cultura de urina for positiva para *Candida*, o recém-nascido deve ser tratado como candidíase invasiva, pois a candidúria tem a mesma implicação no prognóstico que a candidemia.[1,13]

Outros métodos diagnósticos:[5,7]

- Detecção de antígenos fúngicos (1-3 β-D glucana) não tem *cut-off* estabelecido para recém-nascidos e por isso não é recomendado.
- Reação de polimerização em cadeia é promissora, porém não disponível na prática clínica.

Estratégias terapêuticas

Tratamento empírico

Em virtude das dificuldades e demora no diagnóstico, alguns autores recomendam iniciar o tratamento empírico na suspeita de candidíase invasiva no prematuro de alto risco (plaquetopênico e sem melhora clínica com uso prolongado de antibiótico de amplo espectro), e há estudos sugerindo que o tratamento empírico pode reduzir a mortalidade e melhorar o prognóstico.[7,9] Entretanto, os resultados não são uniformes, e o estudo da Rede Neonatal Alemã, com 13.343 prematuros de muito baixo peso, mostrou que 5,4% foram tratados empiricamente e apenas 0,3% tiveram candidíase confirmada. Nesse estudo, o tratamento empírico não reduziu a mortalidade e associou-se com maior risco de displasia broncopulmonar e retinopatia, porém os prematuros tratados foram mais imaturos e mais graves.[14] Embora o início empírico do tratamento seja uma prática frequente, é necessária mais evidência de sua efetividade em melhorar o prognóstico.[2]

Profilaxia

Envolve medidas gerais para controle de infecção como uso racional de antibióticos, uso criterioso de cateter vascular, uso precoce de leite materno.

O uso de probióticos pode prevenir colonização, mas seu impacto na prevenção de infecção não está estabelecido.[6]

Fluconazol é a 1ª escolha para profilaxia. Vários ensaios clínicos randomizados e revisões sistemáticas mostram que previne a colonização por *Candida* e diminui a incidência de infecção.[15] A profilaxia com fluconazol é efetiva e segura, mas há preocupação com o desenvolvimento de resistência e com o aumento na incidência de *Candida* não *albicans* e *Malassezia furfur*.[3,16]

O *guideline* da Sociedade Americana de Doenças Infecciosas (IDSA, 2016)[13] recomenda que, se a unidade tem incidência de candidíase > 10%, deve ser feita a profilaxia no prematuro

< 1.000 g, com fluconazol 3 a 6 mg/kg, duas vezes/semana, durante 6 semanas (recomendação forte; alta qualidade da evidência). Nas unidades com baixa incidência de candidíase, é questionável a profilaxia porque o número necessário a tratar é muito alto. Nistatina oral 100.000 U 3 vezes/dia, por 6 semanas, pode ser uma alternativa se houver resistência ao fluconazol ou este não for disponível (recomendação fraca; moderada evidência).[13]

Com relação à dose do fluconazol profilático a sugestão é para o uso da menor dose (3 mg/kg), pois a dose de 6 mg/kg não se mostrou mais efetiva, pode ter maior toxicidade e aumenta o custo.[17]

A nistatina é pouco estudada em recém-nascidos, principalmente nos < 750 g, nos quais, muitas vezes, não se consegue administrá-la por via oral. Ensaio clínico randomizado com prematuros de 1.000 a 1.500 g mostrou que o uso profilático de nistatina por 6 semanas foi efetivo e seguro em reduzir a colonização, mas não houve diferença estatística na infecção.[18]

Tratamento
Anfotericina-B

É a 1ª opção terapêutica em todas as formas de manifestação da infecção invasiva por *Candida*. Recomendada nos *guidelines* americano e europeu. Dose: 1 mg/kg/dia por via intravenosa (IV) (alguns autores sugerem que pode ser aumentada para 1,5 mg/kg/dia, se necessário).[2,9,13]

É potente fungicida, ativa contra quase todos os fungos do período neonatal, sendo muito rara a ocorrência de resistência. Entretanto, há poucos estudos sobre a farmacocinética no recém-nascido e estes mostram grande variabilidade no volume de distribuição, vida-média e *clearance*. É pouco metabolizada e excretada lentamente na urina e fezes. Liga-se ao ergosterol da parede fúngica, aumentando a permeabilidade e causando morte celular, mas também se liga ao colesterol de células humanas, causando efeitos adversos. Entre estes, destaca-se a nefrotoxicidade em virtude da diminuição do fluxo sanguíneo renal e da filtração glomerular. Hipocalemia e hepatotoxicidade são outros efeitos adversos que devem ser monitorados durante o tratamento. Estudos sugerem que o aumento na oferta de sódio (> 4 mEq/kg/dia) reduz a nefrotoxicidade.[19] Em recém-nascidos, os efeitos adversos são menos frequentes e a penetração liquórica é melhor do que em adultos.[20,21]

Formulações lipídicas de anfotericina

Entre elas, a anfotericina lipossomal é a mais estudada. A dose recomendada é de 3 a 5 mg/kg/dia IV. Formulada em pequenos lipossomos que são menos fagocitados, tem menor *clearance* e atinge maior concentração nos tecidos. Tem como vantagens o uso de dose maior, atividade contra o biofilme e menos efeitos adversos. Entretanto, tem mínima penetração renal (o que explica a menor nefrotoxicidade), há dúvidas quanto aos níveis liquóricos e poucos estudos em recém-nascidos. É cara, a recomendação para seu uso é fraca e com baixa evidência, devendo ser reservada para casos de toxicidade da anfotericina-B ou de resistência ao fluconazol, desde que não haja comprometimento renal.[2,6,13,20]

Fluconazol

Na dose de 12 mg/kg/dia IV ou oral (VO), é uma alternativa nos serviços que não usam fluconazol profilático, mas há que se considerar a possibilidade de desenvolvimento de resistência em espécies de *Candida* não *albicans*.[3,13]

É fungistático, atua via citocromo P450 do fungo, diminuindo a síntese de ergosterol e inibindo a formação da membrana celular. É pouco ativo contra *C. glabrata* e não tem atividade contra *C. krusei*. Excretado sem metabolização na urina. Tem excelente penetração no SNC e vítreo. É uma boa opção para tratar infecção urinária por *Candida* em virtude de sua excreção urinária sem metabolização. O uso oral atinge concentração sérica semelhante ao uso intravenoso. Efeitos adversos são poucos (irritação gástrica, aumento das enzimas hepáticas e da creatinina).[2,3]

Equinocandinas

Parecem ser muito promissoras, mas atualmente seu uso é indicado como terapia de resgate em casos de não resposta ao tratamento inicial, toxicidade à anfotericina ou resistência ao fluconazol.

São fungicidas efetivas contra a maioria das *Candidas* e ativas contra o biofilme. Atuam inibindo a síntese de 3β-D glucana, tornando a parede celular suscetível à lise osmótica. São consideradas seguras, mas há poucos estudos de farmacocinética em recém-nascidos e há preocupação com a baixa concentração no SNC e trato urinário. Não penetram no vítreo e, para penetrarem no SNC, é necessária alta concentração sérica. Têm como vantagens mínima interação de drogas e efeitos adversos.[13,21]

Micafungina é a única equinocandina aprovada para uso em recém-nascidos. A dose ideal não está estabelecida; mas para cobrir o SNC, recomenda-se a dose de 10 mg/kg/dia IV. Em virtude da baixa concentração urinária, não deve ser usada para tratar infecção urinária por *Candida*. Estudos mostram que a micafungina é eficaz e segura em recém-nascidos, bem tolerada e os efeitos adversos (aumento de enzimas hepáticas, hiperbilirrubinemia, hipocalemia, distúrbios gastrintestinais) são leves e raramente resultam na suspensão do tratamento.[7,21]

Recomendações no tratamento da infecção invasiva por *Candida*

O *guideline* da Sociedade Americana de Doenças Infecciosas (IDSA, 2016)[13] recomenda fortemente:

- Punção lombar e exame da retina em todo recém-nascido com hemocultura ou urina positiva para *Candida*.
- Ultrassom ou tomografia de vias urinárias, fígado e baço nos recém-nascidos com hemocultura positiva persistente (> 5 dias).
- Remoção do cateter venoso central o mais breve possível.
- Duração do tratamento da candidemia sem comprometimento de órgãos deve ser de 2 semanas após confirmar a erradicação da candidemia e a resolução dos sinais clínicos.
- Na meningoencefalite: se houver dreno ou derivação ventricular, devem ser removidos. Se a resposta à anfotericina foi boa, o tratamento pode ser descalonado para fluconazol, desde que a *Candida* seja sensível.

O tempo ideal de tratamento não está estabelecido, geralmente o tratamento é mantido no mínimo por 14 dias após resolução dos sinais clínicos e obtenção de pelo menos duas hemoculturas negativas. Se houver endocardite ou bezoar fúngico renal, recomenda-se tratar por 6 semanas.[6]

Finalizando, apresentamos um algoritmo da conduta na infecção invasiva por *Candida* com base nas propostas de Kaufman (2010)[9] e Bersani et al. (2019)[2] (Figura 12.1).

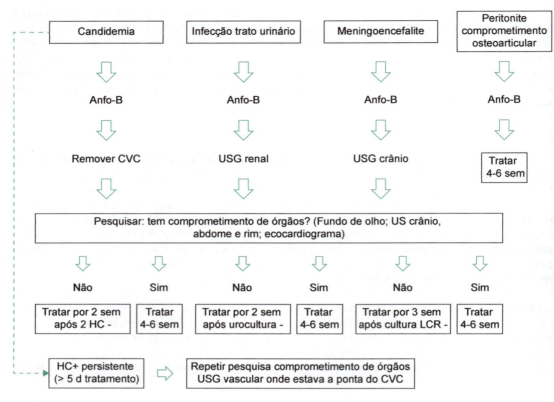

Figura 12.1. Algoritmo da conduta na infecção invasiva por *Candida*.
USG: ultrassonografia; HC: hemocultura; LCR: líquido cefalorraquidiano; sem: semana(s); d: dia(s); CVC: cateter venoso central.
Fonte: Adaptada de Bersani I, Piersigilli F, Goffredo BM, Santisi A, Cairoli S, Ronchetti MP et al., 2019; Kaufman DA, 2010.

Referências bibliográficas

1. Calley JL, Warris A. Recognition and diagnosis of invasive fungal infections in neonates. J Infect. 2017;74(Suppl 1):S108-13.
2. Bersani I, Piersigilli F, Goffredo BM, Santisi A, Cairoli S, Ronchetti MP et al. Antifungal drugs for invasive Candida infections (ICI) in neonates: future perspectives. Front Pediatr. 2019;7:375. doi: 10.3389/fped.2019.00375.
3. Hornik CD, Bondi DS, Greene NM, Cober MP, John B. Review of fluconazole treatment and prophylaxis for invasive candidiasis in neonates. J Pediatr Pharmacol Ther. 2021;26(2):115-22.
4. Ting JY, Roberts A, Synnes A, Canning R, Bodani J, Monterossa L, Shah PS; Canadian Neonatal Network Investigators. Invasive fungal infections in neonates in Canada: epidemiology and outcomes. Pediatr Infect Dis J. 2018;37(11):1154-9.
5. Kelly MS, Benjamin Jr DK, Smith PB. The epidemiology and diagnosis of invasive candidiasis among premature infants. Clin Perinatol. 2015;42(1):105-17.
6. Pana ZD, Kougia V, Roilides E. Therapeutic strategies for invasive fungal infections in neonatal and pediatric patients: an update. Expert Opin Pharmacother. 2015;16(5):693-710.
7. De Rose DU, Santisi A, Ronchetti MP, Martini L, Serafini L, Betta P et al. Invasive Candida infections in neonates after major surgery: current evidence and new directions. Pathogens. 2021;10(3):319. doi: 10.3390/pathogens10030319.

8. Benjamin MD, Jolivet E, Desbois N, Pignol J, Ketterer-Martinon S, Pierre-Louis L et al. Colonisation à levures chez les prématurés de moins de 1.500 g hospitalisés en réanimation néonatale (Fungal colonization in preterm neonates weighing less than 1,500 g admitted to the neonatal intensive care unit). Arch Pediatr. 2016;23(9):887-94.
9. Kaufman DA. Neonatal candidiasis: clinical manifestations, management and prevention strategies. J Pediatr. 2010;156:S53-67.
10. Yang YC, Mao J. Value of platelet count in the early diagnosis of nosocomial invasive fungal infections in premature infants. Platelets. 2018;29(1):65-70.
11. Barton M, Shen A, O'Brien K, Robinson JL, Davies HD, Simpson K et al.; Pediatric Investigators Collaborative Network on Infections in Canada (PICNIC). Early-onset invasive candidiasis in extremely low birth weight infants: perinatal acquisition predicts poor outcome. Clin Infect Dis. 2017;64(7):921-7.
12. Cuenca-Estrella M, Verweij PE, Arendrup MC, Arikan-Akdagli S, Bille J, Donnelly JP et al.; ESCMID Fungal Infection Study Group. ESCMID guideline for the diagnosis and management of Candida diseases, 2012: diagnostic procedures. Clin Microbiol Infect. 2012;18(Suppl 7):9-18.
13. Pappas PG, Kauffman CA, Andes DR, Clancy CJ, Marr KA, Ostrosky-Zeichner L et al. Clinical practice guideline for the management of candidiasis: 2016 update by the Infectious Diseases Society of America. Clin Infect Dis. 2016;62(4):e1-50.
14. Fortmann I, Hartz A, Paul P, Pulzer F, Müller A, Böttger R et al.; German Neonatal Network. Antifungal treatment and outcome in very low birth weight infants: a population-based observational study of the German Neonatal Network. Pediatr Infect Dis J. 2018;37(11):1165-71.
15. Rios JFDS, Camargos PAM, Corrêa LP, Romanelli RMC. Fluconazole prophylaxis in preterm infants: a systematic review. Braz J Infect Dis. 2017;21(3):333-8.
16. Chen IT, Chen CC, Huang HC, Kuo KC. Malassezia furfur emergence and candidemia trends in a neonatal intensive care unit during 10 years: the experience of fluconazole prophylaxis in a single hospital. Adv Neonatal Care. 2020;20(1):e3-8.
17. Leonart LP, Tonin FS, Ferreira VL, Penteado STS, Motta FA, Pontarolo R. Fluconazole doses used for prophylaxis of invasive fungal infection in neonatal intensive care units: a network meta-analysis. J Pediatr. 2017;185:129-35.e6.
18. Rundjan L, Wahyuningsih R, Oeswadi CA, Marsogi M, Purnamasari A. Oral nystatin prophylaxis to prevent systemic fungal infection in very low birth weight preterm infants: a randomized controlled trial. BMC Pediatr. 2020;20(1):170. doi: 10.1186/s12887-020-02074-0.
19. Turcu R, Patterson MJ, Omar S. Influence of sodium intake on amphotericin B-induced nephrotoxicity among extremely premature infants. Pediatr Nephrol. 2009;24(3):497-505.
20. Silver C, Rostas S. Comprehensive drug utilization review in neonates: liposomal amphotericin B. J Pharm Pharmacol. 2018;70(3):328-34.
21. Scott BL, Hornik CD, Zimmerman K. Pharmacokinetic, efficacy and safety considerations for the use of antifungal drugs in the neonatal population. Expert Opin Drug Metab Toxicol. 2020;16(7):605-16.

Seção 5
Distúrbios cardiocirculatórios

Coordenadora:
Lilian dos Santos Rodrigues Sadeck

Capítulo 13

Recém-nascido pré-termo de extremo baixo peso com hipotensão no primeiro dia de vida

Ligia Maria Suppo de Souza Rugolo

Introdução

Recém-nascidos pré-termos são de alto risco para apresentarem distúrbios hemodinâmicos nos primeiros dias de vida, e vários fatores contribuem para esse risco, conforme ilustrado no caso clínico a seguir.

Caso clínico 1

Gestante com 27 semanas e 5 dias de gestação deu entrada no pronto-socorro com queixa de discreto sangramento vaginal e apresentava pressão arterial (PA) 160 × 100 mmHg. A cardiotocografia mostrou sofrimento fetal, sendo indicada cesariana de urgência. Recém-nascido (RN) nasceu hipotônico e em apneia, feito clampeamento imediato de cordão, foram necessários três ciclos de ventilação com pressão positiva (VPP) e aumento da FiO_2 até 0,5. Teve Apgar 3-7 e pesou 950 g. Apresentou desconforto respiratório sem melhora com pressão positiva contínua (CPAP), foi intubado e encaminhado à unidade de terapia intensiva neonatal (UTIN).

Feito cateterismo venoso umbilical, recebeu surfactante na 1ª hora de vida e permaneceu em ventilação mecânica (PIP = 25; PEEP = 7; FR = 40; FiO_2 = 0,4).

Qual sua expectativa quanto à evolução hemodinâmica deste prematuro no primeiro dia de vida?
É bastante provável que este pré-termo apresente distúrbio hemodinâmico decorrente da falha na circulação de transição evoluindo com baixo fluxo sistêmico, hipotensão e eventualmente até choque transicional.

Quais os fatores de risco para distúrbio hemodinâmico nesse paciente?
Especificamente neste caso clínico, podemos identificar vários fatores de risco para a falha na circulação de transição incluindo prematuridade extrema com imaturidade do miocárdio, ausência de corticosteroide antenatal, clampeamento imediato de cordão, ventilação mecânica com pressão elevada e provável presença de canal arterial patente de grande calibre.

Caso clínico 1 (continuação)

Qual sua proposta para a monitorização hemodinâmica desse prematuro?
Avaliar:
- parâmetros clínicos: PA, frequência cardíaca (FC), pulsos e tempo de enchimento capilar;
- parâmetros laboratoriais: pH, lactato, ureia e creatinina;
- função de órgãos por meio de: diurese, estado de consciência e tônus muscular;
- função cardiovascular pela ecografia funcional.

Transição ao nascimento, falha na circulação de transição e baixo fluxo sistêmico no pré-termo extremo

Ao nascimento, ocorrem importantes alterações na circulação fetal e adaptações fisiológicas em vários órgãos, especialmente coração e pulmões. Dois eventos desencadeiam essas alterações: o início da respiração com aumento da oxigenação; liberação de vasodilatadores; e diminuição da resistência vascular pulmonar (RVP), com consequente aumento no fluxo sanguíneo pulmonar e, em paralelo, o clampeamento do cordão umbilical que propicia aumento na resistência vascular sistêmica (RVS).[1] Esse aumento no fluxo sanguíneo pulmonar é importante para garantir adequada pré-carga de ventrículo esquerdo (VE), que, no feto, era mantida pelo retorno venoso umbilical. Assim, o início da ventilação antes do clampeamento do cordão evita prejuízo na pré-carga de VE e no débito cardíaco (DC) e contribui para adequada transição ao nascimento, o que ocorre na maioria dos recém-nascidos de termo.

Em prematuros, vários fatores podem complicar a transição circulatória ao nascimento. Esses recém-nascidos, com frequência, têm dificuldade em estabelecer a respiração ao nascer e são submetidos ao clampeamento imediato de cordão; com isso, diminui-se a pré-carga de VE e, concomitantemente à RVS, aumenta, ou seja, aumenta a pós-carga de VE.[2] O miocárdio é imaturo, com menor estoque de energia e tem limitada capacidade de resposta ao aumento da pós-carga, principalmente se a pré-carga for inadequada ou a contratilidade, prejudicada, o que propicia diminuição do débito cardíaco. O canal arterial imaturo está patente ao nascimento e, com a redução da resistência vascular pulmonar, ocorre *shunt* E-D, aumentando o fluxo sanguíneo pulmonar nas primeiras horas. Como consequência, pode haver diminuição da PA e do fluxo sanguíneo sistêmico, aumento da necessidade ventilatória ou mesmo edema pulmonar e eventualmente hemorragia pulmonar.[3]

O baixo fluxo sanguíneo sistêmico consequente à falha na circulação de transição é frequente em prematuros menores que 30 semanas de gestação, acometendo cerca de um terço deles no primeiro dia de vida. Nestes prematuros, caracteristicamente, o baixo fluxo ocorre nas primeiras horas de vida (3 a 12 horas), mas o diagnóstico com base nos recursos tradicionais de monitorização pode ser tardio, pois a PA inicialmente é normal (fase compensada do choque).[3,4]

Por isso, é importante o reconhecimento dos recém-nascidos (RN) de risco, destacando-se que a frequência desse distúrbio é inversamente proporcional à idade gestacional. A ecografia funcional, cujo uso tem sido crescente, traz importante contribuição para o diagnóstico precoce, entendimento da fisiopatologia do distúrbio hemodinâmico e adequação da conduta.[3,4]

A Figura 13.1 apresenta esquematicamente a fisiopatologia da falha na circulação de transição, baixo fluxo sistêmico e choque transicional.

Vários fatores aumentam o risco de distúrbios hemodinâmicos em recém-nascidos, como apresentado no Quadro 13.1.

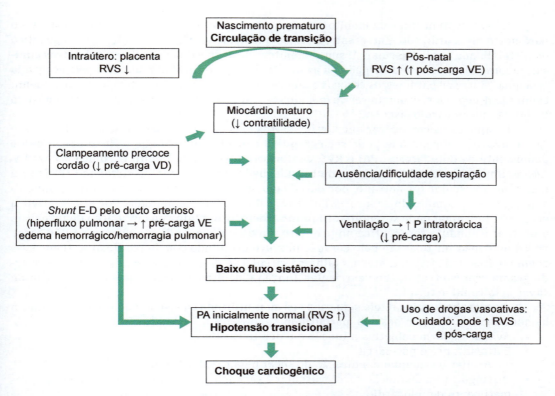

Figura 13.1. Fisiopatologia da falha na circulação de transição e choque transicional no prematuro.
RVS: resistência vascular sistêmica; VD: ventrículo direito; VE: ventrículo esquerdo.
Fonte: Adaptada de Kluckow M, 2018.

Quadro 13.1 – Fatores de risco e mecanismos das alterações hemodinâmicas em recém-nascidos.	
Fatores	*Mecanismos das alterações hemodinâmicas*
Imaturidade do miocárdio	↓ Contratilidade do miocárdio; ↓ DC < Efeito de catecolaminas
Tônus vascular imaturo	Predomínio de receptores α < Expressão dos β (tendência a vasoconstrição)
Canal arterial patente	*Shunt* E-D ou D-E; alteração do DC
Clampeamento precoce de cordão Perda sanguínea	↓ Volemia, ↓ Capacidade de transporte de O_2; ↓ DC
Doença respiratória: SDR, HPP	↑ RVP, *shunt* D-E, hipoxia
Ventilação mecânica	↓ Enchimento cardíaco e DC
Hipotermia terapêutica	↑ RVS, ↓ FC, ↓ DC
Hipoxia	Alteração da RVS e RVP; ↓ Contratilidade
Sepse	Alteração da RVS e RVP; ↓ Contratilidade ↓ Volume intravascular

DC: débito cardíaco; FC: frequência cardíaca; HPP: hipertensão pulmonar persistente; RVP: resistência vascular pulmonar; RVS: resistência vascular sistêmica; SDR: síndrome do desconforto respiratório.
Fonte: Adaptado de Schwarz CE, Dempsey EM, 2020.

Há várias limitações na monitorização hemodinâmica neonatal e geralmente a PA é o parâmetro mais utilizado. Entretanto, a PA isoladamente tem baixa acurácia no diagnóstico de instabilidade cardiovascular. Assim, a monitorização do RN deve incluir parâmetros clínicos, laboratoriais, função de órgãos e a avaliação da função cardiocirculatória pela ecografia funcional. Entre os parâmetros clínicos e laboratoriais, a associação do tempo de enchimento capilar (≥ 4 segundos) e lactato sérico (> 4 mmol/L) apresenta a maior acurácia no diagnóstico da instabilidade cardiovascular.[3,5,6]

É importante considerar que nos primeiros dias há pouca correlação entre PA e fluxo sanguíneo sistêmico, o que pode ser entendido considerando-se que o fluxo sanguíneo é dependente de dois fatores: PA; e RVS, conforme a fórmula de Débito Cardíaco = PA/RVS. Assim, um prematuro hipotenso pode ter adequado fluxo sanguíneo sistêmico (FSS) se a resistência vascular for baixa; e, por outro lado, mesmo com a PA normal, o fluxo sanguíneo pode estar diminuído se a resistência vascular estiver aumentada. Por esse motivo, a ecografia funcional pode ser muito útil para caracterizar a falha na circulação de transição e nortear a conduta terapêutica no primeiro dia de vida, quando o aumento na pós-carga de VE pode não ser tolerado pelo coração imaturo evoluindo com baixo fluxo sistêmico. Os componentes mais importantes da falha na circulação de transição avaliados pelo ecocardiograma são: contratilidade ventricular, função e débito cardíaco; tamanho e direção do *shunt* pelo canal arterial.[6-8]

A ecografia funcional tem sido cada vez mais utilizada e mostrando-se útil na avaliação hemodinâmica do recém-nascido, permitindo:[8]
- Avaliar de forma objetiva a função e o débito cardíaco.
- Estimar a pré e pós-carga.
  - Avaliar o tamanho e a direção do *shunt* pelo canal arterial.
- Distinguir se a disfunção cardiovascular é secundária à condição de carga ou comprometimento do miocárdio.
- Avaliar o efeito das drogas vasoativas no débito cardíaco.
- Estimar o fluxo sistêmico pela medida do fluxo na veia cava superior.

 Caso clínico 1 (*continuação*)

Nas primeiras 12 horas, o prematuro estabilizou o quadro respiratório, manteve pressão arterial média (PAM) entre 27 e 28 mmHg. Entre 12 e 24 horas, evoluiu com piora do estado geral, oligúria, hipercalemia, PAM entre 24 e 25 mmHg, tempo de enchimento capilar 4 segundos, lactato = 4,5 mmol/L.

Com essa evolução, qual a sua hipótese?

Esse pré-termo está apresentando sinais de choque e a hipótese mais provável é que o choque seja decorrente da falha na circulação de transição, evoluindo com baixo fluxo sistêmico e culminando no choque transicional. Vale lembrar que é grande a preocupação do neonatologista com o choque séptico no prematuro, porém neste caso especificamente não há qualquer fator de risco para se considerar esta hipótese.

Qual a melhor conduta?

Como o pré-termo apresenta sinais de choque a expansão deve ser realizada, mas com cautela pois a sobrecarga de volume pode piorar a disfunção cardíaca e aumentar o risco de hemorragia peri-intraventricular. Infundir soro fisiológico 10 mL/kg em 30 minutos. Se não houver reversão do choque com a expansão, está indicado o uso de inotrópicos. Considerando-se a fisiopatologia deste distúrbio hemodinâmico, a dobutamina é a droga de eleição visando melhorar o débito cardíaco e fluxo sistêmico. Se persistir a hipotensão, a próxima opção é adrenalina.

Qual a expectativa quanto ao prognóstico desse pré-termo?

A grande preocupação frente ao prematuro com baixo fluxo sistêmico é que este apresenta risco aumentado de hemorragia peri-intraventricular e pior prognóstico de neurodesenvolvimento.

Esse pré-termo evoluiu com hipotensão e sinais de má perfusão, caracterizando o choque transicional, para o qual as condutas têm sido variáveis entre os serviços, pois não há evidência suficiente para afirmar qual o tratamento ideal. Também não está claro se o tratamento melhora o prognóstico em longo prazo. A maioria dos autores considera que o pré-termo hipotenso deve ser tratado se houver sinais de inadequada perfusão de órgãos. A preocupação atual é que muitos pré-termos podem estar sendo tratados sem necessidade ou com medicamentos inadequados, e que o tratamento possa prejudicar a sequência de adaptações fisiológicas que ocorrem nos primeiros dias de vida.[5-7]

Algumas considerações devem ser feitas em relação ao tratamento do choque transicional.[5-7,9,10]

O uso de expansor deve ser criterioso. Expansão volêmica não deve ser usada de rotina no tratamento da hipotensão do prematuro, pois não há evidências de benefício com o uso rotineiro e a sobrecarga de volume pode piorar a disfunção cardíaca. Se houver sinais de choque, recomenda-se a expansão com 10 mL/kg de soro fisiológico, infundido em 30 minutos.[11]

O uso de inotrópicos justifica-se pela fisiopatologia do distúrbio transicional que envolve disfunção do miocárdio e baixo fluxo sistêmico, com RVS aumentada. Assim, a dobutamina (5 a 20 mcg/kg/min) pode ser usada como 1ª opção (↑ volume sistólico, débito cardíaco e fluxo sistêmico) e se houver hipotensão a próxima opção pode ser adrenalina em dose baixa (0,001 a 0,1 mcg/kg/min).

Muitos serviços utilizam dopamina (5 a 20 mcg/kg/min) como 1ª opção no tratamento da hipotensão do prematuro, e a maioria dos recém-nascidos apresenta boa resposta com dose ≤ 10 mcg/kg/min. O efeito inotrópico/vasopressor da dopamina é dose-dependente e muito variável nos prematuros, daí a preocupação com seu uso no primeiro dia de vida, quando o efeito vasopressor pode prejudicar o débito cardíaco.

Quanto ao uso de hidrocortisona, este só deve ser considerado como terapia de resgate na hipotensão refratária do prematuro extremo, atribuída à insuficiência adrenal transitória.[12]

Com relação ao prognóstico, os RN com baixo fluxo sistêmico apresentam risco aumentado de hemorragia peri-intraventricular e pior prognóstico de neurodesenvolvimento.[3,4]

 Caso clínico 2

Pré-termo de 27 semanas e 5 dias de gestação, nasceu de parto vaginal consequente a trabalho de parto prematuro sem causa aparente. A mãe recebeu uma dose de corticosteroide, uma dose de sulfato de magnésio, uma dose de antibiótico e, durante o parto, apresentou temperatura de 38 °C. RN nasceu hipotônico e em apneia, feito clampeamento imediato de cordão, necessitou de três ciclos de VPP e FiO$_2$ de 0,5. Teve Apgar 3-7 e pesou 950 g. Apresentou desconforto respiratório sem melhora com CPAP, foi intubado e encaminhado à UTIN.

Você foi chamado pelo plantonista da UTIN para decidir a conduta inicial frente a esse pré-termo. Qual sua proposta?

Neste segundo caso clínico, o prematuro deve ser considerado de alto risco para sepse precoce (identificamos dois fatores de risco: trabalho de parto prematuro e febre materna) e, nessa situação, são recomendados a investigação laboratorial e o início do tratamento empírico.

Esse cenário é frequente e preocupante, pois a maioria dos nascimentos prematuros é associada ao trabalho de parto prematuro, à rotura prematura de membranas ou corioamnionite, condições estas que implicam risco infeccioso.[13] A presença de corioamnionite clínica é um importante fator de risco para sepse precoce, entretanto os critérios adotados para esse diagnóstico são variáveis entre os serviços. O Colégio Americano de Obstetrícia e Ginecologia recomenda adotar o termo "infecção intra-amniótica". Na presença de febre materna intraparto, a infecção intra-amniótica é considerada suspeita.[14]

O risco de sepse precoce é inversamente proporcional à idade gestacional; com cifras de 0,5 por 1.000, nos RN de termo; 1:1.000, nos prematuros tardios; 6:1.000, nos < 34 semanas; e, nos prematuros extremos, atingem 20:1.000. A mortalidade associada à sepse também é inversamente proporcional à idade gestacional e bastante elevada nos prematuros extremos (30%).[15]

Dadas a frequência da exposição ao risco infeccioso e a gravidade da sepse precoce, a maioria dos prematuros de muito baixo peso recebe antibióticos empiricamente nos primeiros dias de vida e, muitas vezes, esse uso é prolongado mesmo sem confirmar a infecção.[13] A antibioticoterapia desnecessária e prolongada deve ser evitada, pois tem vários efeitos adversos, destacando-se a disbiose intestinal e aumento no risco de enterocolite necrosante, sepse tardia e morte.[13,16] Assim, a antibioticoterapia empírica deve ser suspensa em 36 a 48 horas se não houver crescimento bacteriano na hemocultura e a evolução clínica for satisfatória.[13]

 Caso clínico 2 (*continuação*)

Em nosso segundo cenário, o prematuro evoluiu nas primeiras horas com piora respiratória e do estado geral, pulsos finos, tempo de enchimento capilar de 4 segundos e não foi conseguido aferir a PA.

Qual a principal hipótese?
Na situação de risco infeccioso as manifestações clínicas no primeiro dia de vida contribuem bastante para a caracterização da infecção e tomada de decisão terapêutica. Em nosso segundo caso clínico, já nas primeiras horas de vida o prematuro nascido em situação de alto risco infeccioso manifestou sinais de choque, portanto a hipótese é de choque séptico.

Qual a melhor conduta?
Considerando o diagnóstico de choque séptico a conduta será: expansão criteriosa com soro fisiológico (lembrando que a expansão volêmica pode aumentar o risco de hemorragia peri-intraventricular em prematuros) e se não houver resposta iniciar dopamina.

Embora a sepse seja a principal causa de choque e o choque séptico seja importante causa de óbito em recém-nascidos, há poucos estudos sobre esse tema; os estudos têm casuística pequena e geralmente envolvem crianças junto com recém-nascidos. Ensaios clínicos randomizados sobre choque neonatal são escassos; assim, há pouca evidência sobre qual é a melhor conduta terapêutica. As recomendações baseiam-se em consenso de especialistas e *guidelines* disponíveis para adultos, crianças e recém-nascidos de termo.[17,18]

A manifestação hemodinâmica do choque séptico neonatal é variável e complicada pelas peculiaridades da prematuridade e pelas alterações circulatórias fisiológicas nos primeiros dias de vida. O recém-nascido séptico pode ter sinais de má perfusão e PA normal, se a resistência vascular periférica estiver aumentada. Pode apresentar-se hipotenso com boa perfusão no choque quente (vasodilatado), ou pode estar hipotenso e mal perfundido no choque frio (vasoconstrito).[6] O mecanismo proposto para a hipotensão no choque séptico envolve a alteração da regulação do tônus vascular periférico (sendo frequente a vasodilatação decorrente de síndrome da resposta inflamatória sistêmica) associada ou não com disfunção do miocárdio.[19] O débito cardíaco inadequado associado à falência microcirculatória pode comprometer a perfusão e função de diversos órgãos, e a disfunção de múltiplos órgãos piora o prognóstico.[17]

O diagnóstico e a intervenção terapêutica devem ser rápidos, pois a rápida restauração da perfusão tecidual melhora o prognóstico.

Os cuidados básicos incluem obter acesso vascular, garantir adequada ventilação, corrigir eventuais distúrbios metabólicos e anemia, iniciar antibioticoterapia (o início precoce de antibióticos reduz a progressão para disfunção de múltiplos órgãos).[17,18]

Tratamento específico[5,6,11,12,17,19]

- **Expansão volêmica:** soro fisiológico 10 a 20 mL/kg em 30 a 60 minutos. Visando corrigir a hipovolemia relativa decorrente da vasodilatação e, assim, melhorar a pré-carga.

Entretanto, o uso de expansor em prematuros deve ser feito com cautela, pois pode aumentar a morbidade (maior risco de hemorragia peri-intraventricular, persistência do canal arterial e doença pulmonar crônica) e, se houver disfunção do miocárdio, o aumento da pré-carga pode ser prejudicial.[11]

- **Dopamina:** 5 a 10 mcg/kg/min é a 1ª opção de droga vasoativa, se não houver boa resposta à expansão volêmica. É a droga vasoativa mais estudada e mais utilizada no suporte hemodinâmico neonatal, considerada efetiva e segura. Metanálise de três ensaios clínicos sugere que a adrenalina é tão efetiva e segura quanto a dopamina no tratamento do choque séptico pediátrico e neonatal; entretanto, os estudos foram pequenos e heterogêneos.[20] Em recém-nascidos, a adrenalina apresenta alguns efeitos adversos como hiperglicemia e aumento do lactato e tem sido indicada como 2ª opção no choque resistente à dopamina. A dose recomendada é de 0,05 a 0,3 mcg/kg/min.
- **Dobutamina:** 5 a 10 mcg/kg/min deve ser indicada se houver disfunção do miocárdio ou se o prematuro estiver normotenso, porém com má perfusão.
- **Hidrocortisona:** 1 mg/kg a cada 6 horas. Indicada apenas como terapia de resgate, considerando-se a possibilidade de insuficiência adrenal transitória no prematuro extremo. Não há ensaios clínicos randomizados sobre seu uso no choque séptico. A dose ideal, o intervalo e o tempo de uso não estão estabelecidos, sendo sugerido que, ao se utilizar corticosteroide no recém-nascido, seja utilizada a menor dose que seja efetiva pelo menor tempo necessário.[12]

Outras opções terapêuticas usadas no choque quente em crianças e adultos são os vasopressores noradrenalina e vasopressina, potentes vasoconstritores periféricos e com efeito vasodilatador pulmonar, portanto potencialmente úteis no RN com choque quente e hipertensão pulmonar. Os estudos em recém-nascidos são poucos e pequenos e, embora sugiram que essas medicações possam ser benéficas no choque refratário, não há evidência suficiente da efetividade e segurança para recomendar o uso no período neonatal.[6,7,9,10]

Finalizando, esses dois cenários do prematuro extremo que evoluiu com choque no primeiro dia de vida alertam para a complexidade dos distúrbios hemodinâmicos em prematuros, as dificuldades e limitações no diagnóstico e tratamento do choque neonatal, e a preocupação como o prognóstico a curto e longo prazos, pois tanto no choque transicional como no choque séptico a mortalidade é alta e são frequentes as sequelas no neurodesenvolvimento.[17]

Referências bibliográficas

1. Evans K. Cardiovascular transition of the extremely premature infant and challenges to maintain hemodynamic stability. J Perinat Neonatal Nurs. 2016;30(1):68-72.
2. Hooper SB, Te Pas AB, Lang J, Vonderen JJ, Roehr CC, Kluckow M et al. Cardiovascular transition at birth: a physiological sequence. Pediatr Res. 2015;77(5):608-14.
3. Kluckow M. The pathophysiology of low systemic blood flow in the preterm infant. Front Pediatr. 2018;6:29. doi: 10.3389/fped.2018.00029.
4. Osborn DA. Diagnosis and treatment of preterm transitional circulatory compromise. Early Hum Dev. 2005;81:413-22.
5. Schwarz CE, Dempsey EM. Management of neonatal hypotension and shock. Semin Fetal Neonatal Med. 2020;25(5):101121. doi: 10.1016/j.siny.2020.101121.
6. Rugolo LMSS, Luca AKC. Uso de medicamentos vasopressores em neonatologia. PRORN. 2018;3:9-59.
7. Wu TW, Noori S. Recognition and management of neonatal hemodynamic compromise. Pediatr Neonatol. 2021;62(Suppl 1):S22-9.
8. Barrington K, El-Khuffash A, Dempsey E. Intervention and outcome for neonatal hypotension. Clin Perinatol. 2020;47(3):563-74.
9. Dempsey E, Rabe H. The use of cardiotonic drugs in neonates. Clin Perinatol. 2019;46(2):273-90.
10. Phad N, Waal K. What inotrope and why? Clin Perinatol. 2020;47(3):529-47.

11. Bakshi S, Koerner T, Knee A, Singh R, Vaidya R. Effect of fluid bolus on clinical outcomes in very low birth weight infants. J Pediatr Pharmacol Ther. 2020;25(5):437-44.
12. Kumbhat N, Noori S. Corticosteroids for neonatal hypotension. Clin Perinatol. 2020;47(3):549-62.
13. Puopolo KM, Benitz WE, Zaoutis TE; Committee on Fetus and Newborn; Committee on Infectious Diseases. Management of neonates born at ≤ 34 6/7 weeks' gestation with suspected or proven early-onset bacterial sepsis. Pediatrics. 2018;142(6):e20182896. doi: 10.1542/peds.2018-2896.
14. Committee opinion n. 712: intrapartum management of intraamniotic infection. Obstet Gynecol. 2017;130(2):e95-101.
15. Stoll BJ, Puopolo KM, Hansen NI, Sánchez PJ, Bell EF, Carlo WA et al.; Eunice Kennedy Shriver National Institute of Child Health and Human Development Neonatal Research Network. Early-onset neonatal sepsis 2015 to 2017: the rise of Escherichia coli, and the need for novel prevention strategies. JAMA Pediatr. 2020;174(7):e200593. doi: 10.1001/jamapediatrics.2020.0593. Erratum in: JAMA Pediatr. 2021 Feb 1;175(2):212.
16. Ficara M, Pietrella E, Spada C, Muttini EDC, Lucaccioni L, Iughetti L et al. Changes of intestinal microbiota in early life. J Matern Fetal Neonatal Med. 2020;33(6):1036-43.
17. Wynn JL, Wong HR. Pathophysiology and treatment of septic shock in neonates. Clin Perinatol. 2010;37(2):439-79.
18. Carcillo JA. A synopsis of 2007: ACCM clinical practice parameters for hemodynamic support of term newborn and infant septic shock. Early Hum Dev. 2014;90(Suppl 1):S45-7.
19. Bhat BV, Plakkal N. Management of shock in neonates. Indian J Pediatr. 2015;82(10):923-9.
20. Wen L, Xu L. The efficacy of dopamine versus epinephrine for pediatric or neonatal septic shock: a meta-analysis of randomized controlled studies. Ital J Pediatr. 2020;46(1):6. doi: 10.1186/s13052-019-0768-x.

Capítulo 14

Recém-nascido pré-termo extremo com suspeita de persistência do canal arterial

Lilian dos Santos Rodrigues Sadeck

O capítulo apresentará casos clínicos, discutindo a fisiopatologia, o diagnóstico e as abordagens atuais do tratamento da persistência do canal arterial (PCA) em recém-nascido pré-termo (RNPT).

Introdução

Os RNPT, especialmente os com idade gestacional (IG) abaixo de 32 semanas, estão em maior risco de manter o canal arterial pérvio. A exposição prolongada à PCA pode ser deletéria e tem sido associada à maior morbidade e mortalidade neonatal.[1] Embora, os mecanismos envolvidos na regulação do fechamento do canal arterial pós-natal não sejam totalmente compreendidos, a experiência clínica e os ensaios clínicos randomizados mais recentes vêm modificando a abordagem da PCA e reformularam estratégias de tratamento nos RN muito pré-termo e extremos que necessitam de intervenção. Embora haja milhares de publicações sobre o tema, a decisão de tratar a PCA ainda é fortemente debatida entre cardiologistas, cirurgiões e neonatologistas.[2,3] Inúmeros estudos encontraram associação da PCA com mortalidade e várias morbidades como displasia broncopulmonar, enterocolite necrosante, hemorragia peri-intraventricular e retinopatia da prematuridade, entretanto a relação de causa e efeito entre sua presença e os desfechos a curto ou longo prazo ainda não foi comprovada.[2] Quando não tratada, a PCA, evolui com *shunt* da esquerda para a direita, podendo comprometer a perfusão sistêmica. Determinar o volume do *shunt* é um passo crucial para decidir o curso de ação para RNPT com PCA. Utiliza-se a avaliação clínica, ecocardiografia e indicadores de hipoperfusão sistêmica ou da circulação pulmonar para quantificar o desvio, mas esse processo ainda não foi bem padronizado[2] e, portanto, varia entre as instituições. Embora o aumento da morbidade esteja associado à PCA, as opções de gestão têm sido ligadas a desfechos adversos,[4,5] o que enseja o debate sobre tratar ou não a PCA.[2]

Durante a vida fetal, o canal arterial é um componente essencial da circulação, permitindo que o sangue flua da direita para a esquerda da artéria pulmonar para a aorta descendente, enviando para os pulmões apenas 10% da volemia, enquanto o restante da volemia está na circulação sistêmica e na placenta. Com o avanço da maturidade fetal, ocorrem modificações na parede do canal arterial, diminuindo os fatores vasodilatadores e aumentando os fatores vasoconstritores. Os fatores vasodilatadores, que predominam até a idade gestacional de 34 semanas, são: nível elevado de prostaglandinas (PG), a maior parte produzida pela placenta imatura; maior sensibilidade na parede do canal à ação vasodilatadora das PG; e menor sensibilidade à ação vasoconstritora do oxigênio.[6]

Ao nascer, a circulação placentária de baixa resistência é removida e a resistência vascular pulmonar diminui de modo progressivo, coincidentemente com a aeração dos pulmões, resultando na reversão do fluxo no canal. Em RN a termo, após o nascimento, evolui com fechamento funcional, decorrente da ação vasoconstritora do oxigênio sobre a parede do canal arterial, nas primeiras 48 a 72 horas de vida e após 5 a 7 dias com fechamento anatômico. Entretanto, nos recém-nascidos (RN) pré-termos, tal fechamento pode se retardar, permanecendo patente após o quarto dia de vida.[6]

Epidemiologia

A incidência de PCA está inversamente relacionada à idade gestacional (IG) de nascimento. Permanece aberto aos 4 dias de vida em 10% dos RN com IG de 30 a 36 semanas, 80% daqueles entre 25 e 28 semanas de gestação e 90% em RN com IG < 25 semanas. Após o sétimo dia de vida, essa frequência declina para aproximadamente 2%, 65%, e 87% respectivamente nos grupos citados, especialmente quando associado à síndrome de desconforto respiratório (SDR) (Tabela 14.1).[7] Em RN extremamente prematuros, a PCA pode persistir por semanas, em comparação com os RN nascidos após 28 semanas em que a PCA é mais propensa a fechar espontaneamente.[8]

Tabela 14.1 – Tempo de fechamento espontâneo do canal arterial.			
	Fechamento espontâneo do canal arterial (%)		
Idade gestacional	**4 dias de vida**	**7 dias de vida**	**Na alta**
> 38 semanas	100	100	100
30 a 37 semanas	90	98	98
27 a 28 semanas	22	36	NA
25 a 26 semanas	20	32	NA
24 semanas	8	13	NA
Peso de nascimento	**Fechamento espontâneo do canal arterial (%)**		
1.000 a 1.500 g	35	67	94
< 1.000 g	21	34	NA

Fonte: Adaptada de Clyman RI, Couto J, Murphy GM, 2012.

Uma série de fatores perinatais,[9] além da prematuridade e baixo peso ao nascer, influencia o risco da patência do canal arterial prolongada. É mais frequente entre os RN pré-termos extremos, expostos à indometacina para tocólise ou sulfato de magnésio para neuroproteção, antes do parto,[10] e menos frequente após a administração pré-natal de glicocorticosteroides.

Uma forte relação entre PCA e síndrome de desconforto respiratório (SDR) tem sido reconhecida há muitos anos. Embora a natureza causal desta associação permaneça incerta, a PCA é, consequentemente, mais comum entre RN que necessitam de assistência ventilatória ou surfactante exógeno.[11]

Caso clínico de gemelares

Dados maternos: 22 anos G1P0. Realizou pré-natal desde o terceiro mês, com oito consultas. Morbidades na gestação atual: doença hipertensiva específica da gestação grave, evoluindo para HELLP parcial com plaquetopenia. Contraindicado o corticosteroide antenatal pela patologia materna, mas recebeu sulfato de magnésio. Gestação gemelar.

Dados do parto: nascido de parto cesáreo por HELLP síndrome.

Dados do gemelar 1: sexo masculino, branco, IG = 28 semanas, peso = 930 g, comprimento = 35 cm; perímetro cefálico = 27 cm. Nasceu vigoroso, ativo e reativo, com choro fraco, levado ao berço aquecido, FC > 100, colocado em saco estéril e touca dupla. Apresentou respiração irregular, feito um ciclo de ventilação por pressão positiva (VPP), com boa resposta. Monitorizado, mantido em CPAP (Pressão = 6 cmH$_2$O e reduzido FiO$_2$ para 25%), mantendo saturação adequada, mas com piora do desconforto respiratório e gemência. Optou-se por IOT no 9º minuto de vida. Apgar 7-9-9.

Dados do gemelar 2: sexo feminino, branca, IG = 28 semanas, peso = 880 g, comprimento = 34 cm, perímetro cefálico = 24,5 cm. Nasceu com choro e bom tônus, encaminhado ao berço aquecido, monitorizado, FC > 100 bpm e com respiração espontânea. Apresentou desconforto respiratório, iniciado CPAP com 1 minuto e 30 segundos de vida, com FiO$_2$ = 30%, evoluiu com melhora clínica. Apgar 8-10-10.

Qual a probabilidade destes gemelares terem persistência de canal arterial (PCA) aos 7 dias de vida, na ausência de intervenções destinadas a fechá-lo?

Como os gemelares nasceram com idade gestacional de 28 semanas, a probabilidade do canal arterial manter-se pérvio com 4 dias de vida é 78% e aos 7 dias de 64%. Com relação ao peso de nascimento, os gemelares nasceram com peso abaixo de 1.000 g, portanto a probabilidade é de 79% e 66%, respectivamente com 4 e 7 dias de vida.

Lembrando que os gemelares se apresentam com outros fatores de risco adicionais para PCA, como o uso materno do sulfato de magnésio e a necessidade de suporte com pressão positiva das vias aéreas e oxigênio suplementar, presumivelmente em virtude da SDR. Além da falta da exposição a esteroides no pré-natal, cujo uso está associado a um menor risco de PCA.

Esses dados dos RN justificam a necessidade de monitoração hemodinâmica desde a admissão na UTIN, com o objetivo de prevenir ou minimizar as repercussões da PCA.

Fisiopatologia

O gradiente de pressão entre a aorta e a artéria pulmonar, bem como o tamanho e a resistência do CA determinam os efeitos hemodinâmicos da PCA. O comprimento, o diâmetro interno e as propriedades de elastância intrínseca da parede definem a resistência dentro do CA.[2] Considerando-se que um diâmetro pequeno da PCA pode ser deixada sem tratamento pois evolui sem complicações, uma PCA de grande diâmetro deixada aberta em longo prazo pode ensejar hipertensão pulmonar.[12] Estudou-se também o papel das plaquetas no fechamento espontâneo da PCA no pré-termo.[13] As menores contagens de plaquetas maduras são um preditor independente de PCA com descompensação hemodinâmica significativa (PCAhs).[14]

O desvio de sangue da esquerda para a direita através da PCA causa excesso de circulação pulmonar e sobrecarga de volume do lado esquerdo do coração. Esse aumento no fluxo sanguíneo pulmonar pode afetar a maturação da vasculatura pulmonar em RN pré-termo. Pode resultar em edema pulmonar, redução da complacência pulmonar, troca ineficaz de gases e hemorragia pulmonar. Isso, por sua vez, resulta no aumento dos parâmetros ventilatórios, o que pode causar danos do parênquima pulmonar no recém-nascido, predispondo-o à displasia broncopulmonar.[2] Na Figura 14.1, pode-se acompanhar as alterações decorrentes do fluxo pelo canal arterial até a descompensação hemodinâmica.[15]

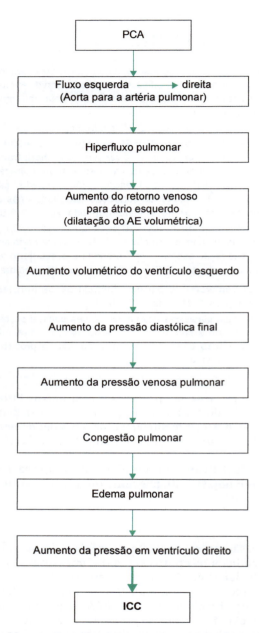

Figura 14.1. Fisiopatologia da descompensação hemodinâmica, decorrente da persistência de canal arterial e de hiperfluxo pulmonar.
AE: átrio esquerdo; ICC: insuficiência cardíaca congestiva; PCA: persistência de canal arterial.
Fonte: Adaptada de El-Khusffash AF, McNamara PJ, Noori S, 2019.

Quanto mais prematuro, mais rapidamente ocorre a descompensação, pois ela está associada à imaturidade cardiocirculatória e pulmonar. Com relação ao coração, observa-se que o músculo cardíaco apresenta menor inervação simpatomimética, menor massa contráctil, maior quantidade de água entre as fibras musculares e ventrículos com menor distensão,

Capítulo 14 – Recém-nascido pré-termo extremo com suspeita de persistência do canal arterial

portanto com menor força contrátil por grama de músculo; enquanto a circulação pulmonar imatura apresenta menor resistência da vascularização pulmonar e o uso de surfactante diminuindo mais rapidamente a resistência pulmonar. Em associação a essas características, o RN pré-termo tem menor pressão oncótica e maior permeabilidade capilar.[6]

Abordagem diagnóstica

Quadro clínico

A PCA em RNPT pode se tornar evidente por meio de achados no exame físico ou pelos sinais de comprometimento circulatório ou respiratório. O sinal mais característico é o aparecimento de sopro sistólico, grosseiro, mais audível na borda esternal esquerda e no dorso. No entanto, muitos RN com uma PCA de grande diâmetro podem não apresentar sopro, apesar de terem um grande *shunt* da esquerda para a direita e um hiperfluxo pulmonar.[9]

O sopro pode tornar-se audível ou aumentar de intensidade apenas à medida que o canal se contrai, resultando em maior velocidade e fluxo mais turbulento. O aumento do volume ventricular esquerdo, decorrente do retorno venoso pelo *shunt* da esquerda para a direita, pode produzir um impulso pré-cordial proeminente ou precórdio hiperativo. Pulsos arteriais muitas vezes são amplos em membros superiores e inferiores e podem ser palpáveis onde normalmente não são (p. ex., nas palmas das mãos e dorsos dos pés). A pressão diastólica sistêmica pode ser reduzida, com diferencial sisto diastólico ampliado, com pressões de pulso ampliadas em RNPT com peso ao nascer > 1.000 g. Mas pressões sistólicas, diastólicas e médias inferiores sem aumento da pressão de pulso são mais típicas naqueles com peso < 1.000 g.[9]

Porém, PCA é frequentemente suspeitada quando é detectado fluxo sanguíneo pulmonar excessivo, causando edema pulmonar, o que resulta em maior necessidade de oxigênio, diminuição da complacência pulmonar ou incapacidade de desmamar do suporte respiratório, seja da CPAP, seja da ventilação mecânica convencional. Os efeitos hemodinâmicos sistêmicos incluem edema periférico e hepatomegalia, bem como sinais de hipoperfusão de órgãos. Em particular, um grande *shunt* pelo canal arterial pode comprometer o fluxo sanguíneo renal, resultando em oligúria e insuficiência renal pré-renal (aumento da ureia, sem aumento proporcional da creatinina sérica).

O diagnóstico clínico deve-se basear em achados de descompensação cardíaca, conforme mostrado no Quadro 14.1.

Quadro 14.1 – Manifestações clínicas em recém-nascidos pré-termo.
• Taquicardia, taquipneia e pulsos amplos
• Precórdio hiperdinâmico com íctus visível e palpável
• Piora do quadro respiratório ou não melhora em RN com SDR
• Edema agudo de pulmão sem outras manifestações de ICC grave
• Sopro cardíaco variável
• Rebaixamento de fígado
• Oligúria

RN: recém-nascido; SDR: síndrome do desconforto respiratório; ICC: insuficiência cardíaca congestiva.
Fonte: Adaptado de Sadeck LSR, Rosseto LES, 2020.

Estudo de Yeh et al.[16] relacionou os achados clínicos e radiológicos com exame ecocardiográfico em RNPT, estabelecendo um escore útil para avaliar a repercussão hemodinâmica da PCA e a sua evolução, objetivando sinais clínicos e radiológicos. Escore maior ou igual a 3 está associado com *shunt* esquerdo-direito importante (Tabela 14.2).

Tabela 14.2 – Escore clinicorradiológico para avaliação da repercussão hemodinâmica em RNPT com PCA.

Achados	Escore		
	0	1	2
FC (batimentos/min)	< 160	160 a 180	> 180
Sopro	Ausente	Sistólico	Contínuo
Pulsos periféricos	Normais	Amplos MMSS	Amplos 4 MM
Íctus	Normal	Palpável	Visível
Radiografia de tórax (relação cardiotorácica)	< 0,6	0,6 a 0,65	> 0,65

MM: membros; MMSS: membros superiores; PCA: persistência de canal arterial; RNPT: recém-nascido pré-termo.
Fonte: Yeh TF, 1997.

 Caso clínico (*continuação*)

Gemelar 1: evoluiu na primeira hora de vida com desconforto respiratório importante, necessitando aumentar a FiO_2 para 35%. Recebeu surfactante com 1 hora de vida e iniciou cafeína endovenosa. Com 48 horas de vida, foi possível extubar e colocar em ventilação não invasiva, iniciada nutrição enteral mínima. Com 5 dias de vida, em CPAP, começou a apresentar quedas de saturação, necessidade de aumentar a FiO_2 até 40%, taquicardia (FC = 170 a 180 bpm), sopro sistólico e pulsos amplos nos membros superiores.

Gemelar 2: evoluiu com piora do desconforto respiratório, necessitando aumentar a FiO_2 para 30% em ventilação não invasiva e iniciou cafeína endovenosa. Com 3 horas de vida, optou-se por entubá-lo e aplicar o surfactante. Com 36 horas de vida, foi possível extubar e recolocar em ventilação não invasiva, iniciada nutrição enteral mínima. Com 4 dias de vida, em CPAP, começou a apresentar apneias com quedas de saturação, necessidade de aumentar a FiO_2 até 30%, taquicardia (FC = 160 a 165 bpm) e pulsos amplos em membros superiores.

Frente às evoluções dos gemelares, qual(is) as hipóteses diagnósticas e quais os próximos passos?

Resposta: Os RN já apresentavam grande probabilidade de manter o canal arterial pérvio, na evolução apresentaram SDR e receberam surfactante, fatores associados à descompensação hemodinâmica da PCA. Com a queda da resistência pulmonar, ocorre modificação da direção do fluxo pelo canal arterial da esquerda para a direita.

Diante da detecção de sinais clínicos, no 5º dia no gemelar 1 e no 4º dia no gemelar 2, de piora do desconforto respiratório, taquicardia e pulsos amplos, deve-se levantar a suspeita de PCA, mas não pode deixar de afastar sepse neonatal.

Frente a essas hipóteses diagnósticas, é importante coletar triagem infecciosa e realizar ecocardiograma.

Exames

- **ECG:** inicialmente é normal com ritmo sinusal, eixo de QRS para trás, para baixo e para a direita. Nos casos com repercussão por período prolongado: eixo desviado para a esquerda, com sobrecarga das câmaras esquerdas. Às vezes, há sobrecarga de ventrículo direito por hipertensão pulmonar importante. Quando há sobrecarga de átrio esquerdo, o *shunt* é importante. Pode ocorrer bloqueio atrioventricular (BAV) de 1º grau em alguns casos.[6]
- **Radiografia:** inicialmente é normal. Com o decorrer do tempo, ocorre o aumento da área cardíaca (câmaras esquerdas) e da trama vascular pulmonar (hiperfluxo e congestão). Às vezes, há aumento de ventrículo direito por hipertensão pulmonar importante. Quando há aumento de átrio esquerdo, o *shunt* é importante. Pode

aparecer imagem anômala da aorta na região do istmo por dilatação da aorta no nível do ducto.[6]
- **Ecocardiograma:** aumento de câmaras esquerdas (relação átrio esquerdo/raiz da aorta), visualização direta do canal e do *shunt* esquerdo-direito (por meio do doppler) e sua direção, avaliação de hipertensão pulmonar e lesões associadas. A determinação do diâmetro do canal arterial é de extrema importância.[6]

O teste diagnóstico definitivo para PCA é a ecocardiografia com doppler colorido, que permite a visualização direta da anatomia do canal, incluindo a medição do diâmetro, do comprimento e a avaliação da direção do fluxo sanguíneo durante todo o ciclo cardíaco. A ecocardiografia também pode fornecer informações úteis sobre seus efeitos hemodinâmicos, tamanho das câmaras esquerdas e fluxo diastólico reduzido ou reverso na aorta descendente ou nas artérias cerebrais, renais ou mesentéricas. El-Khuffash et al.[15] classificaram os achados ecocardiográficos, de acordo com o risco de descompensação clínica (Tabela 14.3).

Tabela 14.3 – Parâmetros ecocardiográficos de acordo com o risco de repercussão clínica.

Parâmetros	Leve	Moderado	Grave
Diâmetro CA	< 1,5	1,5 a 3	> 3
Dilatação VE (escore Z)	< + 2	+ 2 a + 3	> + 3
Relação AE/Ao	< 1,5	1,5 a 2	> 2
Fluxo diastólico Ao abdominal	Presente	Ausente	Reverso
Relação CA/APE	< 0,5	0,5 a 1	> 1

AE: átrio esquerdo; Ao: aorta; APE: artéria pulmonar esquerda; CA: canal arterial; VE: ventrículo esquerdo.
Fonte: Adaptada de El-Khuffash AF, McNamara PJ, Noori S, 2019.

Os sinais clínicos devem ser valorizados em associação com os dados ecocardiográficos na decisão de tratar a PCA. Um estudo constatou que a presença ou ausência de certos sinais clínicos era adequada para determinar o tratamento, prevenindo tratamentos médicos desnecessários nesta população vulnerável.[17] Isoladamente, índices ecocardiográficos e marcadores bioquímicos séricos não podem determinar de forma confiável se uma PCA é hemodinamicamente significativa. Portanto, deve-se sempre analisar o quadro em combinação com dados clínicos e os profissionais devem avaliar caso a caso a indicação do tratamento.[18]

 Caso clínico (*continuação*)

Os dois RN apresentavam sinais clínicos, sendo levantadas as hipóteses de PCA ou de sepse. Os dois apresentaram triagem infecciosa normal, com hemoculturas negativas, e realizaram ecocardiograma para avaliar o canal arterial.
Gemelar 1: ecocardiograma com doppler colorido com 5 dias de vida.
Situs solitus. As conexões venosas sistêmica e pulmonar são normais. A conexão atrioventricular é do tipo biventricular concordante, modo duas valvas. A conexão ventriculoarterial é do tipo concordante.
Fração de ejeção do VE = 74%; diâmetro da aorta = 6 mm; diâmetro do átrio esquerdo = 12 mm; relação AE/Ao = 12/6 = 2.
Comunicação interatrial tipo fossa oval, medindo cerca de 1,6 mm; com fluxo do átrio esquerdo para o átrio direito. Septo ventricular íntegro. Câmaras cardíacas esquerdas com dilatação de grau importante. As cavidades cardíacas direitas têm dimensões normais. O miocárdio de ambos os ventrículos têm espessura e contratilidade normais, evidenciando a boa função sistólica dos mesmos. As valvas cardíacas têm características normais, assim como o fluxo por elas ao mapeamento de fluxo em cores.

Caso clínico (*continuação*)

Refluxo mitral mínimo. O tronco pulmonar e as artérias pulmonares direita e esquerda apresentam dimensões normais. O arco aórtico é voltado para a esquerda, com calibre conservado, e não apresenta anormalidades ao longo de seu trajeto. Istmo mede 3,2 mm. Observa-se fluxo reverso holodiastólico em aorta abdominal (roubo de fluxo). Canal arterial patente, mede 2,2 mm; com fluxo da aorta para artéria pulmonar e gradiente máximo de 17 mmHg. As artérias coronárias apresentam origem e trajeto habituais. Ausência de derrame pericárdico.

Conclusão: comunicação interatrial tipo fossa oval. Canal arterial patente com importante repercussão hemodinâmica.

Gemelar 2: ecocardiograma com doppler colorido com 5 dias de vida.

Situs solitus. As conexões venosas sistêmica e pulmonar são normais. A conexão atrioventricular é do tipo biventricular concordante, modo duas valvas. A conexão ventriculoarterial é do tipo concordante.

Fração de ejeção do VE = 55%; diâmetro da raiz da aorta = 5 mm; diâmetro do átrio esquerdo = 10 mm; relação AE/Ao = 10/5 = 2.

Comunicação interatrial tipo fossa oval, medindo cerca de 2 mm, com fluxo átrio esquerdo-átrio direito. Septo ventricular íntegro. Concordâncias atrioventricular e ventriculoarterial. Átrio esquerdo com dilatação de grau importante. Ventrículo esquerdo com dilatação de grau discreto. Câmaras direitas com dimensões normais. Espessura miocárdica normal. Função sistólica biventricular normal. Valvas cardíacas com morfologia e dinâmica normais. Refluxo mitral mínimo. Via de saída dos ventrículos livre de obstrução. Artérias coronárias com origem e calibre normais. Artérias pulmonares normais. Arco aórtico à esquerda sem obstrução. Presença de fluxo reverso holodiastólico em aorta abdominal (roubo de fluxo). Canal arterial pérvio, medindo cerca de 2 mm, com fluxo da aorta para artéria pulmonar e gradiente máximo de 15 mmHg. Pericárdio normal.

Conclusão: comunicação interatrial tipo fossa oval. Canal arterial com importante repercussão hemodinâmica.

Os gemelares, como já salientamos, de acordo com a IG e o peso de nascimento, a probabilidade de manter o canal pérvio no sétimo dia de vida é de 64% e 66%, respectivamente. Os dois apresentam sinais clínicos com leve a moderada repercussão e os achados ecocardiográficos confirmam a PCA com repercussões hemodinâmicas moderadas a graves. **Associando os dados epidemiológicos, clínicos e ecocardiográficos para decidir caso a caso a abordagem terapêutica, qual será sua conduta? Será igual nos dois gemelares?**

Resposta: Nos dois casos, por apresentarem sinais clínicos leves a moderados, optou-se pela conduta conservadora, restringindo-se volume e iniciado diurético, pois as radiografias de tórax detectaram congestão pulmonar. O importante é acompanhar a evolução dos sinais clínicos e ecocardiográficos após a primeira semana de vida. A equipe decidiu reavaliar sistematicamente a evolução clínica e repetir o ecocardiograma após o sétimo dia de vida, nos dois casos.

A seleção de qual RN deve receber a intervenção medicamentosa baseia-se na presença de sinais clínicos com repercussões hemodinâmicas significativas da PCA. Dessa forma, pode-se identificar os RNPT no qual o tratamento poderá ser benéfico.

Abordagem terapêutica

Ainda há muita discordância sobre a melhor abordagem da PCA, em relação a quem, quando e como tratar. Uma pesquisa realizada em 2018 encontrou muitas disparidades entre neonatologistas e cardiologistas quanto ao manejo da PCA em recém-nascidos.[19] A maioria dos cardiologistas acredita que o fechamento do CA altera os desfechos clínicos em RN com IG < 28 semanas ao nascer, enquanto quase metade dos neonatologistas entrevistados discorda dessa afirmação.[19] Atualmente, não há evidências suficientes para determinar se complicações sistêmicas associadas à PCA hemodinamicamente significativa em recém-nascido pré-termo extremo deriva da PCA ou simplesmente resulta da prematuridade.[2]

Tratamento conservador

A abordagem conservadora[20] objetiva tratar as repercussões da descompensação hemo-dinâmica, possibilitando que o próprio RN consiga fechar o canal arterial espontaneamente. Para isso, deve ser instituído tratamento de suporte nos casos com insuficiência cardíaca. No Quadro 14.2, estão descritas as medidas que devem ser iniciadas, quando indicadas.

Quadro 14.2 – Medidas de suporte.
• Restrição hídrica: restringir em 20% da necessidade básica
• Diuréticos
- Furosemida: 1 a 4 mg/kg/dia
• Droga inotrópica
- Dobutamina: 5 a 20 µg/kg/min
• Manutenção da oxigenação adequada
• Manutenção do transporte de O_2, Ht ≥ 40%
• Monitorização hidroeletrolítica
• Correção dos distúrbios hidroeletrolíticos e acidobásicos

Fonte: Adaptado de Sadeck LSR, Rosseto LES, 2020.

Em pacientes com peso ao nascer acima de 1.000 g, com poucos fatores de risco, uma PCA geralmente pode ser conduzida com sucesso mediante tratamento conservador, com restrição modesta de fluidos e uso de pressão expiratória final positiva para tratar edema pulmonar. Certos diuréticos, como a furosemida, podem impedir que um ducto se feche e não são recomendados nas primeiras três semanas, quando a maior diminuição do diâmetro do ducto ocorre espontaneamente. As medidas conservadoras também incluem evitar outras drogas que promovem o relaxamento do canal arterial e o uso proativo de agentes, como a cafeína, associados a taxas mais baixas de PCA.[1]

Tratamento medicamentoso

Na literatura, existem várias abordagens terapêuticas, mas muito questionadas. O Quadro 14.3 resume os esquemas propostos.

Quadro 14.3 – Esquemas terapêuticos propostos na literatura.
1. Profilático
- RN com PN < 1.000 g e/ou IG < 28 semanas
2. Tratamento precoce (pré-sintomático)
- RN com PN < 1.000 g e/ou IG < 28 semanas, em ventilação mecânica ou CPAP e/ou IG de 29 a 30 semanas cuja mãe não recebeu corticosteroide antenatal
- Sem sinais clínicos, radiológicos e gasométricos
- Realizar ecocardiograma entre 72 e 96 horas de vida
- Indicação do tratamento pré-sintomático
- Se PCA > 1,5 mm
- Fluxo esquerdo-direito
- Relação átrio esquerdo/raiz da aorta (relação AE/Ao) > 1,6
3. Tratamento tardio (sintomático)
- Com sinais clínicos e/ou radiológicos e/ou gasométricos
- Realizar ecocardiograma para confirmar a PCA e afastar outras cardiopatias
- Se PCA com repercussão hemodinâmica significativa → tratamento sintomático

CPAP: pressão contínua positiva nas vias aéreas; IG: idade gestacional; PCA: persistência de canal arterial; PN: peso ao nascimento; RN: recém-nascido.
Fonte: Adaptado de Sadeck LSR, Rosseto LES, 2020.

Profilático

O fechamento profilático com indometacina do CA, antes que se torne "hemodinamicamente significativo", foi associado à redução da incidência de hemorragia peri-intraventricular grave (HPIV) e da necessidade de ligadura cirúrgica. No entanto, não foi demonstrado reduzir displasia broncopulmonar (DBP), enterocolite necrosante (ECN) ou melhorar os desfechos do neurodesenvolvimento em longo prazo. Não está claro por que a diminuição da incidência de HPIV grave não se traduziu em melhora do neurodesenvolvimento.[2,21]

Portanto, o uso profilático pode ser apropriado apenas em serviços com taxas de HPIV elevadas; caso contrário, esses benefícios potenciais não parecem superar os perigos potenciais. O tratamento profilático de rotina de todos os RNPTE não deve ser recomendado.[9]

Tratamento precoce

O estudo PCA-tolerância[22] comparou o tratamento farmacológico de rotina (TFR), no final da primeira semana, da PCA com o tratamento conservador (TC), que requer critérios respiratórios e hemodinâmicos pré-especificados antes do tratamento medicamentoso de resgate ser dado. Um total de 202 RN com IG < 28 semanas (média; 25,8 ± 1,1 semanas) com PCA com *shunt* moderado a grande, foram inscritos entre 6 e 14 dias de idade (média; 8,1 ± 2,2 dias) em um ensaio clínico randomizado exploratório. No momento da inscrição no estudo, 49% dos RN estavam entubados e 48% necessitavam de ventilação nasal ou pressão contínua positiva nas vias aéreas (CPAP). Não houve diferenças entre os grupos no desfecho primário de ligadura ou presença de uma PCA na alta hospitalar (TFR = 32%; TC = 39%) ou em qualquer dos desfechos secundários pré-especificados de ECN (TFR = 16%; TC = 19%), DBP (TFR = 49%; TC = 53%), DBP/óbito (TFR = 58%; TC = 57%), óbito (TFR = 19%; TC = 10%), e menor necessidade de suporte respiratório. Menos RN no grupo TFR atenderam os critérios de resgate (TFR = 31%; TC = 62%). Na análise exploratória secundária, os RN que receberam TFR apresentaram significativamente menos necessidade de suporte inotrópico (TFR = 13%; TC = 25%). No entanto, entre os RN com idade gestacional ≥ 26 semanas, os que receberam TFR demoraram mais para alcançar alimentação enteral plena (120 mL/kg/dia) com mediana: TFR, 14 dias (4, 5 a 19 dias); TC, 6 dias (3 a 14 dias), diferença estatisticamente significante e também apresentaram incidências significativamente maiores de bacteremia por estafilococos não coagulase-negativa (TFR = 24%; TC = 6%) e óbito (TFR = 16%; TC = 2%). Em RNPT com idade gestacional < 28 semanas com PCA moderada a grande que estava recebendo suporte respiratório após a primeira semana, o TFR não reduziu a ligadura da PCA ou a presença de uma PCA na alta e não melhorou nenhum dos desfechos secundários pré-especificados. Além disso, RNPT entre 26 e 28 semanas de gestação apresentaram aumento das taxas de sepse tardia e morte quando expostos ao tratamento farmacológico rotineiro sugerindo que o TFR não é isento de efeitos negativos em longo prazo. Por isso, muitos neonatologistas adotaram uma abordagem conservadora, que, em comparação com o tratamento medicamentoso, resultou em taxas semelhantes de ECN, HPIV e ROP.[23] No entanto, o fechamento espontâneo da PCA e a necessidade de tratamento de resgate para aqueles do grupo de tratamento conservador dificultam a avaliação completa das morbidades associadas ao tratamento conservador.[24]

Tratamento medicamentoso tardio

Atualmente a maior parte dos autores considera tratar com medicamentos apenas os RNPT com idade gestacional menor ou igual a 28 semanas, com PCA de repercussões hemodinâmicas significativas (PCAhs), clínicas e ecocardiográficas.

A definição de PCAhs envolve achados clínicos, idade gestacional ao nascimento e vulnerabilidade dos órgãos, como hiperfluxo para os pulmões e hipofluxo sistêmico, circulação cerebral, renal e mesentérica. Os autores Shepherd e Noori[25] sugerem uma sistematização para a definição de PCAhs, conforme mostrado no Quadro 14.4.[25]

Quadro 14.4 – Avaliação ecocardiográfica e clínica da PCA com repercussão hemodinâmica significativa.

Avaliação	PCA com repercussão hemodinâmica
Achados ecocardiográficos	
Aspectos do canal arterial	
Diâmetro	$\geq 1,5$ (IG ≤ 26 semanas)
	≥ 2 (IG ≤ 30 semanas)
Direção do *shunt*	Esquerda-direita
Aspecto do *shunt*	Crescente ou pulsátil
Grau do hiperfluxo pulmonar	
Relação átrio esquerdo/aorta	$\geq 1,4$
Débito de ventrículo esquerdo	> 300 mL/kg/min
Magnitude do hipofluxo sistêmico	
Fluxo para sistema nervoso central, rins e mesentério	Ausente ou reverso na diástole
Achados clínicos	
• Uso de vasopressores e/ou inotrópicos • Suporte ventilatório • Intolerância alimentar • Insuficiência renal com aumento de creatinina sérica	
Idade gestacional (sem)	
Alto risco	≤ 25 semanas
Médio risco	26 a 28 semanas e 29 a 30 semanas sem corticosteroide antenatal
Baixo risco	> 30 semanas

IG: idade gestacional; PCA: persistência do canal arterial.
Fonte: Adaptado de Shepherd JL, Noori S, 2018.

Inibidores de prostaglandinas

Três medicamentos estão disponíveis para induzir a constrição do CA em pré-termos: indometacina; ibuprofeno; e paracetamol (acetaminofeno). A indometacina e o ibuprofeno são anti-inflamatórios clássicos não esteroides (AINE), que inibem não seletivamente as enzimas ciclo-oxigenase, impedindo a conversão de ácido araquidônico para prostaglandina, que desempenha um papel central na manutenção do canal arterial pérvio nos RNPT < 32 semanas. Desde 1976, a indometacina tem sido usada para tratar a PCA em prematuros. Na mesma época, o ibuprofeno foi mostrado em modelos de cordeiro para efetuar o fechamento do canal, mas não foi amplamente utilizado em RN humanos até meados da década de 1990, sendo mais usado na Europa. Nos últimos anos, o paracetamol foi incorporado no rol dos medicamentos para a PCA, pois reduz a síntese de prostaglandina por um modo de ação diferente da maioria dos AINE. Estudos clínicos randomizados recentes confirmam sua eficácia para o fechamento do CA, embora a aprovação da Food and Drug Administration (FDA) para essa indicação esteja pendente.[1]

Indometacina e ibuprofeno

Vários autores compararam o uso de ibuprofeno e de indometacina por via endovenosa quanto à eficácia e à segurança no fechamento do CA em RNPT, analisando RN com idade gestacional variando de 24 a 32 semanas, com PCA de repercussão hemodinâmica importante, confirmada pela ecocardiografia.

A Cochrane Database of Systematic Reviews,[26] em um estudo de metanálise, não encontrou diferença estatisticamente significante no fechamento do canal arterial comparando a indometacina e o ibuprofeno. Com relação à segurança das duas drogas, existem vários estudos que mostraram que o ibuprofeno minimiza os efeitos colaterais renais transitórios, apesar de poder elevar os níveis de creatinina. O ibuprofeno apresenta menor toxicidade gastrointestinal, com menor risco de desenvolver ECN e hipoperfusão cerebral. A indometacina pode provocar vasoconstricção em artérias renais e território esplênico com repercussões na função renal e trato gastrointestinal, podendo ocasionar oligúria transitória, distúrbios eletrolíticos, aumento de creatinina sérica e distensão abdominal. As duas drogas alteram a adesividade plaquetária, aumentando o risco de fenômenos hemorrágicos.

A indometacina é administrada apenas por via intravenosa. Preparações enterais e retais da indometacina não são recomendadas em RN em virtude do aumento do risco de hemorragia gastrointestinal.[1] O ibuprofeno tem vários estudos comparando a via de administração endovenosa e enteral. Os estudos dão suporte ao tratamento do canal arterial pérvio com o ibuprofeno enteral. Foram publicados dois ensaios clínicos randomizados,[27,28] comparando o uso de ibuprofeno EV e VO para o fechamento de CA, demonstrando que a via enteral pode ser uma opção, pois encontraram taxas de fechamento até maiores do que nos casos de ibuprofeno EV, mesmo nos RNPT com idade gestacional abaixo de 30 semanas.[28] Isso também foi visto em uma grande *network* metanálise.[22] No entanto, um estudo com RNPTE descobriu que os RN que receberam ibuprofeno oral para fechamento do CA apresentaram maior taxa de reabertura em comparação com aqueles que receberam ibuprofeno endovenoso.[28] Em termos de segurança, as evidências sustentam que o ibuprofeno oral é tão seguro quanto o ibuprofeno intravenoso em RNPT.[27] Além disso, observou-se um estudo em que os desfechos neurodesenvolvimentais em bebês prematuros que receberam ibuprofeno oral *versus* ibuprofeno endovenoso para fechamento da PCA não foram significativamente diferentes.[29]

Suspender a dieta enteral tornou-se mais popular ao administrar a indometacina endovenosa ou ibuprofeno endovenoso ou enteral em RNPT, a fim de reduzir os desfechos gastrointestinais adversos. No entanto, alguns estudos investigaram isso e não encontraram disparidade na tolerância à alimentação enteral ou eventos nocivos envolvendo o trato gastrointestinal quando os RNPT receberam menor volume de alimentação enteral durante a terapia de indometacina/ibuprofeno.[2]

Considerando-se os dados de literatura, pode-se utilizar como tratamento medicamentoso qualquer uma das duas drogas – por via EV, ou ibuprofeno por via enteral –, desde que se observem os controles e as contraindicações e, no caso da via enteral, que o RN já esteja pelo menos com dieta enteral mínima. As contraindicações são apresentadas no Quadro 14.5.

Quadro 14.5 – Contraindicações dos medicamentos: indometacina EV e ibuprofeno EV ou enteral.

- Oligúria: débito urinário ($\leq$ 0,6 mL/kg/hora nas 8 horas precedentes)
- Plaquetopenia < 100.000 plaquetas/mm³
- Ureia $\geq$ 60 mg/dL
- Creatinina sérica $\geq$ 1,6 mg/dL
- Presença de sangramento ativo (hemorragias pregressas estáveis não contraindicam o tratamento com indometacina)
- Nos casos de hemorragia periventricular graus 3 ou 4, o uso de inibidor de prostaglandina deve ser cauteloso, certificando-se da estabilidade do quadro com USG de crânio e controle de hematócrito
- Evidência radiológica ou clínica de enterocolite necrosante
- Evidência de aumento de hemorragia intraventricular

EV: (via) endovenosa; USG: ultrassonografia.
Fonte: Sadeck LSR, Rosseto LES, 2020.

Paracetamol

Recentemente, o paracetamol foi sugerido para tratamento de PCA, como um inibidor de prostaglandinas, que inibe a via da enzima peroxidasessintetase da prostaglandina (POX), diferente da via da indometacina e do ibuprofeno, que atuam no COX. A FDA ainda não aprovou o uso de paracetamol para tratamento da PCA em RNPT.[30] O paracetamol, endovenoso ou oral, não foi extensivamente estudado como os inibidores da ciclo-oxigenase, mas foi considerado tão bem-sucedido quanto eles no fechamento da PCA.[31] Além disso, os efeitos adversos são diferentes, a incidência de insuficiência renal foi reduzida com a administração de paracetamol enteral em comparação com ibuprofeno enteral.[32] Com potencial para o fechamento efetivo do CA e eventos adversos reduzidos, o paracetamol tornou-se uma alternativa atraente aos inibidores de ciclo-oxigenase, especialmente em RNPT com outras morbidades facilmente agravadas pela indometacina ou ibuprofeno.[1,33] Os efeitos adversos do paracetamol estão relacionados à função hepática, o que muitas vezes pode permitir o uso de tratamento medicamentoso naqueles que apresentam contraindicação do ibuprofeno. Mas é importante salientar que foi encontrado aumento das enzimas hepáticas em RNPT após quatro doses de 15 mg/kg/dose. Em todos os casos, houve resolução espontânea após a interrupção do uso de paracetamol. A imaturidade das enzimas hepáticas responsáveis pelo metabolismo do paracetamol pode ser protetora contra a toxicidade a curto prazo, mas deve-se ter cautela pois o risco de lesão hepática existe.[1]

No Brasil, estão disponíveis apenas o ibuprofeno e o paracetamol de uso enteral. Ainda se considera o ibuprofeno a droga de 1ª escolha, pois os efeitos adversos são muito bem conhecidos, enquanto o paracetamol ainda não tem muitos estudos sobre a segurança do medicamento. O paracetamol está sendo indicado para os casos em que houve falha do tratamento ou contraindicação de uso de Ibuprofeno.[6]

Quando indicado o uso do tratamento medicamentoso, podem-se utilizar as drogas conforme apresentado na Tabela 14.4, salientando que, quando for utilizar a via oral, é necessário que o paciente já tenha recebido alguma dieta enteral, mesmo que seja apenas a nutrição trófica ou nutrição enteral mínima.[6] Nos casos de falha de fechamento do canal arterial, isto é, a manutenção dos sinais clínicos e ecocardiográficos de PCAHs, pode-se indicar novo ciclo da mesma medicação ou de outra, respeitando-se as contraindicações.

Tabela 14.4 – Tratamento medicamentoso de PCAhs: drogas, via de administração, esquema, efeitos adversos e controles pré-tratamento.				
Droga	**Via de administração**	**Esquema**	**Efeitos adversos**	**Monitorar**
Indometacina	EV	Peso nascimento > 1.250 g ou idade pós-natal > 7 dias de vida 1ª, 2ª e 3ª doses de 0,2 mg/kg com intervalo de 24 horas Peso nascimento < 1.250 g e idade pós-natal < 7 dias de vida 1ª dose de 0,2 mg/kg, 2ª e 3ª doses de 0,1 mg/kg com intervalo de 24 horas	• Insuficiência renal • ECN • Perfuração espontânea do intestino • Trombocitopenia	• Dosagem sérica Ur, Cr • Débito urinário • Distensão abdominal, resíduo gástrico, sangue nas fezes • Coletar plaquetas
Ibuprofeno Lysine®	EV	1ª dose 10 mg/kg, 2ª e 3ª doses de 5 mg/kg a cada 24 horas	• Insuficiência renal • ECN • Perfuração espontânea do intestino • Trombocitopenia	• Dosagem sérica Ur, Cr • Débito urinário • Distensão abdominal, resíduo gástrico, sangue nas fezes • Coletar plaquetas

(Continua)

Tabela 14.4 – Tratamento medicamentoso de PCAhs: drogas, via de administração, esquema, efeitos adversos e controles pré-tratamento. (*Continuação*)

Droga	Via de administração	Esquema	Efeitos adversos	Monitorar
	Oral	1ª dose 10 mg/kg, 2ª e 3ª doses de 5 mg/kg a cada 24 horas		
Paracetamol	EV	Dose = 15 mg/kg de 6 em 6 horas por 3 a 5 dias	• Insuficiência hepática	• TGO, TGP e GGT
	Oral	Dose = 15 mg/kg de 6 em 6 horas por 3 a 5 dias		

ECN: enterocolite necrosante; EV: endovenoso(a); PCAhs: PCA com repercussão hemodinâmica.
Fonte: Desenvolvida pela autoria do capítulo.

 Caso clínico (continuação)

Os gemelares, apesar do tratamento conservador, evoluíram com piora do quadro respiratório, sendo entubados, no 6º dia de vida e instalada ventilação convencional limitada à pressão. No 6º para o 7º dia de vida mantinham taquicardia persistente com frequência cardíaca (FC) > 180 bpm, sopro sistólico rude, precórdio hiperdinâmico, pulsos amplos nos quatro membros e oligúria (gemelar 1 com diurese < 0,8 mL/kg/hora e gemelar 2 < 0,9 mL/kg/hora). Repetido ecocardiograma no sétimo dia de vida.
Gemelar 1: ecocardiograma com doppler colorido.
Situs solitus. Drenagem venosa sistêmica e pulmonar sem alterações. Concordâncias atrioventricular e ventriculoarterial.
Fração de ejeção = 0,78 (> 0,55); raiz aórtica = 5 mm; átrio esquerdo = 10 mm; relação AE/Ao = 10/5 = 2.
Comunicação interatrial tipo fossa oval, medindo cerca de 2 mm, com fluxo AE-AD. Septo ventricular íntegro. Câmaras cardíacas esquerdas com dilatação de grau importante. Câmaras cardíacas direitas com dimensões normais. Espessura miocárdica normal. Função sistólica biventricular normal. Valvas cardíacas com morfologia e dinâmica normais. Refluxo mitral discreto. Via de saída dos ventrículos livre de obstrução. Artérias coronárias com origem e calibre normais. Artérias pulmonares normais. Arco aórtico à esquerda sem obstrução. Presença de fluxo reverso holodiastólico em aorta abdominal (roubo de fluxo). Canal arterial pérvio, medindo cerca de 2,6 mm; com fluxo da aorta para artéria pulmonar e gradiente máximo de 18 mmHg. Pericárdio normal.
Conclusão: comunicação interatrial tipo fossa oval. Canal arterial com importante repercussão hemodinâmica.

Quinto dia de vida – Ultrassonografia transfontanela: hemorragia peri-intraventricular grau 1.
Gemelar 2: ecocardiograma com doppler colorido.
Situs solitus. Drenagem venosa sistêmica e pulmonar sem alterações. Concordâncias atrioventricular e ventriculoarterial.
Fração de ejeção = 0,64 (> 0,55); raiz aórtica = 5,5 mm; átrio esquerdo = 11 mm; relação AE/Ao = 11/5,5 = 2.
Comunicação interatrial tipo fossa oval, medindo cerca de 1,5 mm; com fluxo AE-AD. Septo ventricular íntegro. Câmaras cardíacas esquerdas com dilatação de grau moderado. Câmaras cardíacas direitas com dimensões dilatadas leve. Espessura miocárdica normal. Função sistólica biventricular normal. Valvas cardíacas com morfologia e dinâmica normais. Refluxo mitral mínimo. Via de saída dos ventrículos livre de obstrução. Artérias coronárias com origem e calibre normais. Artérias pulmonares normais. Arco aórtico à esquerda, sem obstrução. Presença de fluxo reverso holodiastólico em aorta abdominal (roubo de fluxo). Canal arterial pérvio, medindo cerca de 2,6 mm; com fluxo da aorta para artéria pulmonar e gradiente máximo de 14 mmHg. Pericárdio normal.
Conclusão: comunicação interatrial tipo fossa oval. Canal arterial com importante repercussão hemodinâmica.

Caso clínico (*continuação*)

Quinto dia de vida – Ultrassonografia transfontanela: sem alterações.

Frente a essas evoluções clínicas e ecocardiográficas, qual a conduta mais adequada para cada um dos gemelares?
Os gemelares evoluíram com piora do quadro clínico caracterizado por: necessidade de entubação e ventilação invasiva; taquicardia persistente; pulsos amplos nos quatro membros; precórdio hiperdinâmico; e oligúria. Os ecocardiogramas realizados no sétimo dia de vida apresentam piora em relação aos iniciais. Associando-se todos os dados de cada um dos gemelares, a terapêutica medicamentosa é uma opção válida para os dois, indicando-se um ciclo de ibuprofeno enteral. Antes de se iniciar a medicação, verificou-se que os gemelares não tinham distensão abdominal ou sangramentos, incluindo avaliação de USG transfontanela. Foram coletados exames séricos: ureia; creatinina; e plaquetas.
Gemelar 1: ureia = 45 mg/dL; creatinina = 1,1 mg/dL; plaquetas = 80.000/mm³, diurese de 0,9 mL/kg/hora nas últimas 8 horas.
Gemelar 2: ureia = 42 mg/dL; creatinina = 0,9 mg/dL; plaquetas = 110.000/mm³, diurese de 1,1 mL/kg/hora nas últimas 8 horas.
Os dois gemelares iniciaram com ibuprofeno, mas antes o gemelar 1 recebeu plaquetas. Após 24 horas do ciclo completo de ibuprofeno enteral, foram repetidos os ecocardiogramas.
Gemelar 1: ecocardiograma = canal arterial pérvio com 2 mm com importante repercussão (gradiente máximo Ao-AP = 48 mmHg). Função sistólica biventricular normal.
Gemelar 2: ecocardiograma = canal arterial pérvio com 1,4 mm sem repercussão. Função sistólica biventricular normal.

Frente a esses dados qual o próximo passo?
Gemelar 1: houve diminuição do diâmetro do canal arterial, mas ainda se mantém acima de 1,5 mm. É importante reavaliar a parte clínica. No caso, persistiam os sinais clínicos de descompensação hemodinâmica e a necessidade de ventilação invasiva. A conduta poderia ser repetir o ciclo de ibuprofeno ou dar um ciclo de paracetamol. Foi optado, após a coleta das enzimas hepáticas, dar um ciclo de paracetamol de 3 dias. Repetido ecocardiograma 24 horas após o término do tratamento.
Ecocardiograma: canal arterial = 1,4 mm; sem repercussão. Forame oval pérvio.
Gemelar 2: houve constrição importante do canal arterial e melhora dos sinais clínicos, sendo possível desmamar da ventilação mecânica e passar para CPAP. Repetido ecocardiograma com 1 mês de idade.
Ecocardiograma: canal arterial fechado. Forame oval pérvio.
O interessante desses dois casos é a diferença das respostas em relação ao fechamento do canal arterial. Apesar de terem probabilidades semelhantes de manter o canal arterial pérvio e de receberem tratamento medicamentoso, o gemelar 2 respondeu ao ibuprofeno, enquanto o gemelar 1 necessitou que se acrescentasse o tratamento com paracetamol. Porém, nenhum dos dois necessitou de tratamento cirúrgico.

Tratamento cirúrgico

A ligadura cirúrgica está indicada em RN com PCA hemodinamicamente significativa, resultando em disfunção cardíaca, insuficiência renal ou insuficiência respiratória. A ligadura é normalmente realizada com abordagem torácica aberta e usando-se um clipe de metal no vaso. A ligadura está associada a muitos efeitos adversos: paralisia das cordas vocais, hipotensão ou hipertensão pós-operatória, paralisia do diafragma, displasia broncopulmonar e pior neurodesenvolvimento. A ligadura cirúrgica da PCA, antes de 14 dias de vida, é um fator de risco independente para DBP[34] e pior neurodesenvolvimento em comparação com a ligadura em uma idade posterior.[35] Não parece haver aumento do risco de complicações graves quando os RNPT, que falharam no tratamento medicamentoso com inibidores de prostaglandinas, mas não têm comprometimento cardiopulmonar, são tratados de forma conservadora, em vez de tratados com ligadura.[36] No entanto, os resultados ruins após a ligadura do canal arterial podem ser superestimados pelos delineamentos dos ensaios clínicos,[37] portanto não é impeditivo a abordagem cirúrgica ser considerada para RN com PCA descompensada, especialmente nos RNPT com idade gestacional menor do que 28 semanas, com sinais ecocardiográficos, com repercussão hemodinâmica e dependência de ventilação mecânica após o 14º dia de vida e que foi contraindicado ou houve insucesso do tratamento farmacológico.

Tratamento percutâneo

Mais recentemente, vários estudos de coorte relataram as experiências com a técnica do cateter percutâneo, utilizando vários dispositivos para fechamento de PCA em RNPT. A comparação com a ligadura cirúrgica revelou impacto positivo no desfecho pulmonar pós-procedimento. O procedimento tem sido bem descrito em RNPT, incluindo RN de extremo baixo peso ao nascer, a partir de 640 g.

A maior metanálise até o momento avaliando RN submetidos ao fechamento percutâneo de CA foi publicada por Backes et al.,[38] em 2017. Em 635 procedimentos de 38 estudos, 92,2% foram fechamentos bem-sucedidos e a taxa de eventos adversos foi de 23,3%, sendo apenas 10,1% "clinicamente significante". Em 2016, Zahn[39] avaliou o transcateter percutâneo (TCP) na população de pré-termo extremos, que incluiu 24 RN com peso médio de 1.249 g. Sua taxa de fechamento bem-sucedida foi de 88% e sua taxa de eventos adversos foi de 12,5%. No seguimento (tempo médio de 11 meses), todos os 24 pacientes estavam vivos e não apresentavam PCA residual, estenose artéria pulmonar esquerda ou coartação aórtica.

Em 2020, Philip et al.[40] publicaram um estudo com o objetivo de descrever alterações hemodinâmicas, no suporte respiratório e no crescimento associado ao fechamento com TCP em RNPT com peso < 1.000 g, estratificados pela idade pós-natal no momento do tratamento. Tratou-se de estudo observacional em RN que foram submetidos ao TCP com ≤ 4 semanas (grupo 1; n = 34), 4 a 8 semanas (grupo 2; n = 33) e > 8 semanas de idade (grupo 3; n = 33). Os RN do grupo 3 (mais tardio), quando comparados com os do grupo 1 (mais precoce), apresentaram maior resistência vascular pulmonar, menor ganho de peso entre 4 e 8 semanas de idade e menor tempo de ventilação. Os autores concluíram que os RN < 1.000 g podem se beneficiar do fechamento do CA nas primeiras 4 semanas de vida, a fim de prevenir doenças vasculares pulmonares de início precoce, promover um crescimento mais rápido e para o desmame mais rápido do ventilador pulmonar e do oxigênio.

Embora os estudos de acompanhamento reportem excelentes desfechos em curto e médio prazos, ainda são necessários ensaios clínicos controlados e prospectivos, bem delineados e provavelmente randomizados comparando os resultados desta técnica *versus* as estratégias de tratamentos estabelecidos, incluindo o medicamentoso. Esta técnica inovadora está sendo adotada em número crescente de centros em todo o mundo, porém é necessária mais experiência. Há uma necessidade urgente de estudos e registros multicêntricos para melhor esclarecer os resultados, o tempo ideal para este procedimento e estudar os desfechos a curto e longo prazos, antes que possa ser considerado uma terapia alternativa de 1ª linha, para o fechamento do CA em RN pré-termo.

Considerações finais

O manejo da PCA continua sendo um desafio para neonatologistas e cardiologistas pediátricos, apesar de ser a condição cardíaca mais comum que afeta recém-nascidos pré-termos. Após 50 anos de investigação científica produzindo milhares de publicações, ainda não há acordo sobre a definição de uma PCA hemodinamicamente significativa e a melhor maneira de tratá-la. No entanto, muitas lições clínicas foram trazidas à tona e não podem ser ignoradas. Sabemos que o fechamento rotineiro logo após o nascimento não diminui as morbidades associadas a uma PCA. Além disso, a ligadura cirúrgica tem sido associada repetidamente com maior ocorrência de DBP, ROP e piores desfechos no neurodesenvolvimento.

O tratamento medicamentoso da PCA, com inibidores de prostaglandinas, teve resultados positivos, alguns com mais efeitos adversos do que outros. Atualmente, com a introdução do fechamento percutâneo da PCA, procedimento menos invasivo, pode-se mudar as indicações terapêuticas. No entanto, como na maioria das modalidades de tratamento, os riscos ainda devem ser avaliados. A farmacogenética parece ser a próxima fronteira, pois pode responder às questões de quem precisa de intervenção para o seu PCA com repercussão hemodinâmica, minimizando a morbidade e mortalidade, especificamente na população de recém-nascidos pré-termo. Os estudos continuam e podem modificar a abordagem terapêutica visando as melhores práticas para o cuidado desse grupo de RN mais vulneráveis.

Referências bibliográficas

1. Gillam-Krakauer M, Reese J. Diagnosis and management of patent ductus arteriosus. Neoreviews. 2018 Jul;19(7):e394-e402. doi: 10.1542/neo.19-7-e394.
2. Parkerson S, Philip R, Talati A, Sathanandam S. Management of patent ductus arteriosus in premature infants in 2020. Front. Pediatr. 2021;8:590578. doi: 10.3389/fped.2020.590578.
3. Benitz WE; Committee of the Fetus and Newborn. Patent ductus arteriosus in preterm infants. Pediatrics. 2016;137:e20153730. doi: 10.1542/peds.2015-3730.
4. Clyman R, Cassady G, Kirklin JK, Collins M, Philips III JB. The role of patent ductus arteriosus ligation in bronchopulmonary dysplasia: reexamining a randomized controlled trial. J Pediatr. 2009;154:873-6. doi: 10.1016/j.jpeds.2009.01.005.11.
5. Sung SI, Chang YS, Chun JY, Yoon SA, Yoo HS, Ahn SY et al. Mandatory closure versus nonintervention for patent ductus arteriosus in very preterm infants. J Pediatr. 2016;177:66-71. doi: 10.1016/j.jpeds.2016.06.046.
6. Sadeck LSR, Rosseto LES. Persistência do canal arterial em recém-nascidos pré-termo. In: Schvartsman BGS, Maluf Jr PT, Carneiro-Sampaio M (ed.); Carvalho WB, Diniz EMA, Ceccon MEJR, Krebs VLJ (coord.). Pediatria do Instituto da Criança do HC-FMUSP. 2020. p. 58-72.
7. Clyman RI, Couto J, Murphy GM. Patent ductus arteriosus: are current neonatal treatment options better or worse than no treatment at all? Semin Perinatol. 2012;36:123-9.
8. Weber SC, Weiss K, Bührer C, Hansmann G, Koehne P, Sallmon H. Natural history of patent ductus arteriosus in very low birth weight infants after discharge. J Pediatr. 2015;167:1149-51. doi: 10.1016/j.jpeds.2015.06.032 33.
9. Benitz W. Patent ductus arteriosus. In: Polin RA, Yoder MC (ed.). Workbook in practical neonatology. 5th ed. Elsevier; 2015. chap. 14, p. 212-29.
10. Katayama Y, Minami H, Enomoto M et al. Antenatal magnesium sulfate and the postnatal response of the ductus arteriosus to indomethacin in extremely preterm neonates. J Perinatol. 2011;31:21-4.
11. Clyman RI. Mechanisms regulating the ductus arteriosus. Biol Neonate. 2006;89:330-5.
12. Philip R, Towbin JA, Sathanandam S, Goldberg J, Yohannan T, Swaminathan N et al. Effect of patent ductus arteriosus on the heart in preterm infants. Congenit Heart Dis. 2019;14:33-6. doi: 10.1111/chd.12701.
13. Kahvecioglu D, Erdeve O, Akduman H, Ucar T, Alan S, Akir U et al. Influence of platelet count, platelet mass index and platelet function on the spontaneous closure of ductus arteriosus in the prematurity. Pediatr Neonatol. 2018;59:53-7. doi: 10.1016/j.pedneo.2017.01.006.
14. Sallmon H, Metze B, Koehne P, Opgen-Rhein B, Weiss K, Will JC et al. Mature and immature platelets during the first week after birth and incidence of patent ductus arteriosus. Cardiol Young. 2020;30:769-73. doi: 10.1017/S1047951120000943.
15. El-Khusffash AF, McNamara PJ, Noori S. Diagnosis, evaluation and monitoring of patent ductus arteriosus in the very preterm infant. In: Polin RA (ed.); Seri I, Kluckow M (cons.). Hemodymamics and cardiology: neonatology questions and controversies. 3rd ed. Philadelphia (PA): Elsevier; 2019.
16. Yeh TF. Patent ductus arteriosus in preterm infants. HK J Paediatr (New Series). 1997;2:9-17.
17. Alan S, Karadeniz C, Okulu E, Kilic A, Erdeve O, Ucar T et al. Management of patent ductus arteriosus in preterm infants: clinical judgment might be a fair option. J Maternal-Fetal Neonatal Med. 2013;26:1850-4. doi: 10.3109/14767058.2013.801956.

18. Bischoff AR, Giesinger RE, Bell EF, McNamara PJ. Precision medicine in neonatal hemodynamics: need for prioritization of mechanism of illness and defining population of interest. J Perinatol. 2020;40:1446-9. doi: 10.1038/s41372-020-0741-y.
19. Sathanandam S, Whiting S, Cunningham J, Zurakowski D, Apalodimas L, Waller BR et al. Practice variation in the management of patent ductus arteriosus in extremely low birth weight infants in the United States: survey results among cardiologists and neonatologists. Congenit Heart Dis. 2019;14:6-14. doi: 10.1111/chd.12729.
20. Rath C, Kluckow M. Pathophysiology based management of the hemodynamically significant ductus arteriosus in the very preterm neonate. In: Polin RA (ed.); Seri I, Kluckow M (cons.). Hemodymamics and cardiology: neonatology questions and controversies. 3rd ed. Philadelphia (PA): Elsevier; 2019.
21. Schmidt B, Asztalos EV, Roberts RS, Robertson CM, Sauve RS, Whitfield MF. Impact of bronchopulmonary dysplasia, brain injury and severe retinopathy on the outcome of extremely low-birth-weight infants at 18 months: results from the trial of indomethacin prophylaxis in preterms. JAMA. 2003;289:1124-9. doi: 10.1001/jama.289.9.1124.
22. Clyman RI, Liebowitz M, Kaempf J, Erdeve O, Bulbul A, Hakansson S et al. PDA-TOLERATE trial: an exploratory randomized controlled trial of treatment of moderate-to-large patent ductus arteriosus at 1 week of age. J Pediatr. 2019;205:41-8.e6. doi: 10.1016/j.jpeds.2018.09.012.
23. Okulu E, Erdeve O, Arslan Z, Demirel N, Kaya H, Kursad I et al. An observational, prospective, multicenter, registry-based cohort study comparing conservative and medical management for patent ductus arteriosus. Front Pediatr. 2020;8:434. doi: 10.3389/fped.2020.00434 76.
24. Liebowitz M, Kaempf J, Erdeve O, Bulbul A, Hakansson S, Lindqvist J et al. Comparative effectiveness of drugs used to constrict the patent ductus arteriosus: a secondary analysis of the PDA-TOLERATE trial (NCT01958320). J Perinatol. 2019;39:599-607. doi: 10.1038/s41372-019-0347-4.
25. Shepherd JL, Noori S. What is a hemodynamically significant PDA in preterm infants? Congenit Heart Dis. 2018 Dec 12. doi: 10.1111/chd.12727.
26. Ohlsson A, Walia R, Shah SS. Ibuprofen for the treatment of patent ductus arteriosus in preterm or low-birthweight (or both) infants. Cochrane Database of Systematic Reviews. 2015 Feb 18;(2):CD003481. doi: 10.1002/14651858.CD003481.pub6.
27. Gokmen T, Erdeve O, Altug N, Oguz SS, Uras N, Dilmen U. Efficacy and safety of oral versus intravenous ibuprofen in very low birth weight preterm infants with patent ductus arteriosus. J Pediatr. 2011;158:549-54.e1. doi: 10.1016/j.jpeds.2010.10.008.
28. Erdeve O, Yurttutan S, Altug N, Ozdemir R, Gokmen T, Dilmen U et al. Oral versus intravenous ibuprofen for patent ductus arteriosus closure: a randomized controlled trial in extremely low birthweight infants. Arch Dis Child Fetal Neonatal Ed. 2012;97:F279-83. doi: 10.1136/archdischild-2011-300532 91.
29. Eras Z, Gokmen T, Erdeve O, Ozyurt BM, Saridas B, Dilmen U. Impact of oral versus intravenous ibuprofen on neurodevelopmental outcome: a randomized controlled parallel study. Am J Perinatol. 2013;30:857-62. doi: 10.1055/s-0033-1333667.
30. Ferguson JM. Pharmacotherapy for patent ductus arteriosus closure. Congenit Heart Dis. 2019;14:52-6. doi: 10.1111/chd.12715.
31. Oncel MY, Yurttutan S, Erdeve O, Uras N, Altug N, Oguz SS et al. Oral paracetamol versus oral ibuprofen in the management of patent ductus arteriosus in preterm infants: a randomized controlled trial. J Pediatr. 2014;164:510-4.e1. doi: 10.1016/j.jpeds.2013.11.008.
32. Ohlsson A, Shah PS. Paracetamol (acetaminophen) for patent ductus arteriosus in preterm or low-birth-weight infants. Cochrane Database Syst Rev. 2015:CD010061. doi: 10.1002/14651858.CD0100 61.pub2.
33. Terrin G, Conte F, Oncel MY, Scipione A, McNamara PJ, Simons S et al. Paracetamol for the treatment of patent ductus arteriosus in preterm neonates: a systematic review and meta-analysis. Arch Dis Child Fetal Neonatal Ed. 2016;101:F127-36. doi: 10.1136/archdischild-2014-307312.
34. Clyman RI. The role of patent ductus arteriosus and its treatments in the development of bronchopulmonary dysplasia. Semin Perinatol. 2013;37(2):102-7.

35. Wickremasinghe AC, Rogers EE, Piecuch RE et al. Neurodevelopmental outcomes following two different treatment approaches (early ligation and selective ligation) for patent ductus arteriosus. J Pediatr. 2012;161(6):1065-72.

36. Jhaveri N, Moon-Grady A, Clyman RI. Early surgical ligation versus a conservative approach for management of patent ductus arteriosus that fails to close after indomethacin treatment. J Pediatr. 2010;157(3):381-7.e381 [PubMed: 20434168] 60.

37. Weisz DE, Mirea L, Rosenberg E et al. Association of patent ductus arteriosus ligation with death or neurodevelopmental impairment among extremely preterm infants. JAMA Pediatr. 2017;171(5):443-9.

38. Backes CH, Rivera BK, Bridge JA et al. Percutaneous patent ductus arteriosus (PDA) closure during infancy: Aa meta-analysis. Pediatrics. 2017;139(2):e20162927.

39. Zahn EM, Peck D, Phillips A, Nevin P, Basaker K, Simmons C et al. Transcatheter closure of patent ductus arteriosus in extremely premature newborns: early results and midterm follow-up. JACC Cardiovasc Interv. 2016;9:2429-37. doi: 10.1016/j.jcin.2016.09.019.

40. Philip R, Waller B, Chilakala S, Graham B, Stecchi N, Apalodimas L et al. Hemodynamic and clinical consequences of early versus delayed closure of patent ductus arteriosus in extremely low birth weight infants. J Perinatol. 2021 Jan;41(1):100-8. doi: 10.1038/s41372-020-00772-2 [Epub 2020 Aug 13].

Seção 6
Distúrbios nefrourológicos

Coordenadoras:
Celeste Gomez Sardinha Oshiro
Lilian dos Santos Rodrigues Sadeck

Capítulo 15

Recém-nascido pré-termo, muito baixo peso com insuficiência renal

Celeste Gomez Sardinha Oshiro
Maria Laura Hannickel Prigenzi

Introdução

A lesão renal aguda (LRA), injúria ou insuficiência renal aguda (IRA), se desenvolve em cerca de 8% a 24% dos recém-nascidos admitidos na unidade de terapia intensiva neonatal (UTIN) e é responsável por taxas variadas de mortalidade, entre 14% e 73% dos casos, na dependência da sua etiologia.[1,2]

A prematuridade é um agravante a qualquer condição que cause a LRA, uma vez que os rins sofrem o impacto da lesão durante o processo de desenvolvimento. As consequências futuras podem ser desastrosas, com doença renal crônica ou hipertensão arterial.[3]

Este capítulo abordará a ocorrência de LRA em recém-nascido pré-termo extremo, apontando a interferência de fatores de risco antenatais e após o nascimento, bem como parâmetros de normalidade na avaliação da função renal, o diagnóstico de insuficiência renal aguda, o tratamento clínico e a terapia de substituição renal.

 Caso clínico

Recém-nascido de sexo masculino, nasceu com 28 semanas de idade gestacional, de parto cesáreo em decorrência de eclâmpsia materna e centralização fetal à ultrassonografia com doppler. A mãe, com 31 anos, primigesta, apresentou hipertensão arterial desde a 25ª semana de gestação, em uso de metildopa. Ao nascimento, líquido amniótico claro e com poucos grumos, boletim de Apgar de 4 e 7, no primeiro e quinto minuto, respectivamente, peso de nascimento 1.100 g. Necessitou de um ciclo de ventilação com pressão positiva com ventilador manual em T e foi transferido para a UTIN em CPAP e máscara. Permaneceu em CPAP nasal na UTIN, realizado cateterismo de veia umbilical, recebeu uma dose de surfactante por cateter fino em virtude do diagnóstico de síndrome do desconforto respiratório (SDR) do RN. No segundo dia de vida, o ritmo urinário era de 1,5 mL/kg/hora; a ureia, de 35 mg/dL, e a creatinina sérica, de 1 mg/dL. Por decisão da equipe médica, houve atraso no início da dieta e, no terceiro dia de vida, o ecocardiograma revelou canal arterial de 3 mm com repercussão hemodinâmica, sendo tratado com ibuprofeno.

> **Caso clínico** (*continuação*)
>
> **O crescimento e o desenvolvimento dos rins atinjem padrões de normalidade com a idade gestacional corrigida para o termo?**
> Recém-nascido (RN) com 28 semanas de idade gestacional está em processo de nefrogênese, que provavelmente será acelerada logo após o nascimento, como um recurso para otimizar sua função renal. Entretanto, essa aceleração do processo pode gerar glomérulos morfologicamente alterados que interferirão na função dos rins, tornando-o predisposto à LRA.

Nascer prematuramente é um desafio à sobrevivência com qualidade de vida, em especial para os pré-termos extremos (idade gestacional inferior a 28 semanas). A imaturidade orgânica global de um recém-nascido pré-termo (RNPT) interfere direta e/ou indiretamente sobre a função renal, sobretudo se houver má adaptação à vida extrauterina, nos casos de asfixia perinatal.[3]

A depender da idade gestacional de nascimento, os rins podem estar ainda em processo de nefrogênese. É fundamental conhecer como ocorre o desenvolvimento renal, visando prevenir, identificar e manejar a lesão renal.

A nefrogênese começa com a diferenciação do pronefro, órgão vestigial e não funcional, na terceira semana de gestação, o qual involui, seguido pela formação do mesonefro com 4 semanas de gestação. O mesonefro funciona transitoriamente como uma estrutura excretora até o rim definitivo se desenvolver, a partir do metanefro, com 4 a 5 semanas de idade gestacional. O metanefro dá origem ao botão ureteral que se ramifica; o mesênquima se diferencia, formando as vesículas renais e estas formam os glomérulos, túbulos e alça de Henle do néfron. Os primeiros glomérulos estão presentes com 9 a 10 semanas de gestação e a produção de urina fetal, hipotônica, começa na décima semana. O feto torna-se o principal produtor de líquido amniótico por volta de 16 semanas de gestação.[4]

Estudos de autópsia demonstraram que a nefrogênese está incompleta na 31ª semana e totalmente completa com 38 semanas gestacionais; entre 32 e 37 semanas, há variação individual no ritmo da nefrogênese.[5] Após sua formação estar completa, os néfrons hipertrofiam e os rins aumentam em tamanho. O nascimento prematuro causa aceleração na maturação renal, gerando uma proporção maior de glomérulos morfologicamente anormais, se comparados com natimortos-controles com a mesma idade gestacional.[2]

O recém-nascido a termo nasce com o número total de néfrons que terá em sua vida, cerca de 700 mil a 1 milhão de néfrons em cada rim, e preservá-los é fundamental para a saúde renal do indivíduo a longo prazo.[5]

As consequências renais futuras do nascimento prematuro estão se tornando cada vez mais reconhecidas. O estudo FANCY (Follow-up of Acute Kidney Injury in Neonates during Childhood Years) mostrou que recém-nascidos de extremo baixo peso que tiveram LRA na UTIN tiveram um risco 4,5 vezes maior de disfunção renal em uma idade média de 5 anos em comparação com os controles.[3]

Barker et al., em sua teoria sobre a programação orgânica fetal frente a uma injúria no ambiente intrauterino, postularam que os mecanismos adaptativos desencadeados pelo feto para manter a vida, podem afetar negativamente os órgãos em formação e gerar doenças na fase adulta.[6] Bekker et al. concordaram com essa teoria e alegaram que a massa de néfrons em menor proporção, que ocorre quando nascem prematuramente, com peso abaixo que 1.000 g, promoveria posterior hipertrofia glomerular e hipertensão arterial no futuro.[7]

Caso clínico (*continuação*)

Esse RN apresenta fatores de risco para lesão renal?
Além da prematuridade, RN esteve exposto à hipertensão arterial materna sabidamente por 3 semanas, que culminou em eclâmpsia, o que provavelmente comprometeu o fluxo sanguíneo placentário e fetal. O hipofluxo renal se acentuou com o processo de centralização fetal, no qual houve prioridade na perfusão de órgãos considerados nobres (cérebro e coração) em detrimento dos rins. Ao nascer, a asfixia perinatal moderada contribuiu com a redução de perfusão renal, por meio de fenômeno hipóxico-isquêmico. A SDR do recém-nascido, aliada à patência do canal arterial com repercussão hemodinâmica, é fator de risco para a LRA. O ibuprofeno usado para fechamento de canal arterial tem ação menos lesiva aos rins do que a indometacina, porém ainda pode repercutir sobre a função renal.

A exposição do feto a um ambiente intrauterino com condições desfavoráveis pode influenciar negativamente o crescimento e desenvolvimento dos rins. Na vida pós-natal, a etiologia da lesão renal aguda pode ser classificada didaticamente em categorias baseadas na localização anatômica da lesão inicial em: **pré-renal**, consequente à má perfusão renal; **intrínseca**, decorrente de patologia intrarrenal e **pós-renal**, causada por obstrução ao fluxo de urina (Quadro 15.1)[8].

Quadro 15.1 – Etiologia da lesão renal aguda neonatal.

Causas	Mecanismo de lesão
Antenatais	• Hipertensão arterial materna • Desnutrição materna; infecção • Restrição de crescimento intrauterino • Medicamentos nefrotóxicos (p. ex., anti-inflamatórios não esteroides)
Perinatais	
• **Pré-renal (85% dos casos)**	**Hipovolemia** • ↑ Perda insensível de água • ↓ Capacidade de concentrar urina • Sangramento • Desidratação **Redução da circulação efetiva** • ↓ Débito cardíaco ou perda de líquido para o terceiro espaço
• **Intrínseca ou intrarrenal (11% dos casos)**	• Necrose tubular aguda • Nefrite intersticial • Lesão vascular • Anomalias congênitas
• **Pós-renal (4% dos casos)**	• Obstrução anatômica de vias urinárias

Fonte: Adaptado de Gouyon JB, Guignard JP, 2000 e de Mattoo TK, Martin R, Stapleton FB, Kim MS, 2019.

A capacidade de concentração urinária é reduzida em recém-nascidos com má resposta à baixa ingesta de líquidos ou nos casos de perda hídrica aumentada. A perda insensível de água através da pele é intensa em prematuros consequentemente à maior área de superfície corporal em relação à sua massa, além da camada de queratina da pele ser mais delgada. No feto, o fluxo sanguíneo renal corresponde a 2% a 4% do débito cardíaco e essa proporção aumenta para aproximadamente 10% na semana seguinte após o nascimento (o valor do adulto normal é de cerca de 20%). Ao nascimento, as adaptações cardiocirculatórias incluem o aumento no fluxo sanguíneo renal, conforme a resistência vascular renal diminui e a pressão arterial sistêmica aumenta. A doença cardíaca congênita e a asfixia perinatal interferem nessa transição, podendo ensejar diminuição da função renal.[9]

A perfusão renal diminuída, a taxa de filtração glomerular baixa, a resistência vascular renal aumentada e a atividade da renina plasmática alta são os principais fatores predisponentes para IRA nos primeiros dias de vida.[9]

 Caso clínico (continuação)

Quais os valores de normalidade para a função renal desse recém-nascido?
A eliminação de urina ocorre nas primeiras 8 horas de vida em 50% dos recém-nascidos e, em praticamente todos, nas primeiras 24 horas de vida. A idade gestacional não interfere no débito urinário. Na primeira semana de vida, o débito urinário costuma ser de 1 a 3 mL/kg/hora e, ao final de uma semana, 3 a 4 mL/kg/hora.[3,4,9] Nos menores de 32 semanas de idade gestacional, a função tubular é imatura e ocorre diminuição da reabsorção de sódio e de bicarbonato. Como resultado, o nível sérico normal de bicarbonato é mais baixo do que nos de termo (em média, 20 mEq/L versus 24 mEq/L) e a excreção de ácido pelo néfron distal também é limitada.[4,9]

A interpretação dos parâmetros que avaliam a função renal neonatal, principalmente em pré-termos, merece cuidado. Afinal, como saber qual é a função normal de um órgão que ainda não deveria estar funcionando plenamente?

A depuração da inulina é o padrão-ouro para medir a taxa de filtração glomerular (TFG), mas sua realização tem uso limitado nas pesquisas científicas, de tal modo que, na prática, se utiliza a depuração ou *clearance* da creatinina.

Um estudo de coorte prospectivo envolvendo recém-nascidos com idade gestacional entre 27 e 31 semanas obteve valores estimados da TFG, evidenciando que ela aumenta diariamente, dobra na segunda semana de vida (Tabela 15.1) e atinge a maturidade completa aos 2 anos de idade.[10] Essas mudanças na TFG justificam os ajustes nas doses de vários medicamentos ao final da primeira semana de vida. Obtém-se o cálculo da TFG, segundo Schwartz et al. (1976),[11] com a fórmula:

$$\text{TFG (mL/min/1,73 m}^2\text{)} = \frac{(K^* \times \text{Estatura})}{Cr}$$

$K^* = 0,33$ (pré-termo) e $0,45$ (termo); C = comprimento (cm) e Cr = creatinina sérica (mg/dL)

Tabela 15.1 – Taxa de filtração glomerular (mL/min por 1,73 m²) por idade gestacional.

Idade gestacional (semanas)	TFG ao nascimento
27	13,4
28	16,2
29	19,1
30	21,9
31	24,9
Termo	26

TFG: taxa de filtração glomerular.
Fonte: Vieux R, Hascoet JM, Merdariu D et al., 2010.

A creatinina ao nascimento sofre a interferência da creatinina materna (aproximadamente 1 mg/dL). Auron e Mhanna (2006)[12] dosaram a creatinina sérica de recém-nascidos pré-termo nos primeiros dias de vida (Tabela 15.2).[12,13]

Idade pós-natal	Variáveis (média ± desvio-padrão)	25 a 28 semanas	29 a 34 semanas	38 a 42 semanas
1ª semana	Cr	1,4 ± 0,8	0,9 ± 0,3	0,5 ± 0,1
	TFG	11 ± 5,4	15,3 ± 5,6	40,6 ± 14,8
2 a 8 semanas	Cr	0,9 ± 0,5	0,7 ± 0,3	0,4 ± 0,1
	TFG	15,5 ± 6,2	28,7 ± 13,8	65,8 ± 24,8
> 8 semanas	Cr	0,4 ± 0,2	0,35*	0,4 ± 0,1
	TFG	47,4 ± 21,5	51,4*	95,5 ± 21,7

Tabela 15.2 – Valores de creatinina sérica (mg/dL) e de taxa de filtração glomerular (mL/min/1,73 m²) de acordo com a idade gestacional.

*Dados apenas de um recém-nascido.
Fonte: Adaptada de Auron A, Mhanna MJ, 2006 e Brion LP, Fleischman AR, McCarton C et al., 1986.

Nos primeiros dias de vida, os valores séricos de sódio podem estar no seu limite inferior em decorrência da excreção urinária de sódio aumentada. A fração excretada de sódio (FENa) reflete o manejo tubular desse íon e é calculada pela fórmula:

$$FENa = \frac{\text{Na urinário} \times \text{creatinina plasmática} \times 100\%}{\text{Na plasmático} \times \text{creatinina urinária}}$$

A FENa sofre alterações e é pouco usada em pré-termos; no recém-nascido de termo, entre 3 e 5 dias de vida, a FENa atinge valores da criança maior ($\leq$ 1%). A capacidade de concentração máxima urinária é de 600 mOsm/kg no recém-nascido pré-termo (RNPT) e 800 mOsm/kg no RN a termo (RNT), atingindo-se a capacidade de concentração máxima da criança maior (1.000 a 1.200 mOsm/kg) após os 6 a 12 meses.[14]
Osmolaridade (Osm) urinária pode ser determinada pela fórmula:

$$\text{Osm urinária} = 2 \times (\text{Na u} \times \text{K u}) + \text{ureia } \frac{u}{6} + \text{glicose } \frac{u}{18}$$

u = urinário

Assim, o RN do caso clínico em questão, tinha débito urinário e valor de creatinina adequados no segundo dia de vida.
O exame físico minucioso pode revelar sinais importantes para o diagnóstico de LRA: edema; sinais de hipovolemia como a má perfusão periférica; hipotensão ou hipertensão arterial; massa abdominal (hidronefrose, rins multicísticos ou policísticos, trombose de veia renal, tumores renais); ausência ou frouxidão dos músculos abdominais como na síndrome de Prune Belly; bexigoma palpável; mielomeningocele; espinha bífida oculta; dismorfismos de orelhas; aniridia; malformações de genitália; imperfuração anal; deformidades esqueléticas. A síndrome de Potter (depressão da ponte nasal, retrognatia, orelhas de implantação baixa e com rotação posterior, hipoplasia pulmonar e artrogripose) pode surgir no contexto de oligoâmnio grave por hipoplasia/displasia renal bilateral, uropatia obstrutiva, doença renal policística e disgenesia tubular renal.[9]

Caso clínico (continuação)

A partir do sétimo dia de vida, RN ainda em ventilação mecânica e com acesso venoso central (PICC), iniciou quadro de distensão abdominal e resíduo alimentar. Constatou-se sepse por *Klebsiella pneumoniae* e foi administrada amicacina, de acordo com sensibilidade do antibiograma. Apresentou taquicardia, alteração do tempo de enchimento capilar e hipotensão, sendo administradas reposições volêmicas com soluções salinas a 0,9% de 10 mL/Kg, e medicação com efeito inotrópico (dopamina = 5 mcg/kg/min), sem melhora da pressão arterial. Após a terceira expansão de volume com cristaloide, recebendo dopamina = 10 mcg/kg/min, passou a apresentar quadro de oligúria; instituída sonda vesical de demora e prescrita furosemida = 1 mg/kg/dia. Após 12 horas, débito urinário < 0,5 mL/kg/hora e elevação da creatinina sérica para 2,7 mg/dL. Optou-se pela terapia de substituição renal.

Quanto à evolução deste caso, seria possível evitar este desfecho?
O recém-nascido evoluiu com sepse tardia, que é uma causa significativa de morbidade e mortalidade em unidades de terapia intensiva neonatal, com incidência entre 10% e 41% dependendo do peso do recém-nascido.[15]

Uma forma de prevenir este desfecho desfavorável seria a prevenção da sepse tardia, diminuindo o tempo de ventilação mecânica, favorecendo modos ventilatórios que respeitem mais os limites fisiológicos dos prematuros de muito baixo peso, outra medida seria a redução da permanência de cateteres venosos centrais e introdução mais precoce de nutrição enteral com leite humano.

Em um estudo de coorte, verificou-se uma incidência de 8% de IRA em recém-nascidos com sepse comprovada por hemocultura e em outro estudo de 679 recém-nascidos com sepse fatal, houve uma incidência de 40% de disfunção renal.[16]

No manejo da sepse, deve-se ter cuidado com o aporte hídrico, pois ofertas excessivas de volume podem agravar a IRA em razão da imaturidade renal e da dificuldade de concentração da urina nos prematuros e provocar o aumento da mortalidade.[17] Quanto à administração de medicações nefrotóxicas, deve-se ajustá-las ou substituí-las quando possível.

Diagnóstico

A LRA tem sido demonstrada como um fator independente de risco para a morbidade e mortalidade neonatais. Há, no entanto, uma dificuldade no consenso da definição de LRA. Em 2004, o grupo de Iniciativa de Qualidade de Diálise Aguda propôs o critério RIFLE (*risk, injury, failure, loss, end-stage*) para diagnóstico. Este critério foi modificado para o RIFLE pediátrico (pRIFLE) para uso em crianças e o critério da rede (*network*) AKI (*Acute Kidney Injury*) AKINn. A definição desta rede para LRA inclui o aumento de 0,3 mg/dL na creatinina sérica num período de 48 horas. Mais recentemente, foi proposto o RIFLE neonatal (nRIFLE) com um novo corte para oligúria, definido como débito urinário < 1,5 mL/kg/hora (Tabela 15.3).[18]

Para o RIFLEn, o débito urinário é caracterizado como: risco: < 1,5 mL/kg/hora por 24 horas, injúria: < 1 mL/kg/hora por 24 horas, falha: < 0,7 mL/kg/hora por 24 horas ou anúria por 12 horas.

Tabela 15.3 – Diretrizes para definição da LRA neonatal (KDIGO).

Estágio	Creatinina sérica (CrS) (mg/dL)	Débito urinário (mL/kg/hora)
0	Nenhuma alteração da CrS ou aumento < 0,3 mg/dL	> 0,5 mL/kg/hora
1	Aumento de CrS ≥ 0,3 mg/dL dentro de 48 horas ou aumento de CrS ≥ 1,5 a 1,9 vezes CrS referência dentro de 7 dias	< 0,5 mL/kg/hora por 6 a 12 horas
2	CrS aumenta ≥ 2 a 2,9 vezes o valor de referência	< 0,5 mL/kg/hora por ≥ 12 horas
3	CrS aumenta ≥ 3 vezes o valor de referência ou CrS ≥ 2,5 mg/dL ou em diálise	< 0,3 mL/kg/hora por ≥ 24 horas ou anúria por ≥ 12 horas

Fonte: Daga A, Dapaah-Siakwan F, Rajbhandari S, Arevalo C, Salvador A, 2017.

Além do critério classificatório de RIFLE, quanto ao diagnóstico e prognóstico da IRA, foram estabelecidos biomarcadores lipocalina associada à gelatinase dos neutrófilos humanos (*neutrophil gelatinase-associated lipocalin* – NGAL) e molécula-1 de injúria renal (*kidney injury molecule-1* – KIM 1), considerados marcadores precoces de IRA. Apesar dessas promissoras moléculas, a creatinina ainda é o biomarcador mais confiável.[19]

Na anamnese do prematuro de muito baixo peso, pode-se encontrar valores anormais de creatinina sérica, como no caso clínico descrito, associado a distúrbios hemodinâmicos e inflamatórios. Deve-se observar também sinais de edema, oligúria ou anúria, hipertensão e sinais de sobrecarga de volume (insuficiência cardíaca e edema pulmonar).

Abordagem do RN com suspeita de LRA

- Triagem laboratorial.
  - **Coletar:** Na+, K+, Ca++, PO_4, ureia, creatinina, gasometria e leucograma.
  - **Avaliação urinária:** débito urinário, urina I, urocultura, Na+, creatinina e osmolaridade.
  - **Avaliação radiológica:** ultrassonografia (USG) e doppler renal, uretrocistografia miccional (UCM) e cintilografia renal.
- Manter o balanço de fluidos e eletrólitos.
- Suporte nutricional adequado.
- Finalizar o tratamento da causa de base.
  - **Pré-renal:** bólus de fluidos, corrigir a hipoperfusão renal.
  - **Renal:** remover a causa de base.
  - **Pós-renal:** eliminar a obstrução.

Opções terapêuticas para a IRA neonatal

- Tratamento da doença subjacente, como o uso de antibióticos para sepse e desobstrução na IRA pós-renal.
- Fluidoterapia (Ringer-lactato, soluções salinas e plasma), infusão de 10 mL/kg em 15 a 20 minutos que podem ser repetidas para correção de hipovolemia.
- Vasopressores (usualmente, a dopamina na dose inicial de 5 mcg/kg/min, epinefrina é usada quando há falha no tratamento com a fluidoterapia e a dopamina).
- Atenção ao balanço hídrico com o uso de restrição hídrica, diuréticos e ou terapia de substituição renal para minimizar a sobrecarga hídrica.
- Suplementação eletrolítica e homeostase ácido básica.
- Provisão nutricional adequada.
- Ajuste das medicações nefrotóxicas.
- Terapia de substituição renal ou hemodiálise para prevenir acúmulo de líquidos, restauração da volemia e normalização da função renal.[20]

 Caso clínico (continuação)

O RN se apresentava anúrico por mais de 12 horas, com creatinina sérica de 2,7 mg/dL já em tratamento clínico, com restrição hídrica, diurético e droga vasoativa sem sinais de melhora, teve a indicação de terapia de substituição renal.

Foi introduzido um cateter intra-abdominal (*tenckoff*) e alocado no espaço peritoneal para início das trocas de líquido dialítico com a concentração de glicose a 1,5%. Foi verificada a pressão intra-abdominal (PIA) para verificação de síndrome compartimental, que estava normal (< 10 a 12 cmH_2O).

Terapia de substituição renal (TSR)
Indicações

- Hipervolemia com disfunção de outros órgãos.
- Acidose metabólica grave.

- Hipo ou hipernatremia graves.
- Aumento da concentração plasmática de ureia.
- Hiperfosfatemia grave.
- Necessidade de aporte calórico adequado.
- Erro inato do metabolismo.
- Intoxicação por substâncias dialisáveis.[20]

Contraindicações

- **Absolutas:** cirurgias abdominais e fístulas pleuroperitoneais.
- **Relativas:** choque com instabilidade hemodinâmica, tumores abdominais ou visceromegalias e derivação ventriculoperitoneal.

Soluções de diálise

- **Glicose:** concentrações (1,5%; 2,5% e 4,25%) – G = 50%.

Técnica

- Checar a posição do cateter na radiografia de abdome.
- Medir a pressão intra-abdominal (< 10 a 12 cmH_2O).
- Iniciar com volume de 10 mL/kg com solução a 1,5%.
- Aquecimento de 37 °C.
- Sem permanência nas primeiras trocas.
- Iniciar com permanência de 10 a 15 minutos e drenar por 10 a15 minutos.
- O volume da infusão, a permanência e a concentração da solução de diálise podem variar de acordo com a evolução do tratamento.
- Quando necessário, heparina de 250 a 1.000 UI/L.
- KCL 19,1% a critério médico.
- Este procedimento pode ser interrompido quando os níveis de creatinina sérica baixarem para menos de 2 mg/dL e débito urinário normalizado por 24 horas.

Outras técnicas de substituição renal

Hemodiafiltração contínua (CVVHD)

Esta técnica é mais eficaz que a diálise peritoneal. A hemodiafiltração contínua é preferível para o recém-nascido criticamente doente e hemodinamicamente instável que necessite de altas doses de drogas vasoativas, com intoxicações por drogas hemodialisáveis, hipervolemia com ineficácia da diálise peritoneal e com erros inatos do metabolismo. Esta técnica é limitada pelo tamanho do cateter vascular para garantir a sua eficácia e pelo seu alto custo.[20]

ECMO e hemofiltro

RN criticamente doentes que necessitam de oxigenação por membrana extracorpórea (ECMO, do inglês *extracorporeal membrane oxygenation*) frequentemente apresentam falência de múltiplos órgãos, incluindo disfunção renal. A incidência nestes recém-nascidos de IRA é muito elevada, ultrapassando 50%. No caso destes RN, esta associação parece ter eficácia, porém limitada a poucos serviços de neonatologia especializados.[20]

Referências bibliográficas

1. Kriplani DS, Sethna CB, Leisman DE, Schneider JB. Acute kidney injury in neonates in the PICU. Pediatr Crit Care Med. 2016;17(4):e159-64.
2. Esfandier N, Mojkam M, Afjeii A, Kompani F, Shahrazad I, Naderi M et al. Prognostic factors and mortality rate in neonates with acute renal injury in NICU. J Ped Nephrology. 2013;1(1):32-6.

3. Dyson A, Kent AL. The effect of preterm birth on renal development and renal health outcome. NeoReviews. 2019;20:e725-36.
4. Rosemblum S, Pal A, Reidy K. Renal development in the fetus and premature infant. Semin. Fetal Neonatal Med. 2017;22:58-66.
5. Ryan D, SutherlandMR, Flores TJ et al. Development of the human fetal kidney from mid to late gestation in male and female infants. EBioMedicine. 2018;27:275-83.
6. Barker DJ, Osmond C, Golding J, Kuh D, Wadsworth ME. Growth in utero, blood pressure in childhood and adult life, and mortality from cardiovascular disease. BMJ. 1989;298(6673):564-7.
7. Brenner BM, Garcia DL, Anderson S. Glomeruli and blood pressure: less of one, more the other? Am J Hypertens. 1988;1(4 Pt 1):335-47.
8. Gouyon JB, Guignard JP. Management of acute renal failure in newborns. Pediatr Nephrol. 2000;14(10-11):1037-44.
9. Mattoo TK, Martin R, Stapleton FB, Kim MS. Neonatal acute kidney injury: pathogenesis, etiology, clinical presentation and diagnosis. 2019. UpToDate [Internet]. Disponível em: uptodate.com.
10. Vieux R, Hascoet JM, Merdariu D et al. Glomerular filtration rate reference values in very preterm infants. Pediatrics. 2010;125(5):e1186.
11. Schwartz GJ, Haycock GB, Edelmann CM, Spitzer A. A simple estimate of glomerular filtration rate in children derived from body length and plasma creatinine. Pediatrics. 1976;58(2):259-63.
12. Auron A, Mhanna MJ. Serum creatinine in very low birth weight infants during their first days of life. J Perinatol. 2006;26(12):755-60.
13. Brion LP, Fleischman AR, McCarton C et al. A simple estimate of glomerular filtration rate in low birth weight infants during the first year of life: noninvasive assessment of body composition and growth. J Pediatr. 1986;109:698-707.
14. Greenberg RG, Kandefer S, Do BT, Smith PB, Stoll BJ, Bell EF et al. Late-onset sepsis in extremely premature infants: 2000-2011. Pediatr Infect Dis J. 2017;36(8):774-9.
15. Coggins SA, Laskin B, Harris MC, Grundmeier RW, Passarella M, McKenna KJ et al. Acute kidney injury associated with late-onset neonatal sepsis: a matched cohort study. J Pediatrics. 2021;231:185-92.
16. Lin JC, Spinella PC, Fitzgerald JC, Tucci M, Bush JL, Nadkami VM et al. New or progressive multiple organ dysfunction syndrome in pediatric severe sepsis: a sepsis phenotype with higher morbidity and mortality. Pediatr Crit Care Med. 2017;18(1):8-16.
17. Zappitelli et al. Developing a neonatal acute kidney injury research definition: a report from the NIDDK Neonatal AKI Workshop. Pediatric Research. 2017;82(4):569-73.
18. Daga A, Dapaah-Siakwan F, Rajbhandari S, Arevalo C, Salvador A. Diagnosis and risk factors of acute kidney injury in very low birth weight infants. Pediatrics and Neonatology. 2017;58:258-63.
19. Palazzuoli A, McCullough PA, Ronco C, Nuti R. Kidney disease in heart failure: the importance of novel biomarkers for type 1 cardio-renal syndrome detection. Intern Emerg Med. 2015;10:543-54.
20. Mian AN, Askenazi DJ, Mhanna MJ. Therapeutic options for neonatal acute kidney injury. Curr Treat Options Peds. 2016;2:69-81.

Capítulo 16

Recém-nascido a termo com hidronefrose antenatal

Ana Tomie Nakayama Kurauchi
Lilian dos Santos Rodrigues Sadeck

Introdução

O desenvolvimento do trato urinário fetal é um processo complexo e, portanto, está associado a um risco substancial de defeitos congênitos. As anomalias congênitas dos rins e vias urinárias representam aproximadamente 20% a 30% de todos os defeitos congênitos detectados no período pré-natal e são vistas em 3% a 4% das gestações. São responsáveis por 40% a 50% dos casos de doença renal crônica na faixa etária pediátrica.[1] Elas englobam um amplo espectro de fenótipos e de gravidade, desde o curso benigno de uma hidronefrose transitória até casos de disfunções graves incompatíveis com a vida extrauterina, como na agenesia renal bilateral. A alteração mais frequentemente encontrada intraútero é a dilatação do sistema pielocalicial em 1% a 5% dos exames ultrassonográficos obstétricos.[1] Esses fatos justificam que toda gestante faça, durante o seguimento pré-natal, pelo menos um exame ultrassonográfico morfológico realizado em condições satisfatórias e por profissional habilitado, para se afastar possíveis malformações nefrourológicas.

O achado de dilatação da pelve renal fetal e sua relação com doença renal relevante no período pós-natal depende do grau de dilatação, da evolução e principalmente da presença de oligo-hidrâmnio ou de obstruções baixas com megabexiga.[2] Os níveis de corte usados para a medida da pelve renal como preditor de obstrução ou refluxo são de 4,5 mm até a 24ª semana e de 7 mm até a 32ª semana. A partir daí, pelves de até 10 mm podem ser encontradas sem significado patológico na maioria das vezes. Estudo belga,[3] avaliando 5.643 fetos de uma população geral e não selecionada, encontrou pieloectasia em 254 (4,5%) dos casos. Destes, 213 crianças foram acompanhadas após o nascimento, em 132 (62%) confirmaram as anomalias renais, mas só 83 (39,7%) dos casos foram de uropatias significantes. Se a pieloectasia foi encontrada somente no segundo trimestre, apenas 12% dos casos confirmaram uma uropatia significativa após o nascimento. A importância de um seguimento ultrassonográfico no pré-natal e os achados com dilatação dos grupamentos caliciais e do ureter ou ainda com acometimento de bexiga dilatada são preocupantes e merecem atendimento em centro de referência para medicina fetal, neonatal e nefrourológica. Durante o acompanhamento obstétrico, esses casos podem se resolver espontaneamente intraútero ou após o nascimento. No entanto, às vezes podem ser um sinal de patologias significativas do trato urinário. As principais anormalidades encontradas após o nascimento são estenose de junção ureteropélvica, refluxo vesicoureteral primário, megaureter, rins duplicados e válvula de uretra posterior, sendo a estenose de junção ureteropélvica e o refluxo vesicoureteral primário responsáveis pela maioria dos casos.[4]

Considerando-se que na maioria dos casos de malformações nefrourológicas não se observam sinais clínicos ao nascimento, a suspeita pré-natal é de extrema importância e o neonatologista deve sempre ser informado dos exames pré-natais.[1] O maior benefício do diagnóstico pré-natal de pieloectasia é alertar o pediatra para realizar avaliação criteriosa, pós-natal precoce, com o intuito da confirmação diagnóstica pós-natal.[2,5]

O diagnóstico preciso de anomalias fetais comuns dos rins e anomalias do trato urinário é essencial para o aconselhamento parental, o manejo adequado da gravidez e o planejamento adequado do parto e seguimento do RN por meio de uma abordagem em equipe multiprofissional.

Neste capítulo, discutiremos a abordagem completa de um caso de RN com malformações nefrourológicas, desde os exames antenatais, conduta intrauterina, diagnóstico diferencial, conduta pós-natal, exames laboratoriais e de imagem, até o tratamento clínico e cirúrgico.

Caso clínico

Dados maternos: mãe com 36 anos, branca, 2º grau completo. Paridade: secundigesta, 1 parto normal. Iniciou o pré-natal com 28 semanas de gestação.

Comorbidades prévias: ausente.

Comorbidades da gestação: doença hipertensiva específica da gestação (DHEG) leve. Na ultrassonografia (USG) morfológica de 28 semanas (na primeira consulta), detectou-se feto com hidronefrose bilateral (rim D = 26,4 mm e E = 22,7 mm) com dilatação de grupamentos calicinais primários e secundários, sem perda de diferenciação cortico medular, bexiga com presença de urina e sem alterações, pênis de difícil caracterização e testículos não observados em bolsa escrotal. Apresentava líquido amniótico normal (ILA = 10 no maior bolsão).

Frente a esses achados ultrassonográficos, quais as hipóteses devem ser levantadas?
Para responder essa questão, é importante lembrar-se do desenvolvimento dos rins e trato urinário.

Os sistemas genital e urinário originam-se do mesoderma intermediário, uma crista longitudinal de células mesenquimais (saliência urogenital) ao longo da parede dorsal. O mesoderma intermediário (cordão nefrogênico) dá origem a uma unidade excretora no sentido craniocaudal que é dividida em três unidades: pronefro; mesonefro; metanefro.

Dessas estruturas, os pronefros são uma estrutura excretória transitória. Os mesonefros regridem em fetos masculinos e em fetos femininos, dão origem a algumas partes dos órgãos genitais. Os metanefros dão origem às unidades de néfrons dos rins definitivos e começam a se desenvolver na quinta semana, tornando-se funcionais por volta da nona semana de gestação e já começam a produzir urina. O sistema coletor do rim definitivo desenvolve-se do broto uretérico que surge a partir do ducto mesonéfrico nas proximidades de sua desembocadura na cloaca. O broto uretérico penetra o tecido metanéfrico e subdivide-se até 15 vezes para formar o sistema coletor definitivo, incluindo o ureter, a pelve renal, os cálices maiores e menores e 1 a 3 milhões de túbulos coletores.[6]

Desenvolvimento normal e anomalias congênitas[6]

Partindo desse conhecimento, é possível entender qual o melhor momento para avaliar os rins e as vias urinárias através da USG morfológica do feto. Entre a 12ª e a 15ª semanas de gestação, o rim fetal pode ser detectado por ultrassonografia transabdominal. Em imagens no plano transverso na ultrassonografia, os rins fetais normais são estruturas hiperecóicas redondas, localizadas na fossa renal em ambos os lados da coluna vertebral, correspondentes ao nível da 2ª vértebra lombar. O córtex renal e a medula são claramente demonstrados pela USG entre a 20ª e a 25ª semanas de gestação. O comprimento do rim fetal com base na idade gestacional é um marcador de crescimento renal. Normalmente, os ureteres fetais não são vistos na ultrassonografia. A bexiga cheia de urina é normalmente identificada com 13 a 15 semanas de gestação. A parede da bexiga é fina e a presença de urina sugere pelo menos um rim funcional.[7]

A detecção de alterações ultrassonográficas podem ajudar na condução pré e pós-natal. A suspeita de uropatias obstrutivas baseia-se nos achados de aumento de volume das cavidades ou em visualização exacerbada daquelas que não são visíveis habitualmente. Podem ser subdivididas de acordo com a altura da obstrução em:[1,7]

- **Obstruções altas:** caracterizam-se pelo aumento do bacinete e dos cálices sem aumento subjacente dos ureteres, com ou sem alteração do parênquima renal, uni ou bilateral. Trata-se de alterações da junção ureteropiélica (JUP).
- **Obstruções médias:** apesar da facilidade na detecção das uropatias obstrutivas, é muito difícil precisar o nível exato de tais obstruções. O ureter dilatado se apresenta como uma série de imagens líquidas, em degraus, entre os rins e a bexiga. O bacinete do rim correspondente pode não estar necessariamente dilatado. Pode ser indicativo de obstrução do ureter na junção ureterovesical (JUV), ureterocele ou refluxo vesicoureteral (RVU). Podem ser uni ou bilaterais.
- **Obstruções baixas com megabexiga:** a bexiga aparece globalmente aumentada de volume e mais arredondada, podendo prolongar-se pelo orifício uretral, que pode estar permeável e dilatado. Pode estar associada a uma parede abdominal distendida e frouxa, como na síndrome de Prune Belly ou bexiga neurogênica. A parede da bexiga espessada e trabeculada, também denominada "bexiga de luta" é causada por obstrução uretral, como a válvula de uretra posterior (VUP). Geralmente está associada com hidronefrose ou uretero-hidronefrose bilateral.[1,7]

 Caso clínico (*continuação*)

No presente caso, a USG morfológica detectou dilatação importante da pélvis renal, cálices maiores e menores bilateralmente, sem comprometimento do parênquima renal. Não foram detectadas alterações em ureteres ou na bexiga e a quantidade de líquido amniótico era adequada. Frente a esses achados, a primeira hipótese diagnóstica é hidronefrose por estenose de JUP bilateral, mas não é possível afastar obstrução baixa ou refluxo vesicoureteral bilateral.

A obstrução da pelve renal na altura da junção ureteropiélica é a causa mais frequente de dilatação do trato urinário fetal. A obstrução da JUP representa aproximadamente 50% de todas as anormalidades do trato urinário vistas em recém-nascidos,[4,7] geralmente é unilateral e esporádica (70% a 90% dos casos), mas pode ser bilateral em 10% a 30%. A estenose decorre de bandas aberrantes de colágeno ou fibroso na altura da JUP. No entanto, a torção do curso do ureter e a presença de válvulas ureterais, vasos aberrantes e inserção anormal do ureter com configurações variadas também foram descritas como possíveis causas.[7]

Na obstrução da JUP, o ultrassom fetal mostra dilatação da pelve renal com ou sem dilatação de cálices renais; pois o grau de dilatação depende do tipo e da gravidade da obstrução. Em obstrução grave de alto grau, pode-se observar oligohidrâmnio, mas é raro. Se não tratada, a obstrução pode ocasionar aumento da ecogenicidade e mudanças císticas associadas à atrofia do parênquima renal. No geral, o prognóstico da obstrução da JUP depende de muitos fatores, incluindo a presença ou ausência de outras anomalias, volume de líquido amniótico e comprometimento corticomedular.[7]

Entre as várias malformações do sistema renal e vias urinárias, deve-se ressaltar a hidronefrose, que é a mais frequentemente detectada intraútero. Uma descrição precisa do grau de dilatação do trato urinário é importante porque sua gravidade está relacionada ao prognóstico pós-natal. A dilatação grave do trato urinário fetal é comumente associada à uropatia substancial após o nascimento, muitas vezes requerendo cirurgia. Por outro lado, a dilatação leve ou moderada do trato urinário fetal raramente demanda cirurgia, mas pode ser um fator de risco para a dilatação progressiva e/ou refluxo vesicoureteral, podendo evoluir com deterioração da função renal ao longo do tempo. Por conseguinte, a vigilância renal pós-natal é geralmente recomendada para qualquer criança com diagnóstico pré-natal de dilatação do trato urinário, a fim de orientar o tratamento cirúrgico em casos de dilatação grave e melhorar a detecção de pacientes em risco de desenvolver insuficiência renal.[4,8]

Caso clínico (*continuação*)

A conduta antenatal foi expectante, pois os sinais ultrassonográficos mostravam que, apesar da provável obstrução bilateral, o parênquima renal bilateral e a função renal estão preservados. Lembrando que a função renal pode ser avaliada pela quantidade de líquido amniótico. No seguimento pré-natal, foram realizados exames ultrassonográficos seriados, sem piora dos achados.

Com a idade gestacional de 33 semanas e 5 dias, a gestante apresentou descompensação da DHEG e a USG detectou sinais de sofrimento fetal agudo com diástole reversa, vasodilatação de artéria cerebral média, perfil biofísico de 4 em 8 e ILA normal, sendo indicada interrupção da gestação.

Dados do nascimento e parto: sexo masculino, nascido de parto cesárea por sofrimento fetal agudo, bolsa rota no ato, apresentação cefálica. RN nasceu hipotônico, sem choro, realizado clampeamento imediato do cordão e levado ao berço aquecido. Posicionado, colocado em saco plástico, touca dupla, auscultado com frequência cardíaca (FC): 100 bpm e respiração irregular. Monitorizado o RN e iniciada a ventilação por pressão positiva (VPP) com FiO_2 30%, com recuperação após primeiro ciclo. Acoplado ao CPAP com 3 minutos de vida por desconforto respiratório. Apgar: 5-9-9.

Medidas antropométricas: peso = 2.700 g (p 90); comprimento = 46 cm (p 75); PC = 35 cm (p 99); temperatura RN = 36,3 °C.

Admitido em UTI, colocado em incubadora aquecida em CPAP 7 FiO_2 = 35%. Mantido em jejum e com sonda orogástrica (SOG) aberta. Com cerca de 2 horas de vida, por persistência de desconforto respiratório e quedas de saturação, optado por realizar surfactante com técnica INSURE, sendo extubado imediatamente após. Procedimento sem intercorrência. Apresentou melhora do quadro respiratório, mantendo-se estável em ventilação não invasiva.

Considerando-se a suspeita de malformação renal, qual a conduta pós-natal?

Após o nascimento, é muito importante avaliar a primeira micção e fazer um exame físico minucioso, detalhando os achados:[1]

- Abdômen e lojas renais: detectar a presença de massas palpáveis no abdômen, que poderia representar um rim aumentado decorrente de uropatia obstrutiva ou rim displásico multicístico.
- Barriga em ameixa: sinal clínico caracterizado pela hipoplasia dos retos laterais e excesso de pele no abdômen, que pode estar presente em várias situações.
- Síndrome de Prune Belly: em RN do sexo masculino, é caracterizada pela tríade barriga em ameixa-criptorquidia-uretero-hidronefrose. É causada por alteração da musculatura lisa dos ureteres e da bexiga, com dilatação e retenção de urina em todo o trato das vias urinárias, associadas à hipoplasia dos retos abdominais.
- Bexiga: quando palpável e consistente, em um RN do sexo masculino, pode sugerir obstrução da saída da bexiga, como a presença de válvula uretra posterior.
- A presença de anormalidades auditivas externas está associada a um risco aumentado de anomalias congênitas do rim e do trato urinário.
- Artéria umbilical única está associada a um risco aumentado de malformações do trato urinário, particularmente refluxo vesicoureteral.
- No RN do sexo feminino, deve-se avaliar a região genital para afastar malformações como cloaca, que podem dificultar a eliminação da urina, levando a um quadro obstrutivo baixo.
- Na presença de bexigoma ou suspeita de obstrução uretral, é importante passar uma sonda uretral o mais precoce possível.

Se houver história antenatal e/ou suspeita clínica ao nascimento, é realizada avaliação urológica que consiste, inicialmente, na realização precoce de ultrassonografia de abdome para confirmar o achado intrauterino. A ultrassonografia deve ser realizada nas primeiras 24 horas de vida nos RN com comprometimento bilateral, rim único e/ou com história de oligoâmnio grave porque podem ter uma anomalia renal grave que pode necessitar de intervenção rápida. Como exemplo, uma bexiga distendida, com parede espessa e hidronefrose bilateral pode ser causada por válvula de uretra posterior (VUP), que requer intervenção cirúrgica precoce. Em geral, as condições, que têm envolvimento unilateral, não precisam de atenção imediata. A ultrassonografia renal é recomendada após o RN retornar ao peso de nascimento, entre 48 horas e 7 dias de vida, para garantir a repleção do volume e o aumento da produção de urina à medida que o fluxo sanguíneo renal e ritmo de filtração glomerular (RFG) aumentam fisiologicamente nos primeiros dias de vida. Assim, em um RN com hidronefrose, o nível de gravidade pode ser subestimado se a ultrassonografia for realizada antes das 48 horas de vida.[1,4]

Na ultrassonografia pós-natal, deve ser feita avaliação morfológica completa com medida da espessura do parênquima renal, quantificação da dilatação pielocalicial e avaliação dos ureteres, bexiga e uretra.[8]

Se confirmada a existência de alteração morfológica renal e/ou do trato urinário, a investigação deve prosseguir, seguindo-se um roteiro pré-estabelecido de exames complementares, de acordo com os achados ultrassonográficos para a realização de um tratamento eficaz, paliativo ou definitivo. Nos casos de comprometimento bilateral e/ou alterações da função renal, a investigação deverá ser feita durante a internação. Nos demais casos, a investigação poderá ser ambulatorial.[1,4,7]

Roteiro dos exames subsidiários[1]

- Com 48 horas de vida, deverá ser realizada dosagem sérica de ureia, creatinina e eletrólitos (sódio, potássio e fósforo).
- Com 1 semana de vida, deve-se realizar *clearance* de creatinina, que pode ser calculado por meio da dosagem sérica e urinária de creatinina, colhida em um período mínimo de 6 horas. Pode-se utilizar fórmulas para estimar a taxa de filtração glomerular, sendo a mais conhecida a de Schwartz:[8]

$$\text{TFG (mL/min/1,73 m}^2) = \frac{[\text{Constante (K)}^* \times \text{comprimento (centímetros)}]}{[\text{creatinina sérica (mg/dL)}]}$$

*O valor de K para pré-termo é 0,33 e para termo 0,45.

- Com 1 semana de vida, deve-se colher urocultura, inicialmente por saco coletor, após assepsia adequada. Se positiva, deve ser confirmada mediante coleta de urina por punção suprapúbica ou sonda uretral.
- Em todos os casos, especialmente nos que a ultrassonografia mostrou dilatação ureteral ou alterações de bexiga, é imprescindível a realização da uretrocistografia miccional para uma exploração anatômica e funcional adequada, inclusive para se afastar um componente de refluxo vesicoureteral, duplicação ureteropiélica, ureterocele e válvula de uretra posterior.
- Com cerca de 1 mês de vida, deve-se realizar a cintilografia renal em duas etapas. A primeira, utilizando-se tecnécio 99m-diethylenetriamine-pentacitíco ácido (99mTc-DTPA) com o objetivo de avaliar a função renal e, a segunda, utilizando outro marcador, 99mTc-dimercaptossucciníco ácido (99mTc-DMSA), que avalia a morfologia renal. O DTPA deve ser realizado mais tardiamente, para se afastar possível imaturidade da função tubular. Caso se observe acúmulo anormal de contraste que sugira um processo obstrutivo de vias urinárias, o exame deve ser complementado com a administração intravenosa da furosemida, com o objetivo de se diferenciar uma obstrução mecânica de uma dilatação primária. A cintilografia renal estática com DMSA é considerada o exame padrão-ouro no diagnóstico de defeitos do parênquima renal. O exame é realizado após o primeiro mês de vida e, habitualmente, recomendado para crianças com menos de 3 anos e infecção de trato urinário (ITU) atípica ou recorrente. O objetivo do exame é identificar cicatrizes renais que ocorrem em até 5% das crianças como resultado de ITU. O exame também permite avaliação da função renal: após a injeção intravenosa, o radioisótopo (tecnécio-99m) é concentrado no túbulo proximal e sua distribuição correlaciona-se com o parênquima renal funcionante.

- A urografia excretora para avaliar a morfologia renal está em desuso. Apesar de oferecer grande número de informações, o risco de se utilizar um contraste hiperosmolar, que predispõe à trombose de veia renal ou necrose tubular aguda, e a presença de outros exames que já nos fornecem as mesmas informações diminuíram sua indicação cada vez mais.
- A ressonância magnética ajuda a avaliação de variações anatômicas complexas renais e do trato urinário, suspeita de obstrução do trato urinário, planejamento operatório e avaliação pós-operatória, quando exames de imagem convencionais como ultrassonografia e uretrocistografia miccional não fornecerem informações suficientes para diagnóstico.

Todos esses exames apresentam vantagens e desvantagens, sendo complementares, mas quando analisados conjuntamente fornecem dados anatômicos e funcionais que auxiliam a obtenção de um diagnóstico mais preciso da malformação urológica e, portanto, propiciam a seleção do procedimento mais adequado em cada caso. Quando existe comprometimento renal bilateral por processos obstrutivos, tem sido indicada cirurgia ainda no período neonatal, seja paliativa (nefrostomia ou pielostomia) ou mesmo definitiva (ureteropieloplastia). Nos casos em que o comprometimento é unilateral, ou a dilatação não decorre de processo obstrutivo, a conduta tem sido conservadora, com acompanhamento ambulatorial por meio de uroculturas mensais, avaliação periódica da função renal, repetição da ultrassonografia de abdômen e cintilografia.

Caso clínico (continuação)

Exame físico cujos dados mais relevantes foram abdômen globoso e flácido, rins não palpáveis, pênis com fimose importante, testículo no canal inguinal bilateral, bexiga palpável, sendo passada sonda uretral de demora, com um pouco de resistência e saída de urina clara. O controle de diurese nas primeiras 6 horas foi de 4 mL/kg/hora.

Ultrassonografia de rins e vias urinárias realizada com 28 horas de vida, com sonda uretral. Rins tópicos, com contorno preservado, medindo em torno de 5,5 cm cada um. Parênquima com menor espessura. Dilatação pielocalicial bilateral, com dilatação do cálice central e dos cálices periféricos, mas principalmente da pelve com diâmetro anteroposterior da pelve direita medindo cerca de 4,8 cm e da pelve esquerda, cerca de 1,2 cm. Visualiza-se o terço médio/distal do ureter esquerdo, com até 0,4 cm de diâmetro. Ureter direito não visualizado no presente exame. Não há evidência de líquido livre ou coleções na cavidade abdominal. Bexiga com pequena/moderada repleção, apresentando sonda vesical no seu interior.

Os achados pós-natal confirmam a hidronefrose, mais acentuada à direita e no rim esquerdo, dilatação mais leve, mas com a presença de dilatação de ureter esquerdo no terço médio/distal. **Uretero-hidronefrose à esquerda? Estenose de JUP à direita?**

Exames laboratoriais
- 2 dias de vida: ureia = 6 mg/dL; Cr = 0,83 mg/dL; K = 5,6 mEq/L; Na = 139 mEq/L; Cl = 109 mEq/L; Ca = 8,4 mg/dL; P = 4,6 mg/dL; Mg = 1.94 mg/dL. Urina I: densidade = 1005; pH = 5; nitrito = negativo; leucócitos = 100/campo; hemácias = 2/campo
- 5 dias de vida: ureia = 9 mg/dL; Cr = 0,73 mg/dL; Na = 143 mEq/L; K = 5,1 mEq/L; Cl = 111 mEq/L; Ca = 8,5 mg/dL; P = 5,6 mg/dL; Mg = 1,78 mg/dL
- 7 dias de vida: ureia = 9 mg/dL; Cr = 0,56 mg/dL; Na = 144 mg/dL; K = 5,4 mg/dL; Ca = 8,4 mg/dL; P = 7,6 mg/dL; Mg = 1,65 mg/dL; Urina I: densidade = 1005; pH = 6; nitrito = negativo; leucócitos = 100/campo; hemácias = 7/campo; Urocultura: negativa

Pode-se observar que a função renal está preservada.

Optado no sétimo dia de vida em repetir a USG para avaliar os rins e as vias urinárias após a drenagem da bexiga pela sonda uretral de demora, inserida desde o nascimento.

Rim direito tópico, de forma, contornos e dimensões dentro dos padrões da normalidade. Dilatação pielocalicial, notadamente no terço inferior, onde se observa acentuada dilatação acometendo tanto a pelve como os cálices centrais e periféricos, associados a afilamento do parênquima. Segmento proximal

Caso clínico (*continuação*)

do ureter de calibre aumentado, medindo 2,1 cm. Rim direito = 5,3 cm; diâmetro anteroposterior (DAP) da pelve direita = 1 cm. Rim esquerdo: rim esquerdo tópico, de forma, contornos e dimensões preservados. Espessura e ecogenicidade do parênquima de aspecto normal. Mínima dilatação piélica. Não há imagens sugestivas de cálculos. Rim esquerdo = 4,7 cm; diâmetro anteroposterior (DAP) da pelve esquerda = 0,7 cm.

Relação corticomedular preservada bilateralmente. Bexiga vazia contendo balão de sonda vesical.

Conclusão: sinais sugestivos de duplicação do sistema coletor à direita, caracterizados por rim direito com dimensões discretamente aumentadas em relação ao rim esquerdo, notando-se acentuada dilatação pielocalicinal no terço inferior, intermitente, associada a afilamento do parênquima. Segmento proximal do ureter direito com calibre aumentado. Rim esquerdo com mínima dilatação piélica.

Comparando-se os dois exames, lembrando que o único procedimento realizado foi a drenagem contínua da diurese através da sonda uretral, observa-se uma diferença interessante. O rim esquerdo apresentou melhora importante da dilatação e não se visualiza mais o ureter, enquanto o rim direito apresenta uma dilatação da pelve e cálices localizados no terço inferior e dilatação do ureter. Esses achados sugerem que o problema inicial estava na drenagem da bexiga, pois melhorou com a sondagem, mas agora surgiu outro problema, uma duplicação de ureter direito com dificuldade de drenagem do terço inferior do rim direito.

Realizado uretrocistografia no nono dia de vida.

Uretrocistografia miccional: paciente com cateterização vesical prévia e administração de 45 mL de contraste iodado diluído por gravidade, sob visualização fluoroscópica durante o enchimento vesical. Análise – radiografia simples: sem alterações; bexiga urinária: morfologia normal, contornos irregulares, continente para 45 m; uretero-hidronefrose bilateral; refluxo vesicoureteral: presente bilateralmente. Não se obtiveram tempos miccionais.

Analisando todos os exames de imagem, as hipóteses continuam sendo:
1. **VUP:** sugerido pela uretero-hidronefrose bilateral que melhorou com a sondagem, mas o fato de não ter sido encontrado bexiga de esforço, geralmente presente nesta malformação, não confirma.
2. **Refluxo vesicoureteral bilateral (RVU):** causada por alteração na inserção dos ureteres na bexiga à direita, com a duplicação ureteral, em que apenas o ureter inferior teria refluxo, justificando dilatação da pelve e cálices apenas do terço inferior do rim. O refluxo também melhora com a sondagem.

Foi avaliado pelo uropediatra que considerou a necessidade de afastar válvula de uretra posterior, indicando avaliação em ambiente cirúrgico para realizar cistoscopia e provável fulguração da válvula. Foi realizada na terceira semana de vida. Não foi visualizada válvula na uretra posterior, sendo descartado esse diagnóstico, realizada apenas postectomia.

No terceiro dia pós-procedimento foi retirada a sonda uretral, mantendo-se diurese adequada. Recebeu alta com 1 mês de idade para acompanhamento ambulatorial, mantendo o antibiótico profilático, iniciado no primeiro dia de vida e agora pelo diagnóstico do refluxo vesicoureteral (RVU). No seguimento, serão realizados os exames de cintilografia renal, DTPA e DMSA para avaliar especialmente o rim direito e confirmar a duplicação ureteral.

O caso relatado apresentou duas malformações, o RVU à esquerda e duplicação do ureter direito com refluxo no ureter que drena o polo inferior.

Refluxo vesicoureteral[1,4,9]

As dilatações ureterais decorrentes do RVU são em geral menores do que as consequentes às causas obstrutivas; o comprometimento da função renal por ocasião do nascimento é pouco significante, embora em poucos dias estas crianças possam apresentar infecção urinária grave com características de pielonefrite. O diagnóstico de certeza do RVU é obtido pela uretrocistografia miccional, a qual deve ser realizada em condições de assepsia absoluta, para se evitar contaminação do trato urinário. Igualmente, deve ser feito diagnóstico diferencial entre RVU primário, resultante de uma deficiência anatômica intrínseca da junção ureterovesical; e secundários, estes provocados por bexiga neurogênica e válvula de uretra posterior.

O RVU pode ser classificado de acordo com os achados da UCM:[9]

- Grau 1: contraste atinge apenas o ureter.
- Grau 2: contraste atinge a pelve e cálices, mas sem dilatação.
- Grau 3: contraste promove leve ou moderada dilatação da pelve ou dos cálices.
- Grau 4: tortuosidade do uréter e dilatação da pelve renal e cálices.
- Grau 5: dilatação grave dos ureteres, pelve e cálices. Perda das impressões papilares.

O tratamento do RVU em crianças é bastante controverso, variando desde a conduta conservadora, tratamento dos episódios de ITU, antibioticoprofilaxia de longo prazo, até os procedimentos cirúrgicos. O refluxo apresenta três modalidades principais de tratamento: conservador; cirúrgico (cirurgia aberta, laparoscópica ou robótica); e tratamento endoscópico. Diante do RVU, com bom esvaziamento vesical, deve-se optar por conduta conservadora com quimioprofilaxia prolongada, pois as infecções de trato urinário de repetição e formação de cicatrizes renais podem ocasionar insuficiência renal crônica. A história natural do RVU revela melhora e cura espontânea com a idade. De acordo com a Associação Americana de Urologia, o RVU regride espontaneamente em 90% dos casos, no grau 1, e 80%, no grau 2, após 5 anos. No refluxo grau 3, a resolução espontânea é de 60% nos casos unilaterais diagnosticados no primeiro ano de vida e de apenas 10% nos casos bilaterais e em idade superior a 6 anos. No grau 4, a resolução espontânea foi de 45%, nos casos unilaterais e 10% nos casos bilaterais.

A indicação de antibiótico profilático deve ser para todos os lactentes e crianças com RVU que ainda não terminaram o treinamento esfincteriano e que apresentem RVU graus 3 a 5, entretanto aqueles com RVU graus 1 e 2 também parecem se beneficiar.[9] O tempo de duração da profilaxia ainda é controverso. Uma opção seria realizar periodicamente a UCM (intervalos não inferiores a 1 ano) e, caso haja resolução do refluxo, interrompê-la.

O tratamento cirúrgico está indicado apenas em situações muito especiais e raramente antes do primeiro ano de vida.[1,4,9]

O tratamento endoscópico do RVU pode ser a 1ª opção de tratamento cirúrgico, exceto nos RVU de grau 5 com dilatação ureteral significativa. Trata-se de um procedimento menos invasivo, com baixa morbidade, ambulatorial, minimamente invasivo e tem possibilidade de reaplicação. Há evidências de que o tratamento endoscópico reduz o índice de infecção urinária quando comparado à conduta de observação, porém é semelhante à profilaxia com antibiótico em seguimento de curto prazo, apresentando maior taxa de cura do refluxo que o tratamento expectante, mas tem taxa de sucesso inferior à cirurgia aberta nos refluxos de grau 5.[9]

A cirurgia a céu aberto contempla o reimplante ureteral e é a abordagem mais eficaz para evitar novos episódios de ITU febril, principalmente nos refluxos de alto grau ou após a tentativa de injeção endoscópica sem sucesso. Todas as técnicas apresentam altas taxas de sucesso (acima de 95%). As complicações incluem a possibilidade de obstrução (2%) e refluxo contralateral (9%). Apenas nas dilatações graves, com comprometimento funcional, devem-se instituir derivações tipo vesicostomia ou ureterostomia cutânea.[9]

Duplicação ureteral

A duplicação do sistema de coleta renal é um defeito congênito que envolve um rim drenado por dois ureteres que podem ser completa ou parcialmente separados. É a anomalia congênita de vias urinárias comum e está presente em 1 a cada 150 RN.[1] Entretanto, na maioria dos casos, a duplicidade representa apenas um achado radiológico se as cavidades não são dilatadas e o comprometimento renal não está presente. No entanto, também pode estar associado à presença de RVU e/ou obstrução. No rim com duplicação ureteral, o RVU classicamente envolve apenas o uréter do polo inferior e tende a ser de grau mais alto em comparação com refluxo do sistema urinário.[4] Pode também estar associado à ureterocele, especialmente em meninas, nas quais é quatro vezes mais comum e está associada à duplicidade ureteral em 95% dos casos. Nos meninos, esta associação é menos comum (34%).[9]

A investigação diagnóstica é feita com USG e UCM, após o nascimento. A maioria dos autores concorda que a abordagem é cirúrgica para os casos complicados, dependendo da evolução clínica e da presença ou ausência de função renal comprometida. Pode-se detectar RVU e presença de ureterocele. Em casos complexos, recomendam-se estudos isotópicos para avaliar a função renal de cada rim. A abordagem cirúrgica deve ser proposta em casos de ureterocele obstrutiva (punção ureterocele) e/ou ausência de função do terço médio do rim (heminefrectomia).[4]

Considerações finais

A função apropriada e normal do sistema urinário fetal tem grande influência no bem-estar e no desenvolvimento fetal. Anomalias do trato urinário fetal podem ser descobertas isoladamente ou em conjunto com outras síndromes ou anomalias, com base nos achados da USG morfológica, principal modalidade de imagem para avaliação de anomalias fetais do trato urinário. Os achados de ultrassonografia intrauterina podem auxiliar na abordagem ante e pós-natal.

A investigação das malformações urológicas deve ser interdisciplinar, incluindo a realização de exames de imagem pós-natal que possam fechar o diagnóstico. É indispensável o aconselhamento dos pais, que necessitam de entendimento mais amplo da fisiopatologia da uropatia, da história natural dos casos não tratados, assim como da disponibilidade e dos potenciais benefícios das diferentes modalidades de tratamento pré e pós-natais, e os riscos e possíveis complicações de tais terapias também devem ser exaustivamente discutidos.

Referências bibliográficas

1. Sadeck LSR, Bunduki V, Giron AM, Falcão MC. Revisão/atualização em nefrologia pediátrica: diagnóstico e abordagem perinatal das anomalias nefrourológicas. J Bras Nefrol. 1998;20(1):60-7.
2. Bunduki V, Zugaib M. Pieloectasia fetal. Rev Assoc Med Bras. 2004 Abr;50(2). doi: 10.1590/S0104-42302004000200007.
3. Ismaili K, Corredor M, Donner C, Thomas D, Vermeylen D, Avni FE. Results of a systematic screening for fetal mild pyeloctasis in a low-risk population. Am J Obstet Gynecol. 2003;188:242-6.
4. Chiodini B, Ghassemi M, Khelif K, Ismaili K. Clinical outcome of children with antenatally diagnosed hydronephrosis. Front Pediatr. 2019 Mar 29;7:103. doi: 10.3389/fped.2019.00103. PMID: 30984723; PMCID: PMC6449796.
5. Langer B. Fetal pyeloctasis. Ultrasound Obstet Gynecol. 2000;16:1-5.
6. Schmitz PG. Anatomia renal – Cap. 1: Desenvolvimento normal e anomalias congênitas. Disponível em: https://statics-submarino.b2w.io/sherlock/books/firstChapter/111785761.pdf.
7. Mileto A, Itani M, Katz DS, Siebert JR, Dighe MK, Dubinsky TJ et al. Fetal urinary tract anomalies: review of pathophysiology, imaging and management. AJR Am J Roentgenol. 2018 May;210(5):1010-21. doi: 10.2214/AJR.17.18371 [Epub 2018 Feb 15].
8. Schwartz GJ, Haycock GB, Edelmann CM, Spitzer A. A simple estimate of glomerular filtration rate in children derived from body length and plasma creatinine. Pediatrics. 1976;58(2):259-63.
9. Calado A, Rondon AV, Netto JMB. Bresolin NL, Barroso Jr RMU; SBP-SBU. Manual de uropediatria: guia para pediatras.

Seção 7
Distúrbios neurológicos

Coordenadores:
Sérgio Tadeu Martins Marba
Marina Carvalho de Moraes Barros

Capítulo 17

Recém-nascido pré-termo, extremo baixo peso com hemorragia intraventricular

Sérgio Tadeu Martins Marba
Marinice Duarte da Ponte

Introdução

A hemorragia peri-intraventricular (HPIV) permanece como o evento neurológico mais frequente nos recém-nascidos pré-termo (RNPT) apesar dos avanços obtidos na assistência neonatal. Nas suas formas extensas, ocasiona déficit motor, cognitivo, visual e auditivo entre outros, além do risco de hidrocefalia pós-hemorrágica.

Sua incidência permanece estável nas últimas décadas e varia de forma significativa entre os diferentes serviços neonatais, bem como entre diferentes idades gestacionais. Em dados da Rede Brasileira de Pesquisas Neonatais (RBPN), de 2019, considerando 20 unidades neonatais universitárias, a taxa de HPIV variou de 15% a 50% entre os diferentes centros e a taxa global foi de 31%, entre 1.220 recém-nascidos abaixo de 1.500 g. Considerando-se a HPIV grave, graus III e IV, a taxa global foi de 9%.

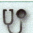 **Caso clínico**

História materna: 22 anos, $G_1P_0A_0$ e cinco consultas de pré-natal. Apresentou infecção do trato urinário (ITU) com 23 semanas, tratada com sucesso. Com 26 semanas de idade gestacional (IG), apresentou dor em baixo ventre sem achado anormal no exame clínico. Orientada a realizar novo exame de urina, repouso e retorno em 1 semana, quando foi diagnosticado trabalho de parto prematuro (TPP) com bolsa amniótica íntegra, e rápida evolução para o parto vaginal sem tempo oportuno de administração de corticoide e sulfato de magnésio. Não apresentou hipertensão arterial ou diabetes gestacional.

História do recém-nascido: feminino, extremo baixo peso (EBP) com 990 g, com IG de 27 semanas e 2 dias por amenorreia de certeza confirmada por estimativa ecográfica e exame clínico. Nasceu hipotônica e com movimentos respiratórios (MR) irregulares. Realizado clampeamento do cordão imediato, envolta em saco plástico e touca dupla e submetida aos passos iniciais da reanimação neonatal. Mantendo FC < 100 bpm e respiração irregular foi submetida a dois ciclos de VPP com máscara com FiO_2 = 40%, quando apresentou MR regulares e melhora da FC. Estabilizada, foi transportada à unidade de terapia intensiva neonatal (UTIN) em incubadora aquecida sob CPAP nasal 5 com FiO_2 a 40%.

Caso clínico (continuação)

Admissão na UTIN: temperatura axilar de 36,1 °C em incubadora aquecida. Apresenta esforço respiratório progressivo e necessidade crescente de oxigênio. Optado por intubação traqueal, ventilação assistida e surfactante pelo método INSURE. Foi realizado cateterismo umbilical e programada infusão de aporte hídrico com glicose e aminoácidos na 1ª hora de vida. Consequentemente ao TPP sem causa aparente e RN com sintomas respiratórios, foi iniciada antibioticoterapia empírica para sepse neonatal precoce após coleta de exames laboratoriais.

Questão 1 – Considerando-se o caso apresentado, quais os fatores implicados a maior risco para HPIV?
Comentário: Ausência de corticoide antenatal, infecção materna, e idade gestacional menor que 30 semanas.

Questão 2 – Qual a relação entre prematuridade, matriz germinativa e a ocorrência de HPIV?
Comentário: A matriz germinativa, rica em vasos frágeis, é mais exuberante quanto mais tenra é a idade gestacional.

A HPIV é caracterizada por sangramento da matriz germinativa (MG), que pode permanecer localizada ou estender-se a regiões adjacentes, principalmente em RNPT menores de 34 semanas.

O desenvolvimento da MG se inicia no primeiro trimestre. Exuberante com 12 semanas, ocupa do assoalho do corno frontal ao corno temporal, sendo constituída por precursores que se diferenciam em neuroblastos (migram entre 10 semanas e 24 semanas formando o córtex, substância branca e núcleos da base) e espongioblastos (migram prioritariamente após 24 semanas fornecendo precursores gliais que formarão oligodendrócitos e astrócitos responsáveis pela sustentação, nutrição e metabolismo neuronal, além da mielinização e da cicatrização de lesões cerebrais).[1,2] À medida que a gestação evolui e a migração neuronal progride, o córtex se espessa e o tamanho ventricular diminui. Próximo a 18 semanas, o índice ventrículo-hemisférico gira em torno de 50% e, após 24 semanas, 33%.[2] Observar a involução da MG que, com 12 semanas, ocupa todo o contorno ventricular e, com progressão da IG, restringe-se à cabeça do núcleo caudado. Involui quase completamente em torno de 34 semanas, o que reduz a chance de HPIV (Figura 17.1).

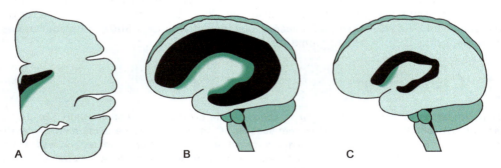

Figura 17.1. Esquema da involução da MG: rosa-claro, parênquima cerebral; preto, ventrículo lateral; e rosa-escuro, MG. A) Coronal 12 semanas; B) Sagital 12 semanas; C) Sagital 24 semanas.
Fonte: Ilustrada por Anna Giulia Duarte Miele da Ponte.

 Caso clínico (continuação)

Evolução: com 24 horas de vida apresenta hipotensão arterial, respondendo bem à expansão e droga vasoativa. Com 36 horas de vida, apresenta palidez cutânea, hematócrito de 30%, prescrito concentrado de hemácias. Extubado com 7 dias, ventilação não invasiva (VNI) por 3 dias e CPAP a seguir.

Caso clínico (continuação)

Recebeu nutrição parenteral periférica (NPP) no primeiro dia e dieta enteral mínima no quarto dia de vida. Suspensos antibióticos com 10 dias.
Questão 3 – O que é importante para prevenir à HPIV?
Comentário: Evitar hipoxemia e flutuações no fluxo sanguíneo cerebral, o que inclui corrigir hipovolemia e variações bruscas da pressão arterial sistêmica, corrigir distúrbios de coagulação e escolher estratégias ventilatórias adequadas que recuperem o volume pulmonar.

Fisiopatologia

A relação das HPIV com a MG decorre do fato de o suprimento vascular dessa região apresentar características peculiares. Para acompanhar a migração neuronal, esses vasos precisam ser distensíveis. São frágeis porque têm camada endotelial única, sem camada muscular, colágeno e elastina, além de pouco tecido de sustentação, características que favorecem a rotura frente a fatores predisponentes: vasculares; intravasculares; e extravasculares. Pode ocorrer na vida fetal, sendo mais comum nas primeiras 72 horas de vida, quando o recém-nascido enfrenta o período de maior instabilidade. Sua incidência e gravidade costumam ser inversamente proporcionais à IG e variam de acordo com a capacidade de suporte materno e neonatal disponível em cada serviço. As causas associadas à HPIV podem ser:
- **Pré-natais:** relacionadas a eventos maternoplacentários adversos, com alteração do doppler obstétrico, mas também com o tipo e evolução do parto e posição fetal, ainda que existam controvérsias nos estudos. A HPIV já pode ser detectada na ultrassonografia (USG) fetal.[2]
- **Pós-natais:**
  - **Vasculares:** ligados à característica do suprimento vascular da MG e à deficiente capacidade de autorregulação em RNPT doentes.
  - **Extravasculares:** quanto menor a IG, menor a migração do tecido de sustentação, deixando a rede vascular mais susceptível. O aumento da atividade fibrinolítica também é fator contribuinte.
  - **Intravasculares:** distúrbios de coagulação e plaquetas, hipotensão seguida de reperfusão, aumento da pressão venosa cerebral, distúrbios respiratórios e flutuações do fluxo sanguíneo cerebral pela deficiente autorregulação cerebral.[3]

Diagnóstico clínico

A HPIV pode ser assintomática ou associada a alterações clínicas manifestas por convulsões ou por sintomas inespecíficos (palidez, hipotensão, bradicardia, rendilhado cutâneo, apneia, alterações musculares), conforme vimos no caso clínico, e que são comuns a outros diagnósticos. Por isso, a necessidade de exames de imagem que veremos a seguir.[3]

 Caso clínico (continuação)

Questão 4 – Quanto ao seguimento por imagem, qual o método mais indicado?
Comentário: A ultrassonografia transfontanelar é indicada na primeira semana de vida para prematuros extremos, mesmo na ausência de sintomas neurológicos, e para o seguimento dos casos com hemorragia, pois a tomografia computadorizada tem o inconveniente dos riscos da radiação e a ressonância magnética tem melhor papel no acompanhamento de sequelas do neurodesenvolvimento.

Diagnóstico e seguimento por imagem

A ultrassonografia transfontanelar (USGTF) é o exame de escolha para o diagnóstico por ser não invasiva, livre de radiações, possível à beira do leito, sem necessidade de sedação. Cada vez mais, a ultrassonografia tem sido ferramenta de apoio ao exame físico, por meio de técnicas denominadas "FAST", ou seja, exame ultrassonográfico feito pelo médico da especialidade que cuida do paciente, focado no auxílio à hipótese diagnóstica de sua população-alvo. Nas UTIN, cada vez mais neonatologistas a realizam. Técnicas de imagens padronizadas e o conhecimento da imagem normal por USG tornam o exame factível para confirmar ou excluir o diagnóstico clínico de HPIV (Figura 17.2). O exame deve ser complementado pelo especialista em imagem, assim que possível, e com ele deve ser discutido se há indicação de seguimento por outros métodos de imagem.[3,4]

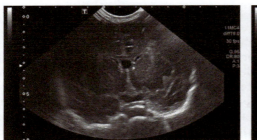 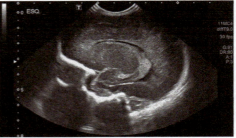

Figura 17.2. Ultrassonografia normal (coronal e sagital).
Fonte: Acervo da autoria do capítulo.

Indicações do exame de USGTF

- **Triagem:** RN com IG < 34 semanas ao nascer ou peso inferior a 1.500 g. Embora a época de realização difira entre serviços, considerando-se aspectos fisiopatológicos, clínicos e custos, sugerimos realização mais precoce, se suspeita clínica, ou próximo aos 7 dias de vida.
- **Seguimento evolutivo:** nos casos de normalidade ou anormalidade do primeiro exame, repeti-lo se o RN apresentar alterações neurológicas, crescimento anormal do perímetro cefálico, abaulamento de fontanela ou, na falta de alterações, às 40 semanas de idade corrigida ou na alta hospitalar, se antes de 40 semanas.

Classificação ultrassonográfica das HPIV

A classificação de Papile et al. (1978),[4] mais utilizada, estabelece quatro graus. Volpe (2018)[3] a graduou em três, de acordo com percentual de sangramento ventricular, associado ou não a sangramento parenquimatoso (Figuras 17.3 a 17.6).

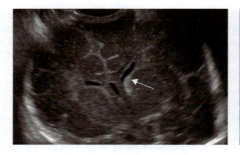 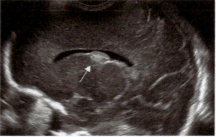

Figura 17.3. HPIV grau I de Papile. Sangramento da MG restrito à região subependimária, na topografia da cabeça do núcleo caudado.
Fonte: Acervo da autoria do capítulo.

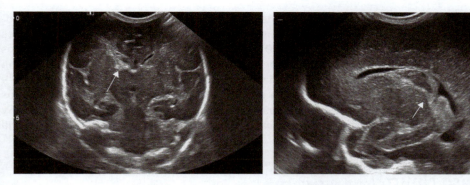

Figura 17.4. HPIV grau II de Papile. A hemorragia estende-se ao ventrículo sem distendê-lo.
Fonte: Acervo da autoria do capítulo.

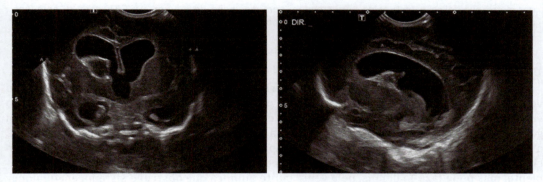

Figura 17.5. HPIV grau III de Papile. A hemorragia estende-se ao ventrículo e o distende.
Fonte: Acervo da autoria do capítulo.

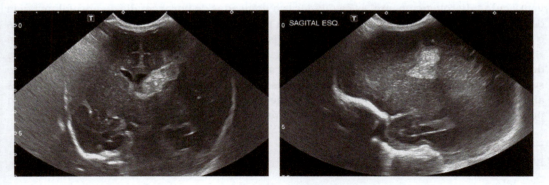

Figura 17.6. HPIV grau IV de Papile. A hemorragia atinge o parênquima.
Fonte: Acervo da autoria do capítulo.

Indicações de outros exames de imagem

A RM destina-se ao seguimento de sequelas neurológicas e complicações. A TC deve ser evitada pela exposição à radiação e, se indicada, os preceitos do *Image Gently* que utiliza o conceito "ALARA" (*as low as reasonably achievable*)[5] devem ser evocados, envolvendo a decisão clinicorradiológica sobre qual é o melhor método para o paciente, avaliação de exposições prévias cumulativas, consideração de outras técnicas como USG e RM, respeitando-se aspectos éticos e legais. Se a TC for realmente necessária, devem ser minimizadas as fases do exame, diminuída a área e a dose efetiva (DE) de radiação, com adequação de protocolos para a faixa etária. Dados do *Image Gently* referem que a exposição a uma TC de crânio em adultos (2 mSv) corresponde a 100 radiografias de tórax em posição anteroposterior (AP – 0,02 mSv). Para entendermos a relevância na prática, em serviços que utilizam protocolos sem padronização para neonatos, observamos que a DE calculada alcança cerca de 4 mSv em única exposição, quando a dose limite anual recomendada ao público geral não deveria ultrapassar 1 mSv/pessoa/ano.

 Caso clínico (continuação)

Seguimento neurológico: clinicamente teve boa evolução, sem convulsões. USGTF com 28 horas de vida mostrou HPIV grau I, com 38 horas de vida HPIV grau III. Evoluiu com crescimento normal do perímetro encefálico e fontanelas normotensas, sem disjunção de suturas. USGTF com 36 semanas de IG corrigida: dilatação ventricular residual não progressiva.

Evolução das hemorragias

O sangramento na região subependimária pode romper a membrana que o separa do ventrículo lateral, invadindo-o e distendendo o sistema ventricular, o que comprime o leito venoso adjacente, causando congestão venosa e hemorragia parenquimatosa secundária. Em geral, as hemorragias sofrem liquefação em 1 a 2 semanas, o coágulo formado se retrai em 2 a 4 semanas, com fragmentação e fagocitose após. A HPIV grau I absorvida pode evoluir com cisto na região germinativa (subependimária). A HPIV grau II não dilata o ventrículo agudamente, mas pode fazê-lo depois, pela ventriculite química que obstrui o sistema em qualquer ponto da drenagem de líquido cefalorraquidiano (LCR). A HPIV grau III distende o ventrículo de forma aguda e, com frequência, evolui com dilatação ventricular, estável ou progressiva. Após absorção, a hemorragia parenquimatosa deixa cavitação cística comunicante com o ventrículo.[4] Histologicamente, as cavidades são nomeadas de porencefalia ou encefalomalácia de acordo com a presença ou não de resposta glial na cicatrização (após 26 semanas),[2] mas o termo "porencefalia" tem sido utilizado indistintamente para toda cavidade secundária à HPIV grau IV diagnosticada pela imagem. Pode ocorrer hidrocefalia secundária à obstrução do LCR, caracterizada por progressivo alargamento ventricular, quando o paciente pode ser beneficiado pelas derivações ventriculares.[6] Existe a tendência de denominarmos esses alargamentos de "dilatações ventriculares", deixando o termo hidrocefalia para a dilatação progressiva dos ventrículos, por aumento da pressão do LCR em seu interior.[3,6]

Estratégias de prevenção
Pré-natal

- **Prevenção do trabalho de parto prematuro por intermédio de políticas de saúde pública de qualidade:** o parto prematuro pode ocorrer espontaneamente ou por indicação de interrupção da gestação secundária a uma causa materna ou fetal identificada como risco de complicação em curto prazo. Causas espontâneas apresentam fatores desencadeantes associados e incluem fatores vasculares como trombofilia, diabetes, hipertensão e anatômicas com malformações uterinas e colo curto, bem como causas infecciosas (TORCHS, doenças periodontais, urinárias e colonização vaginal) e inflamatórias. Estudos histológicos que confirmam corioamnionite, acompanhados de testagem microbiológica molecular mostram que os processos inflamatórios placentários podem ser infecciosos, ou mesmo estéreis por possíveis mecanismos imunomediados, mas ambos processos etiológicos desencadeiam a cascata de mediadores pró-inflamatórios, responsável pelo TPP e resposta inflamatória sistêmica fetal. Por outro lado, as indicações de interrupção ocorrem por risco de sequelas ou morte materna e/ou fetal imediatos. São representados por doença hipertensiva gestacional grave, hepatopatia colestática ligada a gestação, diabetes não controlado, restrição importante de crescimento fetal associado a alterações do doppler das artérias umbilicais e cerebrais. Aumento da resistência nas artérias umbilicais indica que o fluxo placentário para o feto está comprometido. Redução da resistência da artéria cerebral média indica vasodilatação cerebral, na tentativa do cérebro fetal captar mais nutrientes e oxigênio. A relação entre o doppler dos dois territórios possibilita o diagnóstico de centralização fetal, agravante associado a maior risco de sangramento cerebral intrauterino.[7] O neonatologista deve ser informado com a finalidade de identificar o risco perinatal.[8]

- **Se o risco de nascimento antecipado é identificado, medidas profiláticas antenatais que favoreçam a proteção do RNPT devem ser tomadas:[7-9]**
  - Nascimento em centro terciário, reduzindo riscos associados ao transporte do neonato e à assistência por equipe não treinada.
  - Profilaxia antibiótica materna para rotura precoce de membranas ou sinais de corioamnionite.
  - Sulfato de magnésio para mães com IG menor que 34 semanas. Embora dados não mostrem redução da HPIV, a capacidade de neuroproteção estaria ligada à estabilização vascular por diminuir radicais livres e citocinas pró-inflamatórias, protegendo o encéfalo contra efeitos deletérios da reperfusão.
  - Corticoide antenatal, especialmente se administrado há mais que 48 horas do parto com menos de 34 semanas, mostra efeitos na maturidade pulmonar, reduzindo indiretamente o risco de hemorragia cerebral e atuando diretamente como fator protetor contra hemorragias sobre a MG mediante supressão ou estímulo de fatores de crescimento, estabilizando-a.

Intraparto

- A via de parto parece não influenciar a ocorrência de HPIV, exceto em apresentações pélvicas e anômalas, assim a via alta deveria prevalecer nessas condições, bem como nas urgências.
- Clampeamento do cordão entre 30 e 60 segundos deve ser realizado em todo nascimento prematuro se a reanimação imediata não é indicada, pois a melhora da perfusão tecidual nesses casos é protetiva. Estudos não são claros sobre segurança de ordenha, mas há referências sobre a prática em casos em que a ligadura não possa ser protelada.
- Atendimento ao recém-nascido por pessoal treinado em reanimação neonatal, objetivando eficácia com menor invasibilidade possível.
- Prevenção da hipotermia, que aumenta o consumo de oxigênio e dificulta a reanimação, associando-se a aumento dos danos cerebrais e morte. A hipotermia leve a moderada é frequente em RNPT na sala de parto, e a prevenção inclui a temperatura da sala entre 25 °C e 26 °C, berço de calor radiante e incubadora de transporte aquecida a 37 °C previamente ao parto.[7-10]

Pós-natal

- Transporte para UTIN realizado em incubadora aquecida após a estabilização do quadro cardíaco, respiratório e perfusional, com intervenções e medicação adequadas, mantendo normoxemia.

- Na unidade de destino, a história deve ser relatada e a transferência entre incubadoras deve ser feita quando os equipamentos da unidade estiverem prontos para substituir os de transporte.
- Medidas de manutenção da temperatura adequada devem ser tomadas, assim a limpeza de pele deve ser postergada, e a temperatura ajustada para alcançar a normotermia, pois cerca de 50% dos RNEBP fazem hipotermia no transporte.
- O suporte ventilatório deve ser iniciado de modo mais gentil possível, respeitando-se as necessidades clínicas. Se necessária intubação, a ventilação a volume garantido deve ser preferida nas primeiras 72 horas de vida, pois alguns estudos mostram que essa estratégia é associada a menor chance de HPIV quando comparada à limitação de pressão ou ventilação de alta frequência precoce.
- Ambos, hipercapnia severa e hipocapnia afetam a circulação cerebral, a primeira causando vasodilatação, especialmente em níveis acima de 60 mmHg e facilitando sangramentos; e a segunda causando vasoconstricção, induzindo lesão isquêmica em valores menores que 32 mmHg. Assim, a meta recomendada é manter a hipercapnia permissiva entre 45 e 55 mmHg nas primeiras 72 horas. O uso de bicarbonato deve ser evitado nas acidoses, tanto pelo efeito intracelular como pela produção de CO_2, piorando a hipercapnia.
- Medidas de controle da pressão arterial são importantes, pois a hipotensão induz a isquemia, enquanto a hipertensão e oscilações pressóricas são associadas a hemorragias. O uso de expansores de volume (soro fisiológico) e inotrópicos são associados à HPIV, devendo ser judiciosos, indicados quando houver sinais clínicos de hipotensão (alterações perfusionais, baixo débito urinário, lactato elevado e alterações de função cardíaca). Causas iatrogênicas de hipotensão como hiperinsuflação pulmonar ou desidratação devem ser excluídas. Se a expansão for indicada, deve ser feita de modo lento, e se drogas vasoativas forem necessárias, a titulação de horário deve ser feita evitando variações bruscas e hipertensão.
- Tratamento profilático de persistência de ducto arterial não mostra benefícios na prevenção de HPIV. Ductos patentes com repercussão importante merecem ser prevenidos com oferta hídrica mais restritiva (monitorando peso, diurese e natremia), e o tratamento medicamentoso deve ser individualizado.
- Tratamento profilático com antibioticoterapia empírica deve ser iniciado se risco de sepse precoce definido por bolsa rota, trabalho de parto sem causa ou sinais de corio-amnionite, mantido por tempo curto, de acordo com culturas.
- Controle preventivo de mecanismos de congestão venosa cerebral deve ser realizado. Entre eles, estão a ventilação protetiva para evitar pneumotórax e a posição da cabeça neutra evitando compressão da jugular, o que reduziria a ocorrência de HPIV, embora estudos mostrem evidência fraca.
- Manter glicemia e natremia adequadas, bem como monitorizar saturação e saturação regional de O_2.
- Utilizar o modelo de cuidados para desenvolvimento integrativo neonatal, que é um conjunto de medidas centradas na família e focado nos cuidados no ambiente extrauterino, visando a neuroproteção de RNPT extremos, pois estímulos externos ambientais, sejam sensoriais, físicos, químicos, nutricionais, sociais ou emocionais podem provocar mudanças na expressão dos genes (não estruturais), chamadas epigenéticas. As medidas consistem em favorecer um ambiente com baixo nível de ruído e luminosidade; envolver os pais nos cuidados; ofertar posicionamento e manuseio gentis, simulando ambiente uterino; respeitar os ciclos de sono e vigília; minimizar dor e estresse; proteger a pele; e otimizar a nutrição.
- Medidas farmacológicas preventivas neuroprotetoras de uso precoce após o nascimento têm sido pesquisadas na prevenção de injúrias cerebrais, como estimulantes da eritropoiese, inibidores das prostaglandinas, anticonvulsivantes, sem efeito ainda comprovados.[8-11]

Intervenções pós-HPIV (neurorrestauração)
Estratégias de tratamento pós-HPIV

Estudos experimentais são ainda embrionários quanto à terapia restauradora neuronal pós-insulto, e incluem eritropoietina, ácido serofêndico, melatonina, inibidores do receptor AMPA-kainate, inibidores da proteína morfogenética óssea, terapias baseadas em células, vitamina D, entre outras terapias. Mais pesquisas e estudos em humanos são necessários.[9]

Evolução neurológica

É mais drástica quanto maiores o grau e a extensão da HPIV. A hemorragia parenquimatosa (grau IV) evolui com lesão destrutiva que impõe dano aos axônios e às células gliais da substância branca, interferindo na sustentação, na nutrição e na mielinização axonais. A dilatação ventricular secundária à HPIV grau III afeta a região periventricular, alterando a substância branca e cinzenta (núcleos profundos) pela pressão exercida sobre essas estruturas. Por muito tempo, acreditou-se que as hemorragias mais leves, graus I e II, fossem benignas e não evoluíssem com danos pós-absorção do coágulo, mas as HPIV grau II podem evoluir com dilatação ventricular secundária ao bloqueio de circulação do LCR que a reação inflamatória induz sobre o epêndima (revestimento dos ventrículos), e estudos de difusão por ressonância inferem que, por destruírem as células precursoras da glia, as hemorragias mais leves também alteram a substância branca, associando-se a maiores taxas de comprometimento neurológico, menor volume cerebral e cerebelar, com maior comprometimento notado em IG menores que 29 semanas ao nascer. As alterações neurológicas mais notáveis são motoras, com quadros de hemi e quadriparesia, mas também expressas por alterações sensorial, cognitiva e comportamental, dependentes da extensão das hemorragias.[11-15]

Referências bibliográficas

1. Moore KL, Persaud TVN. Embriologia clínica. 8. ed. Rio de Janeiro: Elsevier; 2008.
2. Timor-Tritsch IE, Monteagudo A, Cohen HL. Ultrasonography of the prenatal and neonatal brain. Rio de Janeiro: Prentice Hall do Brasil; 1996.
3. Volpe JJ, Inder TE, Darras BT, Vries LS, Plessis AJ, Neil J et al. Volpe's neurology of the newborn-sixth edition. Elsevier; 2018.
4. Papile LA, Burstein J, Burstein R, Koffler H. Incidence and evolution of subependymal and intraventricular hemorrhage: a study of infants with birth weights less than 1,500 g. J Pediatr. 1978; 92:529-34.
5. Image Gently – The Image Gently Alliance: Pediatric Radiology and Imaging [homepage na internet]. Disponível em: www.imagegently.org.
6. Parodi A, Govaert P, Horsch S, Bravo MC, Ramenghi LA; eurUS.brain group. Cranial ultrasound findings in preterm germinal matrix hemorrhage, sequelae and outcome. Pediatr Res. 20208;7(Suppl 1):13-24.
7. Federação Brasileira das Associações de Ginecologia e Obstetrícia (Febrasgo). Protocolo clínico – Comissão Nacional Especializada em Assistência Pré-Natal. São Paulo: Febrasgo; 2018.
8. Ryan M, Lacaze-Masmonteil T, Mohammad K. Neuroprotection from acute brain injury in preterm infants. Paediatr Child Health. 2019;24(4):276-90.
9. Yates N, Gunn AJ, Bennet L, Dhillon SK, Davidson JO. Preventing brain injury in the preterm infant-current controversies and potential therapies. Int J Mol Sci. 2021; 22(4):1671.
10. McLendon D, Check J, Carteaux P, Michael L, Moehring J, Secrest JW et al. Implementation of potentially better practices for the prevention of brain hemorrhage and ischemic brain injury in very low birth weight infants. Pediatrics. 2003; 111(4 Pt 2).
11. Altimier L, Phillips RM. The neonatal integrative developmental care model: seven neuroprotective core measures for family-centered developmental care. Newborn & Infant Nursing Reviews. 2013; 13:9-22.

12. Duan Y, Sun FQ, Li YQ, Que SS, Yang SY, Xu WJ et al. Prognosis of psychomotor and mental development in premature infants by early cranial ultrasound. Ital J Pediatr. 2015; 41:30.
13. Robinson S. Neonatal posthemorrhagic hydrocephalus from prematurity: pathophysiology and current treatment concepts. J Neurosurg Pediatr. 2012; (3):242-58.
14. Shah PS, Lui K, Sjörs G, Mirea L, Reichman B, Adams M et al.; International Network for Evaluating Outcomes (iNeo) of Neonates. Neonatal outcomes of very low birth weight and very preterm neonates: an international comparison. J Pediatr. 2016; 177:144-52.e6. doi: 10.1016/j.jpeds.2016.04.083. J Pediatr 2016; 177:144-52.
15. Tortora D, Martinetti C, Severino M, Uccella S, Malova M, Parodi A et al. The effects of mild germinal matrix-intraventricular hemorrhage on the developmental white matter microstructure of preterm neonates: a DTI study. Eur Radiol. 2018; 28(3):1157-66.

Capítulo 18

Recém-nascido a termo com síndrome convulsiva

Marina Carvalho de Moraes Barros

Introdução

Entre as doenças neurológicas no período neonatal, a convulsão é o quadro mais frequente, acometendo 1 a 3 em cada mil neonatos a termo e 58 a cada mil prematuros.[1] Na maioria das vezes, ela é uma manifestação de quadros neurológicos, mas também pode ser secundária a outras situações clínicas como os distúrbios metabólicos ou processos infecciosos e, com menor frequência, são manifestações de epilepsias. Seu diagnóstico no período neonatal é difícil, pois a convulsão pode se apresentar com manifestações sutis ou, ainda, pode não haver correspondência entre as alterações eletroencefalográficas e as manifestações clínicas. Mais que 50% dos recém-nascidos que apresentam convulsão no período neonatal e sobrevivem evoluirão com quadros de paralisia cerebral, epilepsia ou déficit intelectual.[2] Portanto, é fundamental o diagnóstico da crise convulsiva para que ela possa ser tratada e, assim, minimizarem-se as sequelas a longo prazo.

Por meio de um caso clínico, discutiremos aspectos relacionados à convulsão no período neonatal, tais como fatores de risco, etiologia, quadro clínico, diagnóstico diferencial, abordagem diagnóstica e terapêutica e prognóstico.

Fatores de risco para a convulsão neonatal

 Caso clínico

Recém-nascido do sexo feminino, filho de mãe secundigesta, 28 anos, tabagista, com um filho há 2 anos saudável, sem intercorrências na gestação. Com 38 semanas, gestante apresentou rotura de membranas amnióticas que culminou com o início do trabalho de parto algumas horas após. Gestante procurou o serviço de saúde em trabalho de parto e, à admissão, apresentava-se febril, com temperatura axilar de 38 °C. O neonato nasceu logo após a sua entrada no serviço, de parto normal, 20 horas após a rotura das membranas amnióticas. Nasceu bem, com peso de 2.500 g, comprimento de 49 cm, perímetro cefálico de 35 cm e escore de Apgar de 1º e 5º minuto de 8 e 9, sendo transferido para o alojamento conjunto com sua mãe. Com 24 horas de vida, o pediatra é chamado para avaliar o recém-nascido, pois este apresentava movimentos anormais em membro superior direito.

Caso clínico (continuação)

Neonato havia sido amamentado cinco vezes nesse período e mãe referia ter colostro nas duas mamas. Mãe relatou também que paciente apresentou três episódios de diurese e ainda não havia evacuado. Ao exame físico, recém-nascido encontrava-se dormindo, pletórico, hidratado, acianótico, anictérico, afebril e eupneico. Ao manipular o paciente para examiná-lo, este acordou, mas os movimentos do membro superior direito persistiram. O recém-nascido apresentava movimentos tônico-clônicos em membro superior direito, que não foram interrompidos ao se reposicionar o seu braço. O quadro durou menos que 2 minutos e cessou espontaneamente. O restante do exame físico, além do quadro convulsivo, foi normal.

No caso clínico descrito, quais fatores de risco para o quadro convulsivo devem ser considerados?
Comentário: Trata-se de uma gestante tabagista, com rotura de membranas há 20 horas do parto e um pico febril na admissão. Embora a rotura prolongada de membranas não seja um fator de risco para convulsão neonatal, ela está associada à sepse, que, por sua vez, pode ser acompanhada de meningite e, portanto, de convulsão.[3] Já a febre materna durante o trabalho de parto é um fator associado à convulsão neonatal, sendo esta duas a cinco vezes mais frequente, independentemente da presença de corioamnionite.[4] No tocante ao recém-nascido, seu peso é classificado como pequeno para a idade gestacional[5] e ele se apresenta pletórico. Apesar de essas condições não se associarem diretamente à convulsão no período neonatal, elas associam-se a distúrbios metabólicos e vasculares que podem cursar com convulsão.

Diversos fatores relativos à mãe, ao parto e ao recém-nascido associam-se à crise convulsiva no período neonatal e devem ser considerados na sua avaliação. Em uma coorte de 2,3 milhões de recém-nascidos com idade gestacional maior que 36 semanas, os principais fatores associados à convulsão neonatal foram a idade materna maior que 40 anos, o baixo nível socioeconômico e a nuliparidade. No tocante às condições clínicas maternas, foram identificadas como associadas à convulsão neonatal a hipertensão arterial, o diabetes *mellitus*, a corioamnionite, a colonização pelo estreptococo do grupo B, outras infecções maternas, o uso de algumas drogas ilícitas, a febre intraparto e a idade gestacional igual ou maior que 42 semanas. Entre os fatores relativos ao parto, associados à convulsão, destacam-se aqueles relacionados a intercorrências no nascimento, como o sofrimento fetal, o descolamento prematuro de placenta, a rotura uterina e o prolapso do cordão umbilical. Convulsões neonatais também são mais frequentes em pacientes nascidos de parto cesáreo, provavelmente consequente à situação materna ou fetal que culminou com a sua indicação e naqueles que necessitaram de manobras de reanimação ao nascimento. Com relação aos fatores neonatais associados à convulsão, destacam-se o sexo masculino, o baixo peso ao nascer, a prematuridade e o pós-datismo.[6]

Exame físico do recém-nascido com convulsão neonatal

 Caso clínico (continuação)

No caso clínico descrito, quais alterações do exame físico geral devem ser consideradas na avaliação do recém-nascido?
Comentário: O recém-nascido encontrava-se em bom estado geral, dormindo, pletórico e hidratado, sem outras alterações ao exame físico geral. Seu peso é considerado pequeno para a idade gestacional, mas seu perímetro cefálico é adequado para a idade gestacional. O exame físico especial não mostrou nenhuma alteração, afora o quadro convulsivo.

Os recém-nascidos que apresentam convulsão devem ser examinados pelo pediatra e por um neurologista infantil. O exame físico geral deve englobar a avaliação dos sinais vitais, parâmetros do crescimento, incluindo o perímetro cefálico, abaulamento e tensão da fontanela anterior, alterações dismórficas, sopro cardíaco, uma vez que as cardiopatias congênitas podem estar associadas a: infarto cerebral; lesões de pele sugestivas de processos infecciosos ou de doenças neurocutâneas como a esclerose tuberosa; alterações urinárias, presentes em algumas epilepsias de origem genética; e a contraturas articulares que podem sugerir restrição intraútero dos movimentos. O exame neurológico inclui a avaliação do estado mental, dos nervos cranianos, da função motora, da sensibilidade, dos reflexos primitivos e dos reflexos tendinosos profundos.[7]

Caracterização da crise convulsiva no recém-nascido

 Caso clínico (continuação)

Quais as características do quadro apresentado pelo recém-nascido sugerem uma convulsão?
Comentário: Os movimentos apresentados pelo neonato em membro superior direito eram tônico-clônicos, caracterizados por movimentos com um componente rápido seguido de um componente lento, de baixa velocidade e alta amplitude, o que o diferencia dos tremores. Além disso, o movimento foi observado durante o sono, persistindo quando a criança acordou e foi manipulada.

A convulsão é caracterizada por alterações paroxísticas na função neurológica, com manifestações comportamentais, motoras ou autonômicas, podendo ou não ser acompanhada de alterações eletroencefalográficas. Assim, a convulsão pode ser clínica, quando não acompanhada de alterações eletroencefalográficas; eletroclínica, quando as manifestações clínicas são acompanhadas por alterações eletroencefalográficas; e eletroencefalográficas, quando não acompanhadas de manifestações clínicas. Alguns recém-nascidos, no entanto, apresentam movimentos anormais que não são considerados convulsões. Esses movimentos podem ser benignos e devem ser identificados para evitar o uso inadvertido de anticonvulsivantes.

Entre os movimentos anormais benignos do neonato, destacam-se os *jitteriness*, os tremores e as mioclonias. Os movimentos tipo *jitteriness* são caracterizados sobretudo por tremores, mas ocasionalmente também podem se manifestar na forma de clônus. Eles aparecem principalmente nos quadros de encefalopatia hipóxico-isquêmica, de distúrbios metabólicos e de abstinência a drogas. Para diferenciá-los das convulsões, devemos lembrar que, nos movimentos tipo *jitteriness*, predominam os tremores, enquanto na convulsão, os movimentos clônicos são caracterizados por movimentos com um componente rápido seguido de outro lento. De modo contrário à convulsão, os *jitteriness* não são acompanhados de manifestações oculares ou de fenômenos autonômicos e são interrompidos com a flexão do membro.[8]

Os **tremores**, assim como as convulsões clônicas, caracterizam-se por movimentos oscilatórios e rítmicos. O que os diferem são as duas fases do movimento, uma vez que, nos tremores, ambas as fases apresentam mesma amplitude e velocidade; na convulsão clônica, na primeira fase, o movimento é rápido e, na segunda fase, lento. Ainda com relação à qualidade do movimento, os tremores caracterizam-se por movimentos de alta velocidade e baixa amplitude, e a convulsão, por movimentos de baixa velocidade e alta amplitude. Além disso, na avaliação do recém-nascido com um quadro de tremores, estes são interrompidos quando restringimos o membro, o que não ocorre nas convulsões. Por fim, os tremores podem ser desencadeados por um estímulo, enquanto as convulsões aparecem espontaneamente.[8]

As **mioclonias** são caracterizadas por uma contração muscular brusca, involuntária e de curta duração, envolvendo um grupo de fibras musculares, todo o músculo ou mesmo um grupo de músculos. As mioclonias não epilépticas podem ser benignas ou patológicas. A mioclonia neonatal benigna ocorre com maior frequência durante o sono, pode durar vários minutos e cessa quando a criança acorda. O quadro da mioclonia neonatal benigna geralmente se resolve com 2 meses de idade e apresenta bom prognóstico. Já a mioclonia patológica não cessa com o despertar da criança e geralmente ocorre em casos de lesão cerebral como na encefalopatia hipóxico-isquêmica, hemorragia peri-intraventricular grave, distúrbios metabólicos e abstinência a drogas, sendo acompanhadas de alterações no exame neurológico e eletroencefalográficas.[8]

Apresentação clínica da crise convulsiva no recém-nascido

 Caso clínico (*continuação*)

Como foi a apresentação clínica do quadro convulsivo do recém-nascido?
Comentário: A convulsão do recém-nascido foi do tipo tônico-clônica, caracterizada por movimentos rítmicos e repetidos compostos por duas fases, uma fase rápida seguida de uma fase de retorno lenta, e focal, com acometimento de apenas um local, o membro superior direito.

As convulsões no período neonatal, no tocante à sua apresentação clínica, podem ser sutis, clônicas (focal ou multifocal), tônicas (focal ou generalizada) e mioclônicas (focal, multifocal ou generalizada). Além desses tipos, há também a convulsão subclínica que se caracteriza por alterações eletroencefalográficas, não acompanhadas por manifestações clínicas. As convulsões podem ser focais, multifocais quando envolvem mais de um local de forma assincrônica e geralmente migratória, e generalizadas quando o acometimento é difuso, bilateral, sincrônico e não migratório. Na maioria das vezes, as convulsões no recém-nascido são focais ou multifocais, sendo rara sua expansão para todo o cérebro, provavelmente porque as conexões neurais ainda estão em desenvolvimento.[9]

As **convulsões sutis**, mais frequentes em prematuros do que nos neonatos a termo, podem se manifestar por meio de alterações oculares, como o desvio tônico dos olhos com ou sem tremores e fixação do olhar, movimentos orobucolinguais, como os movimentos mastigatórios ou de sucção, outras manifestações como os movimentos dos membros de pedalar, nadar ou boxear, manifestações autonômicas e episódios de apneia.[10] As convulsões sutis podem não ser acompanhadas de alterações eletroencefalográficas, no entanto, vale lembrar que nem todas as atividades elétricas cerebrais anormais são identificadas pelos eletroencefalogramas convencionais, com os eletrodos de superfície.

As **convulsões clônicas** caracterizam-se por movimentos rítmicos e repetitivos de grupos musculares, de distribuição focal, com dois componentes, uma fase rápida seguida de uma fase de retorno lenta. Elas podem acometer a face, as extremidades, ou mesmo os músculos diafragma e faríngeos e geralmente estão acompanhadas de alterações eletroencefalográficas. Elas podem ser focais, multifocais ou generalizadas.[11]

As **convulsões tônicas** são caracterizadas por flexão ou extensão sustentada dos grupos musculares axiais ou apendiculares e podem ser focais ou generalizadas. As convulsões tônicas focais geralmente estão associadas a alterações eletroencefalográficas, de forma contrária às convulsões tônicas generalizadas que usualmente não são acompanhadas dessas alterações e de manifestações autonômicas. No entanto, quando as alterações eletroencefalográficas estão presentes, as manifestações autonômicas também são observadas.[9,12]

As **convulsões mioclônicas** são caracterizadas por movimentos rápidos, envolvendo um ou vários grupos musculares e diferem das convulsões clônicas pela maior velocidade de seus movimentos e pela sua preferência pelos grupos musculares flexores. As convulsões mioclônicas podem ser focais, multifocais ou generalizadas. As convulsões mioclônicas focais e multifocais geralmente não são acompanhadas de alterações eletroencefalográficas, ao contrário das convulsões mioclônicas generalizadas.[9] As convulsões mioclônicas diferem das mioclonias não epilépticas por não serem desencadeadas por estímulos e por não serem suprimidas com a contenção do membro. Além disso, as convulsões mioclônicas geralmente são acompanhadas de alterações no exame neurológico.

Apesar das diferentes formas de apresentação clínica, 80% a 90% das convulsões no período neonatal são **subclínicas**, isto é, apesar de as alterações eletroencefalográficas estarem presentes, elas não apresentam manifestações clínicas, o que dificulta seu diagnóstico, sendo necessária a monitorização eletroencefalográfica contínua quando houver fator de risco para convulsão neonatal.[13]

A maioria das convulsões no recém-nascido duram menos que 90 a 120 segundos, sendo o *status* epiléptico caracterizado quando as crises convulsivas estão presentes em pelo menos 50% do período de uma hora da monitorização eletroencefalográfica.

Etiologia da crise convulsiva no período neonatal

 Caso clínico (continuação)

Quais as principais causas para a crise convulsiva do recém-nascido do caso clínico?
Comentário: O recém-nascido apresentou uma crise convulsiva com 24 horas de vida. Considerando-se os fatores de risco apresentados, a rotura de membranas amnióticas há 20 horas do parto e a febre materna na admissão no hospital, uma causa possível para esse quadro é a sepse neonatal que pode ser acompanhada de meningite. Outro ponto a ser considerado é o peso de nascimento, pequeno para a idade gestacional do recém-nascido e a pletora, característicos da restrição de crescimento intraútero que pode estar associada a distúrbios metabólicos e vasculares, causas possíveis de convulsão no período neonatal.

São inúmeras as causas de convulsão no recém-nascido, algumas delas secundárias a quadros sistêmicos e outras, decorrentes de quadros neurológicos. Entre os quadros sistêmicos, destacam-se as infecções e os distúrbios metabólicos. As causas de convulsão decorrentes de alterações cerebrovasculares incluem a encefalopatia hipóxico-isquêmica, as hemorragias cerebrais, o infarto cerebral isquêmico e a trombose de seio cavernoso. Além desses quadros neurológicos, as malformações do sistema nervoso central (SNC) também são causas de convulsões no recém-nascido, como as malformações do desenvolvimento cortical, a lisencefalia e a displasia cortical focal, e as alterações do desenvolvimento do prosencéfalo, a holoprosoencefalia. Por fim, como causa de convulsão neonatal, há as síndromes epilépticas.[7]

A determinação da causa da convulsão é fundamental para que o tratamento adequado seja instituído. Uma maneira prática para a identificação da causa da crise convulsiva é o seu período de início, nas primeiras 24 horas de vida, entre 24 e 72 horas e após 72 horas de vida, embora algumas causas possam ocorrer em mais de um período.[7] As principais causas de convulsão de início nas primeiras 24 horas de vida incluem a encefalopatia hipóxico-isquêmica, meningite bacteriana, sepse, infecções congênitas, exposição intraútero a algumas drogas de abuso, distúrbios metabólicos, hemorragia intracraniana, disgenesia cerebral e deficiência de piridoxina. As crises convulsivas com aparecimento entre 24 e 72 horas têm como possíveis etiologias a meningoencefalite, a síndrome de abstinência, a hemorragia peri-intraventricular (prematuros), a hiperglicemia não cetótica, a sepse, os defeitos do ciclo da ureia, o acidente vascular cerebral isquêmico (AVCi) e a trombose do seio venoso cerebral. Por fim, entre as principais causas de convulsão com início após as primeiras 72 horas de vida estão os erros inatos do metabolismo, a sepse, a encefalite pelo herpes vírus simples e o *kernicterus*.[7] Outras causas de convulsão no período neonatal incluem as síndromes epilépticas, tais como a epilepsia neonatal familiar benigna, a convulsão neonatal benigna não familiar, a epilepsia mioclônica precoce, a encefalopatia epiléptica infantil precoce e a convulsão parcial migratória maligna da infância.

Um estudo prospectivo multicêntrico verificou as causas de crises convulsivas detectadas por meio de eletroencefalograma em 426 recém-nascidos (88% neonatos a termo). A monitorização eletroencefalográfica foi indicada em pacientes com quadro clínico sugestivo de crise convulsiva (63%), neonatos com quadro de encefalopatia, com ou sem manifestações convulsivas (15% e 19%, respectivamente) e em neonatos com outras indicações (3%), como a oxigenação extracorpórea de membranas, o pós-operatório de cirurgia cardíaca e alterações em exames de neuroimagem. Alterações eletroencefalográficas foram identificadas em 82% dos neonatos monitorados. As causas mais frequentes de convulsão foram encefalopatia hipóxico-isquêmica (38%), AVCi (18%), hemorragia intracraniana (12%), encefalopatia epiléptica (6%), infecção intracraniana (4%), malformação cerebral (4%), distúrbios metabólicos ou eletrolíticos (4%), erros inatos do metabolismo (3%) e epilepsia familiar neonatal benigna (3%).[14] A encefalopatia hipóxico-isquêmica, o AVCi e a hemorragia intracraniana também são as principais causas de convulsão nos prematuros e representam cerca de 75% das convulsões nesses pacientes, seguidas da infecção do sistema nervoso e da disgenesia cerebral.

A **encefalopatia hipóxico-isquêmica** é a causa mais comum de convulsão no período neonatal, tanto nos neonatos a termo como nos prematuros. Nos recém-nascidos com encefalopatia hipóxico-isquêmica moderada e grave, as crises convulsivas são observadas em 30% a 65% dos casos, e em 10% a 15%, elas evoluem para *status* epiléptico.[15] As convulsões geralmente iniciam-se nas primeiras 24 horas de vida, preferencialmente entre 12 e 24 horas. Nos neonatos tratados com a hipotermia terapêutica, as convulsões podem aparecer tanto na fase de esfriamento como na fase de reaquecimento.

As convulsões associadas ao **infarto cerebral** representam 10% a 20% dos casos de convulsão no período neonatal. Elas geralmente ocorrem após as primeiras 12 horas de vida e, de forma diferente das convulsões associadas à encefalopatia hipóxico-isquêmica, no infarto cerebral, os neonatos mantêm-se acordados e ativos entre as crises. Cerca de 10% a 50% dos casos evoluem com epilepsia.[16] A trombose do seio venoso é menos frequente que o infarto cerebral, sendo a convulsão presente em 55% a 80% dos casos.

Nos neonatos a termo, a **hemorragia intracraniana** é a causa de 12% a 15% dos episódios de convulsão, sendo essa frequência maior nos prematuros.[14] As convulsões estão presentes em cerca de 60% dos casos de hemorragia cerebral e com menor frequência, nos quadros de hemorragia subaracnóidea. Nos prematuros, a hemorragia peri-intraventricular grave é responsável por 45% a 48% dos quadros convulsivos nesses pacientes que geralmente ocorre nos primeiros três dias de vida.[17] Outra causa de convulsão neonatal é a hemorragia subdural, associada aos quadros de tocotraumatismos. A convulsão ocorre em 50% desses casos e aparece nas primeiras 48 horas de vida.

Quadros de infecção representam 4% das causas de convulsão no período neonatal.[14] Os quadros de infecção englobam as infecções bacterianas (infecção pelo estreptococo do grupo B ou *Escherichia coli*), infecções congênitas (toxoplasmose, rubéola, citomegalia, infecção pelo herpes vírus) e as infecções virais, como a encefalite. Geralmente o quadro convulsivo associado à infecção inicia-se no decorrer da primeira semana de vida, podendo, no entanto, iniciar-se depois desse período.

Entre as **alterações do desenvolvimento cerebral**, são causas de convulsão no período neonatal, a esclerose tuberosa, a displasia cortical, a hemimegaencefalia, a lisencefalia, a heterotopia subcortical em banda, a heterotopia nodular periventricular, a holoprosoencefalia, a esquizencefalia e a polimicrogiria. As malformações cerebrais representam 4% dos quadros convulsivos no recém-nascido[14] e podem ocorrer durante todo o período neonatal. No entanto, a maioria dessas malformações não se manifesta com quadros convulsivos.

Os **distúrbios metabólicos** constituem outra causa de convulsão no período neonatal, sendo responsável por 4% dos casos.[14] Entre eles, citam-se os distúrbios da glicose, cálcio, magnésio, eletrólitos, aminoácidos, ácidos orgânicos, amônia, além de intoxicações por anestésicos, doenças mitocondriais, doenças peroxissomais, deficiência de piridoxina e de ácido fólico e deficiência do transporte da glicose. A hipoglicemia é o distúrbio metabólico mais comum como causa de convulsão neonatal, sendo mais frequente nos neonatos pequenos para a idade gestacional, nos filhos de mãe diabética e nos prematuros.[18] Outros distúrbios metabólicos associados à convulsão no período neonatal incluem a hipocalcemia e a hipomagnesemia, condições também mais frequentes nos recém-nascidos pequenos para a idade gestacional e nos filhos de mãe diabética.[18] A hiponatremia também pode ser causa de convulsão no período neonatal e geralmente está associada à secreção inapropriada do hormônio antidiurético, presente nos casos de meningite bacteriana, hemorragia intracraniana e encefalopatia hipóxico-isquêmica, ou à administração excessiva de fluidos. A hipernatremia que pode estar associada à desidratação ou ao uso inadequado de bicarbonato de sódio para tratamento da acidose também pode causar convulsão no recém-nascido, sobretudo durante a administração de solução hipotônica para a sua correção que pode resultar em edema cerebral.

Vários **erros inatos do metabolismo** podem causar convulsão no período neonatal. Entre as aminoacidopatias e as acidemias orgânicas, os distúrbios mais comuns são a hiperglicemia não cetótica, a deficiência da sulfito-oxidase, a deficiência de múltiplas carboxilases, a deficiência da acetilcoenzima A (acidemia glutárica tipo II), os defeitos do ciclo da ureia e os distúrbios do metabolismo da glicina. Entre as doenças mitocondriais, as que mais frequentemente manifestam-se com crise convulsiva são a deficiência da piruvato desidrogenase e a deficiência da citocromo-C-oxidase e, entre as doenças peroxissomais, a adrenoleucodistrofia e a síndrome de Zellweger.

A **deficiência de piridoxina** também é causa de convulsão no período neonatal e deve ser investigada nos quadros refratários aos anticonvulsivantes. O quadro clínico geralmente aparece nas primeiras horas de vida, embora também possa se iniciar após o período neonatal. As convulsões geralmente são clônicas e multifocais, e raramente a doença manifesta-se com convulsões tônico-clônicas generalizadas. Se não tratado, o paciente com deficiência de piridoxina pode evoluir a óbito ou com quadro de encefalopatia.[19]

Crises convulsivas no período neonatal, embora pouco frequentes e de aparecimento geralmente nos primeiros dias de vida, pode ocorrer nos casos de **abstinência** a alguns opioides como a metadona, sedativos como os barbituratos, cocaína e álcool.

Algumas **síndromes epilépticas** também podem aparecer no período neonatal, destacando-se a epilepsia neonatal familiar benigna, convulsão neonatal não familiar benigna, encefalopatia mioclônica precoce, encefalopatia epiléptica infantil precoce e a convulsão parcial migratória maligna da infância.

A **epilepsia neonatal familiar benigna** é uma doença autossômica dominante de penetração incompleta que se manifesta com crises convulsivas frequentes, com 10 a 20 episódios por dia, geralmente focais e clônicas ou tônicas, de início na primeira semana de vida, preferencialmente entre o segundo e o terceiro dia de vida, sendo que, entre as crises, o neonato apresenta-se em bom estado.[20] A doença apresenta um quadro autolimitado, com duração de 1 a 12 meses e as crianças apresentam desenvolvimento neurológico normal. No entanto, 10% a 15% das crianças desenvolvem epilepsia na vida adulta. A **convulsão neonatal não familiar benigna**, também conhecida como a convulsão do 5º dia ou convulsão neonatal idiopática benigna aparece no final da primeira semana de vida, geralmente entre o quarto e o sexto dia, em neonatos a termo e saudáveis. As convulsões são clônicas e multifocais, frequentemente acompanhadas de apneia, e o *status* epiléptico ocorre em 80% dos casos. Na maioria dos pacientes, ela cessa em 24 horas e em 100% dos casos, nos primeiros 15 dias de vida. Entre as crises, o paciente encontra-se bem e a doença apresenta prognóstico favorável.

A **encefalopatia mioclônica precoce** e a **encefalopatia epiléptica infantil precoce (síndrome de Ohtahara)** manifestam-se geralmente nas primeiras semanas de vida por crises convulsivas recorrentes, geralmente mioclônicas e clônicas na encefalopatia mioclônica precoce e por espasmos tônicos na síndrome de Ohtahara. Com relação ao padrão eletroencefalográfico na encefalopatia mioclônica precoce, ele caracteriza-se por surtos de alta amplitude, intercalados por surtos de supressão, com melhora durante o sono. Já na síndrome de Ohtahara, o padrão não se altera com o estado de sono e vigília, sendo o padrão surto-supressão mais característico, podendo evoluir para hipsiarritmia e síndrome de West. No tocante à etiologia, na encefalopatia mioclônica precoce, as principais causas são doenças metabólicas, como a hiperglicinemia não cetótica, as aminoacidopatias e as doenças dos ácidos orgânicos e, na síndrome de Ohtahara, as principais causas são estruturais, como as disgenesias, os defeitos de migração neuronal, a microencefalia ou a hemimegaencefalia. Tanto a encefalopatia mioclônica como a síndrome de Ohtahara têm prognóstico neurológico ruim.[20]

A **convulsão parcial migratória maligna da infância** é uma causa rara de convulsão neonatal, com aparecimento entre 1 e 3 meses de idade, sendo 50% dos casos de início no primeiro mês de vida. As convulsões no início são focais evoluindo para comprometimento multifocal. A maioria das crianças evolui a óbito ou com atraso importante do neurodesenvolvimento.

Abordagem inicial da convulsão no período neonatal

Caso clínico (continuação)

Como deve ser a abordagem diagnóstica inicial do quadro de convulsão do recém-nascido do caso clínico?

Comentário: A abordagem diagnóstica do recém-nascido com convulsão inclui a identificação dos fatores associados, a sua caracterização clínica e as alterações observadas no exame físico. Trata-se de um recém-nascido a termo pequeno para a idade gestacional, pletórico, filho de mãe que apresentou amniorrexe prematura e febre na admissão na maternidade. Assim, esse neonato apresenta risco para distúrbios metabólicos e infecção que podem cursar com crise convulsiva e que, portanto, devem ser investigados. Caso sejam identificados distúrbios metabólicos, estes devem ser prontamente corrigidos e, na suspeita de um quadro infeccioso, deve-se iniciar a antibioticoterapia. Como as principais causas de convulsão no recém-nascido são a encefalopatia hipóxico-isquêmica, o infarto cerebral e a hemorragia intracraniana, caso os exames de triagem metabólica e infecciosa estejam normais, deve-se realizar o eletroencefalograma e um exame de neuroimagem, sendo indicada a ressonância magnética.

O diagnóstico da causa da convulsão no recém-nascido deve se iniciar com a verificação dos fatores de risco associados, por meio do conhecimento da história pré-natal, dos dados do nascimento e do exame físico do recém-nascido, incluindo o exame neurológico, preferencialmente por um neurologista infantil. A abordagem laboratorial inicial inclui a dosagem da glicemia capilar e dos níveis séricos de cálcio iônico, magnésio, sódio e potássio. Na vigência de distúrbios metabólicos e/ou eletrolíticos, estes devem ser prontamente corrigidos. Para a investigação de quadros infecciosos, deve-se realizar o hemograma, a proteína C-reativa, a hemocultura, o exame do líquido cefalorraquidiano (LCR) para avaliação de glicose, proteínas, celularidade com o diferencial e cultura, e a urocultura. Caso os exames apontem para a existência de um processo infeccioso, inicia-se a antibioticoterapia que deve ser mantida pelo menos até que os resultados das culturas venham negativos. Caso não seja possível a punção do LCR, em virtude da instabilidade clínica do neonato, este deve ser tratado como se apresentasse meningite bacteriana. Outros exames laboratoriais podem ser solicitados, de acordo com o quadro, como o teste de reação em cadeia da polimerase para o herpes vírus simples no LCR.[7,8]

Na suspeita de erros inatos do metabolismo, outros exames podem auxiliar no diagnóstico, como a dosagem plasmática do lactato, amônia e de aminoácidos e os ácidos orgânicos urinários. Outros exames realizados no LCR, como o lactato e aminoácidos, também podem auxiliar no diagnóstico de algumas doenças. Níveis baixos de glicose no LCR acompanhados de níveis séricos normais de glicose sugerem defeito do transporte de glicose. A presença de níveis elevados de glicina no LCR, apesar de níveis plasmáticos de aminoácidos normais, sugere hiperglicinemia não cetótica, e a presença de lactato elevado sugere doenças mitocondriais. Por fim, deve-se considerar a realização de testes genéticos, sobretudo na presença de crises convulsivas e alterações dismórficas, ou de malformações cerebrais.[7,8]

Além dos exames laboratoriais, os exames de neuroimagem também podem ser realizados para avaliar o recém-nascido com convulsão. A ultrassonografia, apesar de sua fácil realização à beira do leito, não contribui de modo expressivo para a avaliação cerebral, e a realização da tomografia computadorizada deve ser evitada em virtude da alta exposição à radiação. Assim, a ressonância magnética é o exame de eleição para o diagnóstico das malformações e das alterações do sistema nervoso central (SNC), podendo-se realizar também a venografia cerebral para o diagnóstico da trombose do seio venoso e a arteriografia cerebral para o diagnóstico do infarto arterial cerebral.[7,8]

A monitorização eletroencefalográfica no diagnóstico da convulsão no período neonatal

 Caso clínico (continuação)

Quando se deve realizar o eletroencefalograma no paciente do caso clínico?
Comentário: O eletroencefalograma (EEG) deve ser realizado nesse recém-nascido, mesmo com a interrupção espontânea dos movimentos, pois pode haver recorrência da crise convulsiva. Além disso, no período neonatal, é comum a ocorrência de convulsões eletroencefalográficas não acompanhadas de manifestações clínicas. Idealmente, a monitorização eletroencefalográfica deve ser realizada por um período de 1 hora, com o objetivo de se avaliar o neonato nas diferentes fases do ciclo de sono e vigília. Caso seja possível a monitorização contínua na UTIN, ela deve ser mantida até pelo menos 24 horas após o término das crises. Caso contrário, o EEG convencional deve ser repetido oportunamente para verificar se as convulsões cessaram.

O EEG auxilia no diagnóstico da etiologia da síndrome convulsiva e na avaliação de seu prognóstico. Em neonatos internados em UTIN, a monitorização eletroencefalográfica contínua auxilia na verificação da correspondência entre as manifestações clínicas e a atividade eletroencefalográfica que necessite de tratamento, e na identificação de manifestações não epilépticas, evitando o uso desnecessário de anticonvulsivantes. Esse auxílio é importante, pois as crises tônicas e clônicas são de diagnóstico mais fácil, porém as manifestações sutis como movimentos oculares e orolinguais ou as manifestações autonômicas são de interpretação difícil. Comparado ao EEG, profissionais de saúde identificam corretamente apenas 50% das crises convulsivas.[21] Por outro lado, alguns neonatos apresentam convulsões eletroencefalográficas sem manifestações clínicas, necessitando do EEG para identificá-las.[13] Além disso, em neonatos com crise convulsiva que recebem anticonvulsivantes pode ocorrer dissociação eletromecânica, ou seja, persistência das alterações eletroencefalográficas, apesar da interrupção das manifestações clínicas. Por fim, as alterações eletroencefalográficas auxiliam na avaliação do prognóstico da criança.[22]

Nesse cenário, a avaliação eletroencefalográfica tem sido cada vez mais utilizada nas UTIN, existindo *guidelines* com as recomendações para a sua realização.[23] Os recém-nascidos de alto risco para crises convulsivas devem ser monitorados por 24 horas para a identificação de convulsões eletroencefalográficas e nos neonatos com crise convulsiva, a monitorização só deve ser suspensa 24 horas após a interrupção das crises. No diagnóstico diferencial dos eventos paroxísticos, o EEG deve ser realizado até que três a quatro eventos típicos sejam registrados para se definir que não se trata de uma manifestação convulsiva. Por fim, para a caracterização do padrão eletroencefalográfico de base, o EEG deve ser realizado por 1 hora.[23]

O EEG deve ser indicado para avaliar os eventos paroxísticos anormais tais como as convulsões tônicas ou clônicas, focais ou multifocais, os desvios oculares, as mioclonias, os eventos paroxísticos autonômicos anormais, os automatismos orais ou movimentos de bicicleta, ou outros movimentos estereotipados anormais. O EEG também deve ser realizado para a vigilância de crises convulsivas subclínicas tanto no seu diagnóstico como na avaliação da eficácia do tratamento e na recorrência do quadro, durante e após a suspensão das medicações anticonvulsivantes. Por fim, o EEG pode ser indicado para avaliar o histórico do padrão eletroencefalográfico, o que pode contribuir para determinar o prognóstico neurológico da criança. São indicações clínicas de realização do EEG, a encefalopatia hipóxico-isquêmica, situações clínicas que apresentem risco de lesão cerebral, como a hipertensão pulmonar, a realização da oxigenação extracorpórea de membranas e as cardiopatias congênitas complexas, as infecções do SNC, incluindo as meningoencefalites e os quadros de encefalopatia na presença de corioamnionite ou infecção materna pelo herpes vírus simples, a hemorragia intracraniana acompanhada de quadro de encefalopatia, os erros inatos do metabolismo, o infarto cerebral, a trombose do seio venoso e as síndromes genéticas com comprometimento cerebral, como as disgenesias cerebrais e as alterações dismórficas, acompanhadas de microcefalia.[7]

Como o acesso ao EEG convencional é limitado, o eletroencefalograma de amplitude integrada (aEEG) tem sido cada vez mais utilizado com o objetivo de avaliar o padrão eletroencefalográfico de base do recém-nascido e identificar crises convulsivas à beira do leito. No entanto, o diagnóstico da crise convulsiva não é fácil, pois geralmente as crises são de curta duração, sendo de difícil identificação no monitor. O aEEG pode utilizar dois (um canal) ou quatro (dois canais) eletrodos. Se a opção for por um canal, recomenda-se o posicionamento dos eletrodos em região biparietal e, no caso de dois canais, os eletrodos devem ser colocados nas regiões centrais, direita e esquerda, além das regiões parietais. As principais vantagens do aEEG incluem a sua fácil utilização por profissionais não especialistas, podendo ser interpretado à beira do leito, mesmo sem a presença de neurologistas ou técnicos em EEG. Como limitações, deve-se citar que o aEEG pode subestimar o diagnóstico de crises convulsivas. Ele apresenta sensibilidade de 71% a 85% e especificidade de 39% a 86%, quando comparado com o padrão-ouro, o EEG convencional. Além disso, convulsões de baixa amplitude e de curta duração ou se ocorrem longe dos eletrodos podem não ser identificadas pelo aEEG. Apesar dessas limitações, o diagnóstico pelo aEEG é superior ao diagnóstico clínico.[24] No entanto, o aEEG deve ser considerado uma ferramenta adicional na avaliação da atividade cerebral do recém-nascido, mas não deve substituir o EEG convencional.[25]

 Caso clínico (*continuação*)

O recém-nascido foi transferido para a UTIN, colocado em incubadora aquecida e instalado o monitor multiparamétrico para a avaliação contínua da frequência cardíaca, frequência respiratória, pressão arterial e saturação de oxigênio. Realizada glicemia capilar cujo resultado foi 72 mg/dL e coletados exames para triagem metabólica (cálcio iônico, magnésio, sódio e potássio) e infecciosa (hemograma, proteína C-reativa, hemocultura, LCR com cultura e urocultura). Os resultados dos exames foram normais e as culturas negativas. Após 2 horas do primeiro episódio, o recém-nascido apresentou novo episódio convulsivo, com movimentos tônico-clônicos em membro superior direito, com duração de 2 minutos. Foram solicitados eletroencefalograma e ressonância magnética de crânio, e iniciado o tratamento da crise convulsiva. O eletroencefalograma mostrou a presença de descargas epileptiformes lateralizadas com padrão de base contínuo. A ressonância magnética evidenciou uma área de hiperdensidade em hemisfério cerebral direito, no território da artéria cerebral média, compatível com infarto cerebral.

Infarto arterial cerebral no recém-nascido

O infarto cerebral isquêmico no período neonatal caracteriza-se por uma lesão cerebral focal ou multifocal, de etiologia arterial ou venosa e de ocorrência pré-natal, intraparto ou pós-natal. Ele acomete um em cada 1.600 a 4.000 nascidos vivos. Aproximadamente 80% dos infartos são isquêmicos e os 20% restantes dos casos, trombose do seio venoso ou infarto hemorrágico. Os infartos isquêmicos podem ser arteriais ou venosos. Os infartos arteriais decorrem de tromboses ou fenômenos tromboembólicos. Os principais fatores associados ao infarto arterial isquêmico no recém-nascido incluem fatores maternos pré-parto (primiparidade, infertilidade, tabagismo, restrição de crescimento intraútero, pré-eclâmpsia e trombofilia), fatores maternos periparto (febre materna, infecção materna, rotura prolongada das membranas, complicações intraparto), fatores neonatais (sexo masculino, escore de Apgar de 5º minuto menor que 7, necessidade de reanimação, hipoglicemia, sepse e meningite, cardiopatias congênitas, alterações vasculares e trombofilia) e fatores placentários (corioamnionite, alterações vasculares e do cordão umbilical).[26]

O infarto arterial cerebral isquêmico ocorre principalmente nos neonatos a termo e manifesta-se com crises convulsivas, principalmente focais, com aparecimento nas primeiras 24 horas e geralmente após 12 horas de vida. Os sinais de comprometimento neurológico estão presentes em apenas 10% dos casos. O eletroencefalograma é útil, pois seus achados auxiliam na identificação da localização do infarto. Com relação aos exames de imagem, a ultrassonografia inicialmente pode ser normal, evoluindo com regiões de ecodensidade de distribuição vascular, preferencialmente em território da artéria cerebral média. Nas semanas subsequentes, o quadro evolui para áreas de ecoluscência. No entanto, a sensibilidade da ultrassonografia de crânio para o diagnóstico do infarto arterial cerebral isquêmico é baixa, de 30% a 70%, nos primeiros dias, chegando a 86% entre o 4º e o 14º dia. A ressonância magnética é o exame mais sensível para o diagnóstico do infarto arterial cerebral isquêmico, sendo útil também para o acompanhamento da lesão. Numa fase inicial são identificadas áreas de hipersinal em córtex e em substância branca em T2 que, em 1 a 2 meses, evoluem com a formação de cistos em razão da necrose neuronal. Na maioria dos casos, o comprometimento é unilateral, envolvendo preferencialmente o hemisfério esquerdo, no território da artéria cerebral média.[26]

Como tratar a crise convulsiva no período neonatal

 Caso clínico (continuação)

Como tratar a convulsão no recém-nascido?
Comentário: Para o tratamento adequado das crises convulsivas, é fundamental a identificação da sua causa. Assim, caso sejam evidenciados distúrbios metabólicos ou eletrolíticos, ou quadros infecciosos, todos eles devem ser tratados. Se a interrupção das crises não ocorrer de forma imediata após o tratamento desses quadros, ou caso esses distúrbios não estejam presentes, deve-se iniciar o tratamento com anticonvulsivantes. A medicação de escolha para o início do tratamento é o fenobarbital.

O tratamento da convulsão neonatal deve ser direcionado para o tratamento da sua causa e para o controle das crises convulsivas. Entre os distúrbios metabólicos, a hipoglicemia deve ser tratada com glicose a 10%, na dose de 2 mL/kg (0,2 g/kg) por via endovenosa, seguida de infusão contínua de glicose com velocidade de 8 mg/kg/min, com redução progressiva da velocidade de infusão, com controles glicêmicos para verificar a adequação dos seus níveis. Na presença de hipocalcemia, deve-se administrar o gluconato de cálcio a 10%, 1 a 2 mL/kg em 5 a 10 minutos, seguido da dose de manutenção. Durante a infusão do cálcio, deve-se monitorar o ritmo cardíaco, pois pode ocorrer arritmia cardíaca. A hipomagnesemia, se presente, deve ser tratada com sulfato de magnésio a 50%, na dose de 0,2 mL/kg por via intramuscular ou endovenosa, com infusão lenta, também acompanhada de monitorização eletroencefalográfica, podendo a dose ser repetida a cada 12 ou 24 horas, na dependência dos níveis séricos. Após a correção dos distúrbios metabólicos e eletrolíticos, os recém-nascidos devem ser mantidos com o aporte basal desses elementos.[7] Na vigência de processos infecciosos, estes devem ser tratados com antibioticoterapia de amplo espectro, na dependência da epidemiologia da unidade e do comprometimento ou não do SNC.

A Organização Mundial da Saúde (OMS) recomenda o tratamento de todas as crises convulsivas neonatais, clínicas e/ou eletroencefalográficas, uma vez que alguns estudos apontam que a crise convulsiva pode piorar o prognóstico neurológico da criança, independentemente da sua causa.[22] Assim, a UTIN deve dispor de um protocolo de manejo do recém-nascido com convulsão. Nesse contexto, são fundamentais o diagnóstico e o acompanhamento eletroencefalográfico das convulsões. No entanto, em não havendo disponibilidade do EEG convencional ou do aEEG, o tratamento deve ser prontamente iniciado. Nos neonatos de risco para convulsão, recomenda-se a monitorização contínua da atividade elétrica cerebral por meio do aEEG.

O tratamento das convulsões com anticonvulsivantes tem como objetivo cessar não só as convulsões clínicas, mas também as convulsões eletroencefalográficas, uma vez que, no período neonatal, é comum a ocorrência de convulsões eletroencefalográficas não acompanhadas de manifestações clínicas. O fenobarbital é o anticonvulsivante de escolha para o tratamento da convulsão neonatal.[27,28]

O **fenobarbital** deve ser administrado na dose de ataque de 20 mg/kg, por via endovenosa, em 10 a 15 minutos, sendo possíveis doses subsequentes de 5 a 10 mg/kg a cada 5 minutos, também por via endovenosa, até uma dose total máxima de 40 mg/kg. A interrupção da convulsão clínica e/ou eletroencefalográfica ocorre em 15 a 20 minutos após a administração do anticonvulsivante, em 43% a 80% dos casos. Caso a convulsão cesse com uma ou duas doses, não são necessárias doses de manutenção, porém se doses repetidas forem necessárias para o controle do quadro, deve-se considerar o tratamento de manutenção com 2,5 a 5 mg/kg/dia, em uma ou duas doses, por via endovenosa ou oral, que deve ser ajustada de acordo com o nível sérico. O nível sérico do fenobarbital deve ser avaliado 5 a 10 dias após o início do tratamento, e deve estar entre 15 e 40 mcg/mL. Níveis superiores estão associados com sedação e efeitos cardiovasculares, além de interferir na avaliação neurológica do recém-nascido. Embora o nível sérico do fenobarbital não varie com a idade gestacional ou com o peso ao nascer, prematuros menores que 30 semanas podem necessitar de doses menores para alcançar o nível sérico desejado.[7,8]

Se as convulsões eletroencefalográficas ou clínicas persistirem, indica-se a associação de um segundo anticonvulsivante, existindo algumas opções como a fenitoína, os benzodiazepínicos, a lidocaína e o levetiracetam. A escolha do anticonvulsivante depende da sua eficácia, toxicidade, efeitos colaterais imediatos, possibilidade de sedação do paciente e risco respiratório, rapidez da resposta, interações medicamentosas, necessidade de monitoramento do nível sérico, facilidade em usar o medicamento na fase de manutenção e a possibilidade de limitar a exposição a múltiplas drogas.

A **fenitoína** é o anticonvulsivante mais utilizado nas convulsões que não respondem ao fenobarbital, devendo ser administrada na dose de ataque de 15 a 20 mg/kg por via endovenosa, em um período de no mínimo 20 minutos (1 mg/kg/min) para evitar distúrbios cardíacos, como arritmia. Por essa razão, o ritmo cardíaco deve ser monitorado durante a sua infusão. A fenitoína não deve ser administrada por via enteral, pois a sua absorção intestinal é variável. Após a dose de ataque, a manutenção deve ser administrada na dose de 5 mg/kg/dia, dividida em duas tomadas. Não se recomenda a determinação dos níveis séricos de fenitoína, pois os recém-nascidos doentes geralmente apresentam baixa ligação proteica e, portanto, os níveis séricos serão mais altos do que os esperados. A combinação do fenobarbital com a fenitoína controla cerca de 70% a 80% das crises convulsivas no período neonatal. A fenitoína deve ser administrada diretamente no cateter em virtude de sua baixa solubilidade em solução aquosa. Como o pH da solução é alto, a solução pode irritar o endotélio vascular e o tecido adjacente e, por isso, a infusão da medicação deve ser seguida da infusão de solução salina.

O uso dos **benzodiazepínicos** (lorazepan, diazepan, midazolan) está indicado quando o controle da crise convulsiva não for alcançado com o fenobarbital e a fenitoína, o que ocorre em cerca de 20% dos casos de convulsão no período neonatal. O **lorazepan** deve ser utilizado na dose de 0,05 a 0,1 mg/kg, por via endovenosa. Apresenta um efeito imediato com resolução da convulsão em 2 a 3 minutos, com duração da sua ação entre 6 e 24 horas e menos efeitos colaterais que o diazepan. O **diazepan**, apesar de ser um anticonvulsivante efetivo no período neonatal, é menos utilizado que o lorazepan por causa do seu rápido *clearance*, o que dificulta o seu uso no regime de manutenção. Além disso, os níveis terapêuticos e tóxicos do diazepan são próximos, e ele apresenta um risco maior de comprometimento hemodinâmico e de depressão respiratória. Cita-se, ainda, o seu veículo de administração, o benzoato de sódio, que compete com a bilirrubina pela albumina, aumentando o risco de *kernicterus* no recém-nascido. O diazepan deve ser administrado na dose de 0,1 a 0,3 mg/kg. O **midazolan** apresenta menos efeitos colaterais, comparado ao lorazepan e ao diazepan, tais como a sedação e a depressão respiratória, sendo por isso o benzodiazepínico mais utilizado. O midazolan deve ser utilizado na dose de ataque de 0,15 mg/kg por via endovenosa, seguida da dose de manutenção de 0,1 a 0,4 mg/kg/hora. O controle da convulsão é rápido, nas primeiras 2 horas após a sua administração.[7,8]

A **lidocaína** pode ser utilizada como uma droga de segunda ou terceira opção no tratamento da convulsão no período neonatal. Ela deve ser utilizada no recém-nascido a termo, em uma dose de ataque de 2 mg/kg por via endovenosa em 20 minutos, seguida de infusão contínua, na dose de 2 a 6 mg/kg/hora, com o controle da convulsão sendo observado em 10 minutos em 70% a 92% dos casos, quando administrado com outros anticonvulsivantes. A lidocaína pode acarretar arritmia e bradicardia em decorrência de sua toxicidade, não devendo ser utilizada em pacientes com doenças cardíacas ou que fazem uso de fenitoína. Além disso, a lidocaína não deve ser utilizada por períodos superiores a 48 horas, o que limita a sua utilização no regime de manutenção.[7,8]

O **levetiracetam** tem sido utilizado para o tratamento das convulsões no período neonatal refratárias às medicações iniciais, sendo utilizado em alguns centros, mesmo antes de se utilizar a fenitoína, os benzodiazepínicos ou a lidocaína. Apesar dos poucos estudos no período neonatal, sua eficácia no controle ou na redução das crises é de 52% a 80%. O levetiracetam parece ser uma droga segura, com poucos efeitos colaterais e não apresenta interações medicamentosas. A dose ideal não é conhecida, sendo utilizada, nos estudos, uma dose de ataque de 30 a 40 mg/kg, por via endovenosa, seguida de uma dose de manutenção de 40 a 60 mg/kg/dia, dividida em duas ou três doses, por via endovenosa ou oral, com a vantagem de não ser necessária a monitorização do nível sérico e de apresentar menor toxicidade.[7,8]

Por fim, em persistindo as convulsões, considerar o uso do **tiopental**, que deve ser utilizado na dose de ataque de 2 a 5 mg/kg por via endovenosa, seguida de dose de manutenção de 10 a 20 mcg/kg/min, com aumentos de 10 mcg/kg/min até o controle da crise. A sua retirada deve ocorrer 24 a 48 horas após o controle das crises, de forma gradativa.[7,8]

Abordagem das crises convulsivas refratárias aos anticonvulsivantes

 Caso clínico (*continuação*)

Como se deve abordar as convulsões refratárias aos anticonvulsivantes?
Comentário: Nos casos de convulsões refratárias aos anticonvulsivantes, deve-se considerar a presença de outros diagnósticos menos frequentes, como a deficiência de piridoxina.

Com a persistência das crises convulsivas ou com a sua recorrência, estando os exames laboratoriais e de imagem normais, ou seja, afastadas as causas metabólicas, infecciosas e neurológicas, outras etiologias devem ser investigadas, como a deficiência da piridoxina. Esta condição manifesta-se com crises convulsivas nos primeiros dias de vida. No eletroencefalograma, entre as crises, o padrão de base é normal. O diagnóstico é realizado por meio da interrupção das crises eletroencefalográficas, mediante a administração de piridoxina. A **piridoxina** deve ser administrada na dose de 100 mg por via endovenosa, podendo-se repetir a dose até o máximo de 500 mg. Durante a sua administração, deve-se monitorar os sinais vitais e a saturação de oxigênio. Se a convulsão cessar, firma-se o diagnóstico de deficiência de piridoxina, e o recém-nascido deve receber tratamento de manutenção com 15 mg/kg/dia de piridoxina, divididos em duas tomadas, por via oral, devendo o diagnóstico ser confirmado com teste genético. Alguns neonatos não respondem à piridoxina, devendo-se, então, administrar a forma ativa da vitamina B6, o piridoxal-5-fosfato, por via oral, na dose de 50 a 100 mg/kg/dia, dividida em quatro a seis tomadas, por 3 a 5 dias. Outras opções no tratamento das convulsões refratárias aos anticonvulsivantes incluem a administração do ácido folínico, na dose de 3 a 5 mg/kg/dia, por no mínimo 3 a 5 dias, ou da biotina na dose de 10 mg/dia.[7,8]

Tratamento de manutenção das crises convulsivas no recém-nascido

Caso clínico (continuação)

Por quanto tempo o tratamento com os anticonvulsivantes deve ser mantido?
Comentário: A duração do tratamento com anticonvulsivantes depende do exame neurológico do recém-nascido, das alterações eletroencefalográficas e nos exames de neuroimagem e do número de anticonvulsivantes necessários para o controle da crise.

O tratamento de manutenção geralmente é iniciado 12 horas após a dose de ataque. Além do fenobarbital e da fenitoína, outras medicações também podem ser utilizadas, como a carbamazepina. Se as medicações utilizadas para o controle da convulsão forem suspensas rapidamente e houver recorrência das crises, alguns autores utilizam, nessa situação, o levetiracetam ou a oxcarbamazepina, que apresentam boa tolerabilidade, causando menos sedação do recém-nascido.[7,8]

A duração do tratamento da convulsão neonatal com os anticonvulsivantes está relacionada à chance de recorrência das convulsões, com a interrupção das medicações. Esse risco depende de alguns fatores como o exame neurológico, a causa da convulsão e o padrão de base do eletroencefalograma. Em neonatos asfixiados com alteração do exame neurológico, a recorrência das convulsões é observada em 50% dos casos. Já os recém-nascidos com exame neurológico normal não apresentam recorrência das crises convulsivas. Com relação à causa da convulsão, a epilepsia ocorre em 30% a 50% dos casos de asfixia perinatal e em 100% dos casos de disgenesia cerebral. No tocante ao padrão de base do eletroencefalograma, nos recém-nascidos em que esse padrão é alterado, 41% evoluirão com epilepsia.[7,8]

Esses fatores devem ser considerados na definição do tempo de tratamento, uma vez que o fenobarbital, medicação mais utilizada no tratamento das crises convulsivas no recém-nascido, está associado a déficit cognitivo e motor por causar apoptose neuronal, o que não se observou nas crianças em que ele foi suspenso na alta hospitalar. Além disso, o uso de anticonvulsivantes por tempo prolongado no período neonatal não previne o aparecimento de epilepsia no futuro. O uso do levetiracetam também pode associar-se ao déficit cognitivo e motor, porém com menor intensidade. Deve-se lembrar também que os anticonvulsivantes acarretam sedação que pode interferir com as atividades diárias da criança, contribuindo também para o atraso do desenvolvimento infantil. Diante desse cenário, recomenda-se a suspensão da medicação o mais rápido possível. Se o exame neurológico e o padrão do eletroencefalograma forem normais, o anticonvulsivante pode ser suspenso 72 horas após a interrupção das crises. Não há consenso quanto ao tempo de tratamento quando há alteração do exame neurológico e/ou alteração do padrão eletroencefalográfico e/ou alteração do exame de neuroimagem, ou quando forem necessários vários anticonvulsivantes para o controle das convulsões. Para as crianças que utilizam várias medicações, elas devem ser suspensas separadamente, devendo o fenobarbital ser a última a ser suspensa.[7,8]

Caso clínico (continuação)

O recém-nascido iniciou o tratamento com o fenobarbital, na dose de ataque de 20 mg/kg por via endovenosa, tendo sido necessária nova dose de 10 mg/kg para controle da crise convulsiva. O tratamento de manutenção foi iniciado 12 horas após a dose de ataque, na dose de 5 mg/kg/dia, por via endovenosa inicialmente e, depois, por via oral. O eletroencefalograma foi repetido 5 dias após o início do tratamento e apresentou traçado normal; com 7 dias, verificou-se o nível sérico do fenobarbital, que foi adequado, 28 mcg/mL. O exame neurológico foi normal. Apesar de se tratar de um quadro de convulsão para o qual foi necessário apenas um anticonvulsivante para o seu controle, em que o recém-nascido apresentou exame neurológico e eletroencefalográfico normais, como ele apresentava área de infarto arterial isquêmico evidenciada na ressonância magnética, teve alta hospitalar em uso de fenobarbital, sendo encaminhado para seguimento ambulatorial com o pediatra e com o neurologista infantil. No acompanhamento ambulatorial, deve-se verificar periodicamente o nível sérico do fenobarbital e a evolução da lesão cerebral, repetindo-se a ressonância magnética de crânio.

No acompanhamento ambulatorial das crianças com infarto arterial isquêmico cerebral, deve-se atentar para as sequelas, principalmente motoras, sobretudo as hemiparesias presentes em 25% a 35% dos casos, e em 100% se a lesão cerebral for extensa, envolvendo o córtex cerebral, a substância branca, os gânglios da base e o ramo posterior da cápsula interna. O déficit cognitivo ocorre em 50% a 70% dos casos e a epilepsia, em 15% a 40% dos sobreviventes.[26]

Prognóstico da crise convulsiva no período neonatal

 Caso clínico (continuação)

É possível prever o prognóstico neurológico da criança com convulsão no período neonatal?
Comentário: O prognóstico neurológico do recém-nascido que apresenta convulsão depende da idade gestacional, etiologia do quadro convulsivo, facilidade do controle das crises com os anticonvulsivantes, achados de neuroimagem e do padrão de base do eletroencefalograma. Entre as alterações do neurodesenvolvimento associadas à convulsão neonatal, citam-se o déficit cognitivo, o déficit motor, a paralisia cerebral e a epilepsia.

No tocante ao prognóstico, no recém-nascido a termo, a mortalidade ocorre em 15% a 40% dos casos, sendo maior entre os prematuros. Entre as sequelas neurológicas, citam-se o déficit cognitivo, o déficit motor, a paralisia cerebral e a epilepsia, observados em 20% a 35% dos casos de crianças com convulsão no período neonatal. Cerca de 18% das crianças com convulsão neonatal evoluem com epilepsia que se inicia já no primeiro ano de vida em 70% dos casos. Entre as crianças com epilepsia, o déficit intelectual é observado em 18% e a paralisia cerebral em 6% das crianças, sendo que 45% dos casos apresentam as duas situações.[29] O maior fator prognóstico da criança com convulsão no período neonatal é o processo neuropatológico a ela associado. As alterações do neurodesenvolvimento na infância estão presentes em 50% dos casos de encefalopatia hipóxico-isquêmica, 90% dos casos de hemorragia peri-intraventricular grave, 10% dos casos de hemorragia subaracnóidea, 50% dos casos de hipoglicemia, 50% dos casos de hipocalcemia precoce, 50% dos casos de meningite bacteriana e em 100% dos casos de alterações do desenvolvimento cerebral.[8]

Outro fator que interfere fortemente no prognóstico da convulsão neonatal é a idade gestacional. Crises convulsivas em prematuros geralmente estão associadas à lesão cerebral e, portanto, apresentam pior prognóstico que as crises que ocorrem nos neonatos a termo. As crianças nascidas prematuras com convulsão neonatal, comparadas às nascidas a termo também com esse diagnóstico, apresentam maior mortalidade (42% *versus* 16%) e maior frequência de epilepsia (48% *versus* 29%), paralisia cerebral (63% *versus* 25%) e déficit intelectual (52% *versus* 25%).[30]

O padrão de base do eletroencefalograma também pode interferir no prognóstico da criança com convulsão no período neonatal. A maioria dos quadros convulsivos com um padrão eletroencefalográfico de base normal tem bom prognóstico, com sequelas neurológicas presentes em menos de 10% dos casos. Já os neonatos com padrão eletroencefalográfico de base alterado, ou seja, aqueles com baixa voltagem, com surto-supressão ou com padrão descontínuo apresentam pior prognóstico, podendo as sequelas neurológicas estarem presentes em até mais que 90% dos casos.[8] Importante pontuar que, nos neonatos em uso de anticonvulsivantes, pode haver alteração do padrão de base do EEG, interferindo na avaliação do prognóstico neurológico da criança. Além disso, vale salientar que o padrão eletroencefalográfico pode modificar, sendo recomendada a repetição do exame. Eletroencefalogramas com padrão de base repetidamente anormais em recém-nascidos são preditores de pior prognóstico neurológico. Além do padrão eletroencefalográfico, outros fatores prognósticos são o número de crises convulsivas e a dificuldade do seu controle. No entanto, a associação entre a convulsão e a lesão neurológica secundária a ela ainda não é certa, sendo observada em alguns estudos, mas em outros não.[31,32]

Considerações finais

A convulsão é um quadro neurológico frequente no período neonatal, que pode associar-se a atraso do desenvolvimento motor e cognitivo e a quadros de epilepsia na infância. O seu diagnóstico clínico é difícil, pois recém-nascidos podem apresentar movimentos anormais que não são acompanhados de alterações eletroencefalográficas e, por outro lado, algumas convulsões eletroencefalográficas não são acompanhadas de manifestações clínicas. Assim, o diagnóstico eletroencefalográfico é fundamental. Na vigência de uma crise convulsiva no período neonatal, a sua etiologia deve ser investigada e o tratamento adequado, instituído. Geralmente as convulsões são tratadas com fenobarbital, existindo algumas opções como medicações de segunda linha que devem ser escolhidas de acordo com as condições clínicas do paciente. É importante a avaliação do recém-nascido por um neurologista infantil, desde o início do quadro, que também deve acompanhá-lo após a alta hospitalar.

Referências bibliográficas

1. Glass HC, Yvonne WW. Epidemiology of neonatal seizures. J Pediatr Neurol. 2009;7:13-7.
2. Uria-Avellana IC, Marlow N, Rennie JM. Outcome following neonatal seizures. Semin Fetal Neonatal Med. 2013;18:224-32.
3. Puopolo KM, Draper DW, Wi S, Newman TB, Zupancic J, Lieberman E et al. Estimating the probability of neonatal early onset infection on the basis of maternal risk factor. Pediatrics. 2011;128:e1151-63.
4. Lieberman E, Eichenwald E, Mathur G, Richardson D, Heffner L, Cohen A. Intrapartun fever and unexplained seizures in term infants. Pediatrics. 2000;106:98.
5. Villar J, Giuliani F, Bhutta ZA, Bertino E, Ohuma EO, Ismail LC et al.; International Fetal and Newborn Growth Consortium for the 21st century (INTERGROWTH-21st). Postnatal growth standards for preterm infants: the preterm postnatal follow-up study of the INTERGROWTH 21st project. Lancet Glob Health. 2015;3(11):e681-91.
6. Glass HC, Pham TN, Danielsen B, Towner D, Glidden D, Wu YW. Antenatal and intrapartum risk factors for seizures in term newborns: a population-based study, California 1998-2002. J Pediatr. 2009;154(1):24-8.
7. Shellhaas RA. Neonatal seizures. In: Polin RA, Yoder MC (ed.). Work book in practical neonatology. Philadelphia (PA): Elsevier Saunders; 2015.p.313-27.
8. Abend NS, Jensen FE, Inder TE, Volpe JJ. Neonatal seizures. In: Volpe JJ (ed.). Volpe's neurology of the newborn. 6th ed. Philadelphia: Elsevier; 2018.p.275-321.
9. Mizrahi EM, Kellaway P. Characterization and classification of neonatal seizures. Neurology. 1987;37:1837-44.
10. Mizrahi EM. Neonatal seizures: problems in diagnosis and classification. Epilepsy. 1987;28:S46-55.
11. Nagarajan L, Palumbo L, Ghosh S. Classification of clinical semiology in epileptic seizures in neonates. Eur J Paediatr. 2012;16:118-25.
12. Biagioni E, Ferrari F, Boldrini A, Roversi MA, Cioni G. Electroclinical correlation in neonatal seizures. EurJ Paediatr Neurol. 1998;2:117-25.
13. Murray DM, Boylan GB, Ali I, Ryan CA, Murphy BP, Connolly S. Defining the gap between electrographic seizure burden, clinical expression and staff recognition of neonatal seizures. Arch Dis Child Fetal Neonatal Ed. 2008;93:F187-91.
14. Glass HC, Shellhaas RA, Wusthoff CJ, Chang T, Abend NS, Chu CJ et al. Contemporary profile of seizures in neonates: a prospective cohort study. J Pediatr. 2016;174:98-103.
15. Wusthoff CJ, Dlugos D, Gutierrez-Colina AM, Wang A, Cook N, Donnelly M et al. Incidence of electrographic seizures during therapeutic hypothermia for neonatal encephalopathy. J Child Neurol. 2011;26:724-28.
16. Wusthoff CJ, Kessler SK, Vossough A, Ichord R, Zelonis S, Halperi NA et al. Risk of later seizure after perinatal arterial ischemic stroke: a prospective cohort study. Pediatrics. 2011;127:e1550-7.

17. Shah DK, Zempel J, Barton T et al. Electrographic seizures in preterm infants during the first week of life are associated with cerebral injury. Pediatr Res. 2010;67:102-6.
18. Tekgul H, Gauvreau K, Soul J, Murph YL, Robertso NR, Stewart J et al. The current etiologic profile and neurodevelopmental outcome of seizures in term newborn infants. Pediatrics. 2006;117:1270-80.
19. Schmitt B, Baumgartner M, Mills PB, Clayton PT, Jakobs C, Keller E et al. Seizures and paroxysmal events: symptoms pointing to the diagnosis of pyridoxine-dependent epilepsy and pyridoxine phosphate oxidase deficiency. Dev Med Child Neurol. 2010;52:e133-42.
20. Olson HE, Poduri A, Pearl PL. Genetic forms of epilepsies and other paroxysmal disorders. Semin Neurol. 2014;34(3):266-79.
21. Malone A, Ryan C, Fitzgerald A, Burgoyne L, Connolly S, Boylan GB. Interobserver agreement in neonatal seizure identification. Epilepsia. 2009;50:2097-101.
22. World Health Organization. Guidelines on neonatal seizures. Geneva: World Health Organization; 2011.
23. Shellhaas RA, Chang T, Tsuchida T, Scher MS, Riviello JJ, Abend NS et al. The American Clinical Neurophysiology Society's guideline on continuous electroencephalography monitoring in neonates. J Clin Neurophysiol. 2011;28:611-7.
24. Rakshasbhuvankar A, Paul S, Nagarajan L, Ghosh S, Rao S. Amplitude-integrated EEG for detection of neonatal seizures: a systematic review. Seizure. 2015;33:90-8.
25. Glass HC, Wusthoff CJ, Shellhaas RA. Amplitude integrated EEG: the child neurologist's perspective. J Child Neurol. 2013;28(10):1342-50.
26. Inder TE, Volpe JJ. Stroke in the newborn. In: Volpe JJ (ed.). Volpe's neurology of the newborn. 6th ed. Philadelphia: Elsevier; 2018.p.564-89.
27. Slaughter LA, Patel AD, Slaughter JL. Pharmacological treatment of neonatal seizures: a systematic review. J Child Neurol. 2013;28:351-64.
28. Hart AR, Pilling EL, Alix JJ. Neonatal seizures – Part II: Etiology of acute symptomatic seizures, treatments and the neonatal epilepsy syndromes. Arch Dis Child Educ Pract Ed. 2015;100:226-32.
29. Pisani F, Facini C, Pavlidis E, Spagnoli C, Boylan G. Epilepsy after neonatal seizures: literature review. Eur J Paediatr Neurol. 2015;19:6-14.
30. Ronen GM, Buckley D, Penney S, Streiner DL. Long-term prognosis in children with neonatal seizures: a population-based study. Neurology. 2007;69:1816-22.
31. Rooij LG, De Vries LS, Huffelen AC, Groenendaal F, Laan W, Zecic A et al. Effect of treatment of subclinical neonatal seizures detected with aEEG: randomized controlled trial. Pediatrics. 2010;125:e358-66.
32. Srinivasakumar P, Zempel J, Trivedi S, Wallendorf M, Rao R, Smith B et al. Treating EEG seizures in hypoxic ischemic encephalopathy: a randomized controlled trial. Pediatrics. 2015;136:e1302-9.

Seção 8
Emergências cirúrgicas

Coordenadores:
Bettina Barbosa Duque Figueira
Claudio Ribeiro Aguiar

Capítulo 19

Recém-nascido pré-termo, extremo baixo peso com enterocolite necrosante

Renata Suman Mascaretti

Introdução

A enterocolite necrosante (ECN) é descrita como a mais comum emergência gastrointestinal do recém-nascido (RN). Sua fisiopatologia é consequente a um processo multifatorial, ocorrendo principalmente em prematuros, associada à disbiose microbiana, à presença de lesão da mucosa intestinal e à resposta inflamatória do hospedeiro.

Este capítulo tem como objetivo discutir os fatores de risco, critérios diagnósticos, terapêutica clínica e cirúrgica, auxiliando na condução dos casos com base na literatura atual.

 Caso clínico

RN sexo masculino, peso de nascimento = 600 g, Apgar 7 (1') 9 (5"), idade gestacional (IG) = 27 6/7 semanas, trabalho de parto prematuro sem uso de corticosteroide antenatal. Após o nascimento, não foram necessárias manobras de reanimação na sala de parto. Foi iniciado CPAP precoce, prescrita antibioticoterapia pelo risco infeccioso (recebeu por 10 dias). Iniciou alimentação enteral mínima com fórmula láctea de prematuro com 5 dias de vida com tolerância parcial da dieta em virtude da presença de resíduos gástricos frequentes antes das mamadas, algumas vezes com raios de sangue, ensejando uso de ranitidina por 7 dias.

No 20º dia de vida apresentou oscilações da saturação frequentes, apneia, resíduos esverdeados em moderada quantidade e relato de sangue vivo em pequena quantidade nas fezes. Neste dia, estava em CPAP com PEEP 5 e FiO_2 = 0,3, recebendo leite materno exclusivo a cada 3 horas por sonda orogástrica (SOG).

Ao exame físico, apresentava distensão abdominal com resistência voluntária à palpação profunda e realizou uma radiografia de abdômen. Nos exames laboratoriais, foram detectadas no hemograma anemia, plaquetopenia e acidose metabólica, prescrito concentrado de hemácias e suspensa a dieta. Na radiografia do abdômen, observada dilatação difusa das alças, sem pneumatose e da presença de edema duvidoso de alças (Figura 19.1).

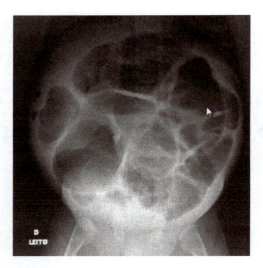

Figura 19.1. Radiografia de abdômen no 20º dia de vida.
Fonte: Acervo da autoria do capítulo.

Epidemiologia

A incidência da ECN varia entre 3% e 7%, sendo muito variável entre centros e diretamente relacionada ao critério diagnóstico adotado.[1] Dados brasileiros são mais escassos, Guinsburg et al.,[2] em 2015, avaliaram uma coorte prospetiva de 2.446 RN, entre 23 e 33 semanas de idade gestacional e 400 a 1.499 g de peso ao nascimento, entre 2012 e 2013, e mostraram um risco relativo de ECN nesta população de 3,1 (2,09 a 4,6). É conhecido que a maioria dos casos acometem RN menores de 1.500 g, os RN de muito baixo peso (RNMBP), e menores de IG de 32 semanas, ainda mais frequentes entre os extremos baixo peso (< 1.000 g) e menores de 28 semanas, nos quais as taxas aumentam em mais de cinco vezes.[3]

Fatores de proteção para ECN

Corticosteroide pré-natal

O uso nas gestantes reduziu a síndrome do desconforto respiratório, a mortalidade e ECN em bebês prematuros. Na metanálise publicada por Brown et al., em 2017, observou-se uma redução significativa do número de casos (RR = 0,5; 0,32 a 0,78).[4] É necessário incentivar, junto aos obstetras, a administração de corticosteroides em todas as mulheres com risco de parto prematuro.

Leite humano e protocolo de alimentação

Os benefícios do leite humano são indiscutíveis em comparação com o uso de fórmulas lácteas no período neonatal. Na ECN, está relacionado à diminuição do pH gástrico e ao aumento da motilidade intestinal, além de ter ação protetora sobre a barreira fornecendo IgA secretora, oligossacarídeos e lactoferrina, diminuindo a disbiose intestinal.[5] Sempre se deve dar preferência ao leite humano em virtude de seu benefício indiscutível para o recém-nascido, além de estar diretamente relacionado à diminuição dos casos de ECN.

O protocolo ideal de início e de aumento da alimentação enteral ainda permanece incerto, mas está claro alguns preceitos das melhores práticas que são evitar o jejum prolongado, iniciar dieta trófica o mais precoce possível e evitar o aumento muito lento da dieta.[6] Um ensaio com 2.804 RNMBP não relatou diferença no risco de ECN (5,6 *versus* 5%, RR = 0,88; 0,68 a 1,16) entre dois grupos de alimentação lenta (18 mL/kg/dia) ou rápida (30 mL/kg/dia).[7]

A colostroterapia tem sido também bastante discutida e consiste na administração oral de gotas de colostro na boca do RN já a partir do primeiro dia de vida. Apesar de se mostrar promissora, ainda são necessários mais estudos para comprovar o efeito benéfico relativo à prevenção de quadros de ECN.[8]

O caminho que neste momento na literatura considera-se fundamental é definir um protocolo único com o regime de alimentação, tempo de início da alimentação trófica, taxa de aumento da dieta e critérios para suspender e reiniciar as mamadas, pois a padronização com diminuição da variabilidade de condutas entre diferentes pessoas da mesma equipe se mostrou eficaz para diminuir o número de casos em um mesmo serviço.[9]

Probióticos

A avaliação criteriosa da literatura ainda não nos permite indicar o uso de probióticos de forma rotineira e em larga escala, mas sem dúvida é um caminho consistente. Há um número cada vez maior de hospitais no mundo que os adotam na prática diária, mas ainda há questionamentos relacionados à escolha das cepas de microrganismos, ao estabelecimento da dose, à definição do tempo de administração e à avaliação dos riscos envolvidos, como bacteremia e contaminação do ambiente na UTI neonatal.

Fatores de risco para ECN
Uso de medicamentos
Bloqueadores de histamina 2

A acidez gástrica presente no RN é um fator de proteção para eventos infecciosos e inflamatórios da mucosa do trato gastrointestinal associados com o aparecimento da ECN, limitando o crescimento e a colonização bacteriana. Portanto, medicamentos, como bloqueadores H2 e inibidores de bomba de prótons, diminuem a acidez gástrica, existem estudos que evidenciam a associação seis vezes maior entre os que receberam ranitidina quando comparados com aqueles sem medicação,[10] o que torna o uso fora de situações clínicas excepcional no período neonatal contraindicado e deve ser evitado e, se for necessário seu uso, que seja pelo menor tempo possível.

Uso de antibióticos

O uso indiscriminado e prolongado de antibióticos tem sido frequentemente relacionado ao aumento dos casos de ECN. Um estudo recente que incluiu 13 estudos e 7.901 recém-nascidos, que avaliou o uso de antibioticoterapia empírica profilática por mais de 5 dias, foi associado a um risco aumentado de casos de ECN (OR = 1,51; 1,22 a 1,87).[11] Os estudos e a experiência apontam que se deve limitar o uso e o tempo de uso dos antibióticos segundo protocolos clínicos bem definidos.

Anemia e transfusão de hemoconcentrados

Nas últimas duas décadas, muitos estudos relacionaram de forma temporal a transfusão de sangue com o aparecimento de ECN. Ainda alvo de dúvidas, essa associação é muito discutida. A maioria dos estudos indica que até um terço de todos os casos de ECN em RN pode ocorrer dentro de 24 a 48 horas após o RN receber uma transfusão de hemácias.[12] Mas ainda permanecem dúvidas sobre o mecanismo fisiopatológico envolvido nesta associação: se é pela presença de anemia grave ou da sua correção principalmente em situações de hipoperfusão tecidual. Sabe-se que hematócritos baixos podem ensejar lesão da parede intestinal pela presença da hipóxia tecidual.

Outro ponto questionado é a manutenção da dieta durante a transfusão do hemoderivado. A revisão sistemática publicada por Jasani et al. corrobora a ideia segundo a qual dieta deve ser mantida, pois, avaliando os resultados combinados de sete estudos (n = 7.492), mostrou que evitar o jejum durante a transfusão reduziu significativamente a incidência de ECN relacionada ao procedimento (RR = 0,47; 0,28 a 0,8).[13]

Boas práticas para evitar a anemia grave estão indicadas de forma geral, tais como o clampeamento oportuno do cordão umbilical, a preocupação com a coleta de exames e procedimentos invasivos com perda de sangue, assim como a adoção de protocolos de transfusão de sangue nos serviços de forma rotineira.

Caso clínico (continuação)

RN foi mantido em jejum com sonda aberta, apresentando débito esverdeado em moderada quantidade, iniciados antibioticoterapia empírica e controle radiológico periódico. Após 24 horas do início dos sintomas, o RN apresentou piora clínica com má perfusão periférica, com necessidade de ventilação mecânica e de drogas vasoativas.

Repetido a radiografia de abdômen que evidenciou edema de parede, pneumatose e pneumoperitônio (Figura 19.2), confirmados pela ultrassonografia (USG) de abdômen com espessamento da parede abdominal com bolhas de ar no interior da parede, ar livre na cavidade; e, ao doppler, presença de alteração na perfusão da parede intestinal.

Em decorrência das condições clínicas do recém-nascido, optou-se pela drenagem peritoneal e antibioticoterapia de amplo espectro. Após 5 dias, o RN apresentava-se mais estável, mas com débito esverdeado pelo dreno peritoneal; indicada a laparotomia exploratória com identificação de perfuração em íleo terminal e necessidade de ressecção de 10 cm de intestino delgado, mas preservada a válvula ileocecal.

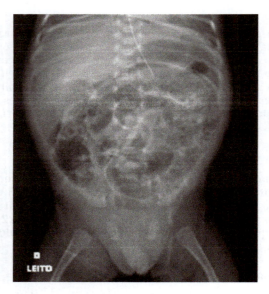

Figura 19.2. Radiografia de abdômen de controle no 21º dia de vida.
Fonte: Acervo da autoria do capítulo.

Critérios diagnósticos

A primeira definição de ECN foi proposta por Bell, em 1978,[14] dividindo a doença em estágios conforme a gravidade: I (caso suspeito); II (caso definitivo); e III (caso avançado). Em 1986, Walsh et al.[15] propuseram os estágios de Bell modificados, com base em sinais sistêmicos, intestinais e radiológicos, dividindo cada um dos estágios em A e B, como mostra o Quadro 19.1.

Quadro 19.1 – Critérios de Bell modificados.			
Estágio	**Sinais sistêmicos**	**Sinais intestinais**	**Sinais radiológicos**
IA Suspeita de ECN	Alteração da temperatura, hipoatividade, apneia, bradicardia	Resíduos frequentes pré-mamada, distensão abdominal leve, vômitos, sangue oculto nas fezes	Íleo leve, intestino normal ou dilatado
IB Suspeita de ECN	Igual ao item acima	Sangue vivo nas fezes	Igual ao item acima
IIA ECN definida: moderadamente enfermo	Igual ao item acima	Igual ao item acima e ausência de ruídos abdominais, com ou sem dor no abdômen	Dilatação intestinal, íleo, pneumatose intestinal
IIB ECN definida: moderadamente enfermo (manifestações sistêmicas e piora do quadro abdominal)	Igual ao item acima, associado à acidose metabólica e trombocitopenia leve	Igual ao item acima e dor abdominal definida, com ou sem celulite abdominal ou massa no quadrante inferior direito	Igual IIA com ou sem ascite
IIIA ECN avançada: gravemente enfermo, intestino não perfurado	Igual a IIB, mais hipotensão, apneias e bradicardia graves, acidose respiratória e metabólica, coagulação intravascular disseminada, neutropenia	Igual ao item acima e sinais de peritonite, dor e distensão acentuadas	Igual a IIB com ascite definida
IIIB ECN avançada: gravemente enfermo, com perfuração	Igual a a IIIA	Igual a IIIA	Igual a IIB com pneumoperitônio ou presença de ar extra-alça

ECN: enterocolite necrosante.
Fonte: Adaptado de Bell MJ et al., 1978.

Esta definição é ainda muito utilizada atualmente, mas existem várias limitações ao seu uso, a exemplo de não utilizar parâmetros como idade gestacional e cronológica, a alta frequência de casos duvidosos e não excluir perfuração intestinal espontânea (PIE). A PIE, descrita em 2015,[16] é um quadro clínico caracterizado por ocorrer em RNMBP, entre a primeira e segunda semanas de vida, tipicamente encontrada no íleo terminal ou cólon, em prematuros que estavam evoluindo bem clinicamente e, de modo abrupto, apresentam distensão abdominal sem sinais de doença sistêmica evidente. Na radiografia de abdômen ou ultrassonografia, é evidenciado pneumoperitônio, sem edema de alças intestinais ou pneumatose, e o achado cirúrgico é geralmente o de uma perfuração isolada, sem inflamação ou necrose associada na histopatologia.

Na última década, novas definições para ECN estão sendo propostas, pois as anteriormente descritas não satisfazem as necessidades de um diagnóstico precoce e com menor número possível de falso-negativos e positivos, evitando tanto a adoção de terapêuticas desnecessárias como o início do tratamento tardio com maior mortalidade e sequelas. As definições de ECN utilizadas pelo Reino Unido (UK-NEC),[17] Rede Vermont Oxford[18] e pelo

CDC (Center of Disease and Control)[19] se baseiam em critérios clínicos como a presença de intolerância alimentar, sangue nas fezes, distensão abdominal na propedêutica e achados radiológicos como pneumatose, ar em sistema porta e pneumoperitônio. Recentemente, foram propostas duas novas definições por grupos de estudiosos de forma multidisciplinar, a regra 2 de 3[20] e a do Consórcio Internacional Neonatal[21] com o objetivo de um diagnóstico mais precoce, assertivo e à beira do leito, mas ainda necessitam de mais estudos para a respectiva aplicabilidade.

Quadro clínico

A apresentação clínica da ECN pode ser dividida de forma didática em:
- sinais e sintomas gerais: inespecíficos e específicos;
- exame abdominal;
- exames laboratoriais;
- exames radiológicos: radiografia de abdome e ultrassonografia abdominal.

Sinais e sintomas gerais

Podem ser inespecíficos, como alteração do estado geral, da temperatura corpórea, apneia, hipoatividade, até mesmo sinais de choque com comprometimento da perfusão tecidual e oligúria, sendo sua intensidade e presença dependentes do grau de gravidade do caso.

Os sinais mais importantes para a suspeita clínica estão relacionados diretamente ao trato gastrointestinal, são eles a intolerância à alimentação e a presença de sangramento vivo ou oculto nas fezes.

A intolerância alimentar pode ser caracterizada de diversas formas, a exemplo da presença de resíduos gástricos, de vômitos biliosos, da recusa alimentar ou da mudança das características do débito pela sonda gástrica (volume e coloração). É fundamental avaliar de forma crítica a verificação de rotina da presença de resíduos gástricos pré-mamadas, que atualmente não é mais necessária nos bebês saudáveis. Em um estudo incluindo 143 recém-nascidos, 74 foram randomizados para serem submetidos a verificações de resíduos gástricos, enquanto o restante não teve os resíduos verificados. O grupo sem verificação de resíduo atingiu taxas de alimentação mais rápidas, pesos médios mais elevados e alta mais cedo do que o grupo de verificação residual. E não houve diferenças no risco de ECN, sepse de início tardio ou morte.[22]

Com relação ao tempo de início dos sintomas, discute-se se está inversamente relacionado à idade cronológica, pois há autores que relacionam uma distribuição bimodal início precoce *versus* início tardio em relação ao nascimento.[23,24] Por exemplo, a idade mediana de início da ECN em bebês com IG inferior a 26 semanas seria mais tardia, ao redor da terceira semana de vida (início tardio), e para os RN com IG superior a 31 semanas, a idade mediana é mais precoce, na segunda semana de vida (início precoce). Diferentes explicações foram propostas incluindo teorias relacionadas à expressão de marcadores, ao desenvolvimento da resposta imunológica e à presença da disbiose com desbalanço da flora intestinal.

Exame abdominal

No exame abdominal, podemos observar diferentes graus de comprometimento e de distensão abdominal, sendo o abdome, à palpação, flácido ou tenso, constatando-se ausência de ruídos hidroaéreos, ocorrência de dor em diversos graus e presença de massa palpável principalmente localizada no quadrante inferir direito, podendo haver eritema da parede abdominal e crepitação.

Exames laboratoriais

Os achados laboratoriais são inespecíficos, com baixas sensibilidade e especificidade, mas a presença de plaquetopenia, de acidose metabólica e de hiperglicemia foi mais frequentemente associada à ECN:[25]

- **Hemograma completo:** deve ser realizado na suspeita de ECN, podem-se observar anemia, plaquetopenia e alteração do leucograma. O acompanhamento seriado das plaquetas foi relacionado a melhora ou agravamento do quadro, respectivamente pelo aumento progressivo ou declínio dos valores.[25]
- **Avaliação da coagulação:** sinais de coagulação intravascular disseminada (CIVD) devem ser monitorizados e podem ser observados diminuição do número de plaquetas, aumentos dos tempos de protrombina e tromboplastina parcial prolongados, redução do fator V e do fibrinogênio e D-dímero aumentado.
- **Culturas:** na suspeita da ECN e sepse, deve-se realizar a coleta de culturas de fluido corporais, hemocultura, líquido cefalorraquidiano (LCR), urina, fezes e líquido peritoneal quando é necessário realizar uma paracentese.
- **Outros exames complementares:** gasometria arterial, lactato, eletrólitos, sangue oculto nas fezes, sendo a acidose metabólica persistente preditora de casos de ECN.[25]
- **Biomarcadores:** existe intensa procura por biomarcadores que permitam o diagnóstico precoce de ECN, tanto no sangue, como nas fezes dos pacientes.

Exames de imagem

Os exames radiológicos são fundamentais na suspeita, no diagnóstico e no acompanhamento dos casos de ECN. Sabemos que a realização de radiografia de abdômen e, quando disponível, a de ultrassonografia traz informações adicionais ao exame físico e pode auxiliar na confirmação do diagnóstico clínico, além de permitir o acompanhamento da evolução da doença. Os exames seriados na ECN são uma forma de acompanhar a evolução da doença, sendo o tempo de 6, 8, 12 ou 24 horas de acordo com a etapa evolutiva e da necessidade clínica individual.

É importante ressaltar que, em suspeita de ECN, nunca devem ser realizados exames contrastados em virtude do risco de extravasamento para a cavidade e suas complicações.

Radiografia abdominal

São realizadas rotineiramente na posição supina, mas na ECN a visão lateral supina com raios horizontais é útil na suspeita de pneumoperitônio, assim como o decúbito lateral com o lado esquerdo para baixo, pois o ar livre aparece como uma lâmina próxima ao diafragma e/ou recobrindo uma fina camada anterior ao fígado (Figura 19.2).

Sem dúvida, a radiografia abdominal é muito importante, mas devemos ter visão crítica, pois esse exame apresenta sensibilidade e especificidade baixas para a confirmação do diagnóstico, portanto não deve ser interpretado de forma isolada, mas em conjunto com os fatores de risco, quadro clínico e sua evolução e exames laboratoriais.

Os achados na radiografia abdominal são:
- Padrão inespecífico com distensão das alças intestinais, com distribuição difusa do gás no interior e simétrica em todos os quadrantes. Caracteriza uma situação de íleo paralítico (Figura 19.1), com diminuição ou ausência do movimento normal do intestino, frequente em fases iniciais da doença, mas é inespecífico, pois pode ser observado em outras situações clínicas.
- Pneumatose intestinal é considerada um sinal marcante de ECN, em que são observadas bolhas de ar na parede das alças intestinais. A presença da pneumatose é considerada confirmação do diagnóstico de ECN na classificação de Bell, mas não é um sinal patognomônico. A presença, a ausência e a localização da pneumatose podem gerar dúvidas entre observadores, propiciando condutas diferentes, o que pode dificultar o diagnóstico precoce e preciso e o início do tratamento.
- Alça sentinela ocorre quando uma alça intestinal permanece em posição fixa em controles seriados radiográficos, sendo a localização de quadrante inferior direito comum em decorrência de maior acometimento do íleo terminal em prematuros. A sua presença é sugestiva da presença de processo inflamatório e necrose localizados, com ou sem a presença de perfuração.

- Pneumoperitônio é a presença de ar na cavidade abdominal em localização extra-alça, ocorre quando acontece uma perfuração intestinal com extravasamento gasoso. É um sinal inespecífico e pode acontecer em outras patologias como a perfuração intestinal espontânea (PIE). A presença do ar intrabdominal pode ser identificada nas radiografias de perfil com raios horizontais e na posição supina.
- Gás no sistema porta ou aeroportograma é um sinal transitório no sistema venoso porta, em que os ramos vasculares estão delineados pela presença do gás.

Ultrassonografia abdominal (USG)

Mais recentemente, a ultrassonografia de abdome tem se tornado uma ferramenta cada vez mais útil no diagnóstico e acompanhamento da ECN, existindo cada vez mais profissionais habilitados para a sua realização com boa qualidade técnica. A USG permite detectar coleções líquidas, mensurar a espessura da parede da alça intestinal e avaliar o peristaltismo de forma dinâmica e, quando associada ao doppler concomitante, pode auxiliar a avaliar dados de perfusão tecidual.[26]

Os achados ultrassonográficos são:
- **Espessamento da parede abdominal:** indicativo da presença de processo inflamatório, edema de parede e alteração da perfusão local; é evidenciado durante o exame pelo aumento na ecogenicidade.
- **Pneumatose intestinal:** presença de bolhas de ar no interior da parede intestinal e, até mesmo, de forma intermitente no sistema porta ou no parênquima abdominal.
- **Perfusão intestinal:** o doppler colorido permite a detecção de alterações na perfusão tecidual e a presença de necrose tecidual.
- **Perfuração intestinal:** o achado de ar livre na cavidade, associado à ascite e ao espessamento da parede abdominal, identifica a presença de perfuração intestinal.

Medidas terapêuticas da ECN
Medidas de suporte geral

- **Jejum para a descompressão intestinal:** a motilidade intestinal encontra-se alterada, portanto, a interrupção da alimentação enteral tem como objetivo diminuir a estase intestinal. O jejum deve ser iniciado no momento da suspeita clínica e mantido pelo menor tempo possível durante o tratamento, geralmente por 10 a 14 dias, dependendo da evolução e da gravidade da doença. A manutenção de sonda gástrica aberta permite, além da descompressão gástrica, o controle do conteúdo, da coloração e do volume do débito.
- **Nutrição parenteral total:** durante o repouso intestinal, é fundamental a nutrição parenteral até que a nutrição enteral seja restabelecida em volume e calorias necessárias para o RN.
- **Outras medidas:** reposição de fluidos, suportes cardiovascular e respiratório devem ser avaliados caso a caso, de acordo com a gravidade, assim como a necessidade de correção de índices hematológicos, com a infusão de hemoderivados.

Antibioticoterapia empírica

Deve ser iniciada a cobertura de amplo espectro tanto no caso de suspeita clínica como nos casos com diagnóstico já estabelecido. Mas a adoção de protocolos para uso do antibiótico é um passo fundamental para o controle da doença, pois o uso excessivo, desnecessário e prolongado está relacionado inclusive ao aumento da incidência.

A escolha do regime terapêutico precisa levar em consideração a cobertura dos patógenos de aparecimento mais tardio e, se houver suspeita de perfuração intestinal, os germes anaeróbios também devem estar cobertos, apesar de essa conduta ainda ser controversa na literatura. Há um estudo de coorte multicêntrico que não demostrou diferença quanto à morte ou à ocorrência de estenoses entre os grupos com e sem cobertura para anaeróbios;[27] mas entre os RN que necessitaram de intervenção cirúrgica, a mortalidade foi menor no

Capítulo 19 – Recém-nascido pré-termo, extremo baixo peso com enterocolite necrosante

grupo que recebeu cobertura para anaeróbios (OR = 0,71; 95%, CI = 0,52 a 0,95). O padrão de suscetibilidade do antibiograma local deve também ser considerado, portanto combinações empíricas podem variar entre serviços, por exemplo:
- Ampicilina ou vancomicina, gentamicina e metronidazol.
- Ampicilina ou vancomicina, gentamicina e clindamicina.
- Ampicilina ou vancomicina, cefotaxima ou ceftazidima e metronidazol.

Observações:
1. A vancomicina é uma opção em fases mais tardias e centros com prevalência de *S. aureus* (MRSA).
2. A amicacina é uma opção de acordo com padrões de resistência local.

A progressão do esquema terapêutico e a duração serão realizados de acordo com a progressão da doença, geralmente um período de 10 a 14 dias é adequado para a maioria dos casos, exceto aqueles com complicações como a formação de abcesso intra-abdominal, assim como é de fundamental importância a suspensão do esquema terapêutico nos casos de suspeita não confirmada da doença em 48 a 72 horas após o início.

Terapêutica cirúrgica

Encaminhar um RN prematuro gravemente doente para um procedimento cirúrgico e decidir em qual momento este deve ser realizado é uma decisão complexa, que envolve o balanço entre a necessidade de preservar o intestino viável, ressecar áreas necróticas e evitar que o conteúdo entérico proveniente de perfurações contamine a cavidade e o risco eminente de morte envolvido no ato e pós-operatório. É fundamental que esta avaliação aconteça em conjunto, envolvendo os neonatologistas que estão acompanhando a criança, os cirurgiões pediátricos e a família do paciente.

A intervenção cirúrgica está indicada quando há piora clínica com alto risco de necrose intestinal severa e irreversível, podendo culminar na morte ou em sequelas; entendendo-se como piora clínica a evolução do quadro sistêmico, abdominal e laboratorial (acidose grave e plaquetopenia principalmente) apesar da terapêutica geral e antimicrobiana já iniciada corretamente.

Tipos de procedimentos cirúrgicos na ECN

- **Laparotomia exploradora:** incisão da parede abdominal permitindo o acesso à cavidade abdominal, com o objetivo de diagnóstico e tratamento, áreas de perfuração e necrose podem ser identificadas, ressecadas conforme a extensão e a fase do processo. Um dos principais objetivos é evitar a ressecção extensa das alças e consequentemente a evolução para a síndrome do intestino curto e todas as suas dificuldades.
- **Drenagem peritoneal:** inserção de um dreno na cavidade peritoneal. No início, foi proposta como um tratamento paliativo enquanto se esperava a melhora clínica do paciente que permitisse uma abordagem cirúrgica mais ampla, atualmente é aceita como um tratamento definitivo. Há estudos que comparam a abordagem clássica com laparotomia ou com a drenagem peritoneal primária (DPP). Foi publicado, em 2011,[28] uma revisão sistemática com metanálise composta por apenas dois estudos que preenchiam os critérios de inclusão, em que não se encontrou diferença na mortalidade com 28 dias (RR = 0,99; 0,64 a 1,52), nem com 90 dias (RR = 1,05; 0,71 a 1,55) entre os grupos de RNMBP. Recentemente foi publicada uma coorte retrospectiva mostrando desfechos semelhantes de morte ou síndrome do intestino curto entre os dois grupos (OR = 0,89; 0,57 a 1,38).[29]

A comparação entre os procedimentos ainda necessita de mais estudos para confirmar a superioridade da abordagem primária, mas com certeza cada caso deve ser avaliado de forma individual na sua evolução e em dependência da experiência da equipe cirúrgica.

Considerações finais

Na prática clínica, é fundamental conhecer a doença, reconhecendo-se os fatores de risco e adotando-se medidas de prevenção para evitar a evolução para um quadro de ECN. Sabemos que um diagnóstico mais precoce permite o início do tratamento, evitando procedimentos desnecessários e obtendo uma menor mortalidade e menos sequelas.

Referências bibliográficas

1. Horbar JD, Edwards EM, Greenberg LT, Morrow KA, Soll RF, Buus-Frank ME et al. Variation in performance of neonatal intensive care units in the United States. JAMA Pediatr. 2017 Mar 6;171(3):e164396.
2. Guinsburg R, Almeida MF, Castro JS, Silveira RC, Caldas JP, Fiori HH et al. Death or survival with major morbidity in VLBW infants born at Brazilian neonatal research network centers. J Matern Fetal Neonatal Med. 2016 Mar;29(6):1005-9.
3. Battersby C, Santhalingam T, Costeloe K, Modi N. Incidence of neonatal necrotizing enterocolitis in high-income countries: a systematic review. Arch Dis Child Fetal Neonatal Ed. 2018;103(2):F182 [Epub 2018 Jan 9].
4. Roberts D, Brown J, Medley N, Dalziel SR. Antenatal corticosteroids for accelerating fetal lung maturation for women at risk of preterm birth. Cochrane Database Syst Rev. 2017 Mar 21;3(3):CD004454. Update in: Cochrane Database Syst Rev. 2020 Dec 25;12:CD004454.
5. Patel AL, Kim JH. Human milk and necrotizing enterocolitis. Semin Pediatr Surg. 2018 Feb;27(1):34-8.
6. Morgan J, Young L, McGuire W. Delayed introduction of progressive enteral feeds to prevent necrotizing enterocolitis in very low birth weight infants. Cochrane Database Syst Rev. 2014:CD001970.
7. Dorling J, Abbott J, Berrington J et al. Controlled trial of two incremental milk-feeding rates in preterm infants. N Engl J Med. 2019;381:1434.
8. Nasuf AWA, Ojha S, Dorling J. Oropharyngeal colostrum in preventing mortality and morbidity in preterm infants. Cochrane Database Syst Rev. 2018;9:CD011921.
9. Jasani B, Patole S. Standardized feeding regimen for reducing necrotizing enterocolitis in preterm infants: an updated systematic review. J Perinatol. 2017;37:827.
10. Terrin G, Passariello A, De Curtis M et al. Ranitidine is associated with infections, necrotizing enterocolitis and fatal outcome in newborns. Pediatrics. 2012;129:e40.
11. Rina P, Zeng Y, Ying J et al. Association of initial empirical antibiotic therapy with increased risk of necrotizing enterocolitis. Eur J Pediatr. 2020;179:1047.
12. Maheshwari A, Patel RM, Christensen RD. Anemia, red blood cell transfusions and necrotizing enterocolitis. Semin Pediatr Surg. 2018 Feb;27(1):47-51.
13. Jasani B, Rao S, Patole S. Withholding feeds and transfusion-associated necrotizing enterocolitis in preterm infants: a systematic review. Adv Nutr. 2017;8:764.
14. Bell MJ et al. Neonatal necrotizing enterocolitis: therapeutic decisions based upon clinical staging. Ann Surg. 1978;187:1-7.
15. Walsh MC, Kliegman RM. Necrotizing enterocolitis: treatment based on staging criteria. Pediatr Clin N Am. 1986;33:179-201.
16. Tiwari C, Sandlas G, Jayaswal S, Shah H. Spontaneous intestinal perforation in neonates. J Neonatal Surg. 2015 Apr 1;4(2):14.
17. Battersby C, Longford N, Costeloe K, Modi N; Group UKNCNES. Development of a gestational age-specific case definition for neonatal necrotizing enterocolitis. JAMA Pediatr. 2017;171:256-63.
18. Vermont Oxford Network. Manual of operations – Part II, release 23.2. 2019. Disponível em: https://vtoxford.zendesk.com/hc/en-us/articles/360013115393-2019-Manual-of-Operations-Part-2-Release-23-2-PDF-(2019).

19. Centers for Disease Control and Prevention. CDC/NHSN surveillance definitions for specific types of infections. 2019. Disponível em: https://www.cdc.gov/nhsn/PDFs/pscManual/17pscNosInfDef_current.pdf.
20. Gordon PV, Swanson JR, MacQueen BC, Christensen RD. A critical question for NEC researchers: can we create a consensus definition of NEC that facilitates research progress? Semin Perinatol. 2017;41:7-14.
21. Caplan MS et al. Necrotizing enterocolitis: using regulatory science and drug development to improve outcomes. J Pediatr. 2019;212:208-15.
22. Parker LA, Weaver M, Murgas Torrazza RJ et al. Effect of gastric residual evaluation on enteral intake in extremely preterm infants: a randomized clinical trial. JAMA Pediatr. 2019;173:534.
23. Yee WH, Soraisham AS, Shah VS, Aziz K, Yoon W, Lee SK. Incidence and timing of presentation of necrotizing enterocolitis in preterm infants. Pediatrics. 2012;129(2):e298.
24. Sharma R, Hudak ML, Tepas III JJ et al. Impact of gestational age on the clinical presentation and surgical outcome of necrotizing enterocolitis. J Perinatol. 2006;26:342.
25. Hällström M, Koivisto AM, Janas M, Tammela O. Laboratory parameters predictive of developing necrotizing enterocolitis in infants born before 33 weeks of gestation. J Pediatr Surg. 2006;41:792.
26. Cuna AC, Reddy N, Robinson AL, Chan SS. Bowel ultrasound for predicting surgical management of necrotizing enterocolitis: a systematic review and meta-analysis. Pediatr Radiol. 2018;48:658.
27. Autmizguine J, Hornik CP, Benjamin Jr DK et al. Anaerobic antimicrobial therapy after necrotizing enterocolitis in VLBW infants. Pediatrics. 2015;135:e117.
28. Rao SC, Basani L, Simmer K et al. Peritoneal drainage versus laparotomy as initial surgical treatment for perforated necrotizing enterocolitis or spontaneous intestinal perforation in preterm low birth weight infants. Cochrane Database Syst Rev. 2011:CD006182.
29. Yanowitz TD, Sullivan KM, Piazza AJ et al. Does the initial surgery for necrotizing enterocolitis matter? Comparative outcomes for laparotomy versus peritoneal drain as initial surgery for necrotizing enterocolitis in infants < 1,000 g birth weight. J Pediatr Surg. 2019;54:712.

Capítulo 20

Recém-nascido a termo com hérnia diafragmática

Bettina Barbosa Duque Figueira
Celso Moura Rebello

Introdução

A **hérnia diafragmática congênita** (HDC) é um defeito de nascimento raro e complexo, associado a alta mortalidade e risco de morbidades a longo prazo. A prevalência mundial descrita varia entre 2,4 e 4,1 por 10 mil nascimentos e 1 a cada 2,5 mil a 3 mil dos nascidos vivos, variando de acordo com a população.[1-5] No Brasil, a incidência calculada no período de 2015 a 2019 por meio do sistema de informações sobre nascidos vivos (SINASC) foi de 2,2 a cada 25 mil nascidos vivos.[6] Essa alteração acomete predominantemente o sexo masculino (1,5:1)[7] e apresenta grande impacto sanitário e econômico nos sobreviventes e nas suas famílias a longo prazo, bem como na sociedade como um todo, resultado da necessidade crônica de utilização de serviços de saúde com elevado custo pessoal, emocional e financeiro e queda da qualidade de vida.[8,9]

Neste capítulo, serão discutidos o diagnóstico intraútero, aspectos atuais dos preditores de evolução, intervenções possíveis antenatal, atendimento ao nascer e na unidade de tratamento intensivo neonatal (UTIN), indicação cirúrgica e consequências a longo prazo.

 Caso clínico

Gestante de 26 anos de idade tem identificada, no exame ultrassonográfico obstétrico, a presença de alças intestinais no interior do tórax do seu feto de 24 semanas.

Questão 1 – Qual o significado desse achado?
Resposta: O achado é compatível com o diagnóstico de hérnia diafragmática congênita, mas, em algumas situações, essa imagem pode também estar associada a uma fraqueza do diafragma, com consequente eventração de víscera abdominal para a cavidade torácica, sem que ocorra solução de continuidade no músculo. Esse achado é mais comum do lado direito e, ao contrário da hérnia, não se associa à hipoplasia pulmonar grave.[5]

Questão 2 – Quais exames devem ser solicitados visando complementar o achado?
Resposta: O detalhamento dos achados ultrassonográficos deve ser acompanhado de ressonância magnética, ecocardiografia fetal e estudo genético.[1-4] Uma vez diagnosticada a presença de HDC, deve-se programar consulta multidisciplinar incluindo especialistas em medicina maternofetal, cirurgião pediátrico, neonatologista e cardiologista pediátrico para que se estabeleça um plano de acompanhamento e manejo antenatal ao nascimento e no pós-natal.

Caso clínico (continuação)

Questão 3 – Qual é a possível evolução dessa alteração?
Resposta: Apesar do desenvolvimento e melhora substancial dos cuidados pré e pós-natais, as taxas de mortalidade dos pacientes com HDC variam de 30% a 50% e a maior parte dos óbitos ocorrem no primeiro ano de vida.[1-3] A herniação dos órgãos abdominais para dentro da cavidade torácica durante o desenvolvimento fetal resulta em graus variáveis de hipoplasia pulmonar e deformidade cardíaca e consequentes hipertensão pulmonar persistente, insuficiência respiratória hipoxêmica e disfunção cardíaca.[1-3] Nos sobreviventes, são descritas sequelas pulmonares, gastrointestinais, nutricionais e do desenvolvimento.

Desenvolvimento embrionário da hérnia diafragmática congênita

O diafragma inicia o seu desenvolvimento com aproximadamente 4 semanas de gestação e está totalmente formado com 12 semanas.[5] As bases embriológicas para a HDC permanecem controversas, mas a teoria mais aceita é a de que o defeito decorreria de falha na fusão das diferentes partes que dão origem ao diafragma, resultando em um canal pleuroperitoneal patente que permitiria o intestino entrar na cavidade torácica por ocasião do seu retorno do celoma extraembrionário umbilical.[5] Outra teoria advoga que a hipoplasia pulmonar seria o distúrbio primário que desencadearia o defeito no desenvolvimento do diafragma[1,5] (Figura 20.1). Independentemente da origem, uma vez ocorrido, o defeito permite a herniação de vísceras abdominais para a cavidade torácica, interferindo no desenvolvimento pulmonar normal, seja por compressão mecânica, seja por impedir ou dificultar os movimentos respiratórios fetais, resultando na inibição da maturação pulmonar induzida pela distensão do órgão em desenvolvimento:

- **Base fisiopatológica:** uma combinação de imaturidade e hipoplasia pulmonar parece ser o distúrbio básico que resulta na hipertensão pulmonar persistente (HPPN), alteração que caracteriza e define a gravidade dos pacientes com HDC. Isso pode ser agravado por hipoplasia ventricular esquerda e hipertrofia ventricular direita, resultando em disfunção biventricular[5] (Figura 20.2).
- **Localização:** a localização mais comum do defeito diafragmático que resulta na herniação é a posterolateral (70% a 75%) – hérnia de Bochdalek – sendo 85% à esquerda, 13% à direita e apenas 2% bilateral. A localização anterior – hérnia de Morgagni – ocorre em 23% a 28% dos casos e a central em 2% a 7% deles.[5,7]
- **Marcadores de gravidade:** o prognóstico do feto com HDC é determinado por uma combinação de fatores que inclui idade gestacional, grau de hipoplasia pulmonar e a presença de anomalias associadas[1,3,8] (Tabela 20.1).

Um defeito diafragmático grande resulta em maior herniação de vísceras e compressão pulmonar com consequente hipoplasia pulmonar ocasionando a hipertensão pulmonar de maior gravidade. O tamanho do defeito diafragmático está associado ao prognóstico pós-natal dos pacientes acometidos por HDC e, de acordo com a sua extensão, os defeitos diafragmáticos são classificados por meio de letras de A a D, sendo A pequeno e D agenesia[3,8] (Figura 20.3). Os pacientes portadores de defeito de tamanho A e sem anomalias cardíacas associadas têm uma sobrevida esperada de 99%, enquanto aqueles com defeito D e presença de anomalias cardíacas maiores têm uma sobrevida esperada de 39%.[3,8] A identificação antenatal da presença de fígado no tórax (*liver up*) implica grande defeito diafragmático e, portanto, maior gravidade.[1,3] O volume de fígado herniado, identificado por ressonância magnética, está associado à maior necessidade de oxigenação por membrana extracorpórea (ECMO).[1,3]

A medida do volume pulmonar é um importante marcador de gravidade na HDC e comumente é realizada por meio da relação ultrassonográfica da área do pulmão contralateral sobre a circunferência cerebral do feto (LHR – *lung to head ratio*). Esse cálculo é realizado por ultrassom fetal, preferencialmente realizado entre 22 e 26 semanas de gestação,[1,4] dividindo-se a área pulmonar (mm^2) pela circunferência cefálica (mm). Valores superiores a 1,35 estão associados a 100% de sobrevivência, inferiores a 0,6 não apresentam prognóstico de sobrevivência e entre 0,6 e 1,35 estão associados a 61% de sobrevivência.[1,2,7]

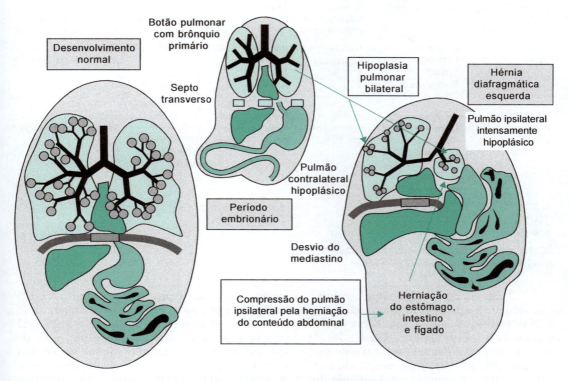

Figura 20.1. Hérnia diafragmática congênita. Desenvolvimento embrionário.
Fonte: Traduzida e adaptada de Chadrasekharan PK, Rawat M, Madppa R, Rothstein DH, lakshminrusimfa S, 2017.

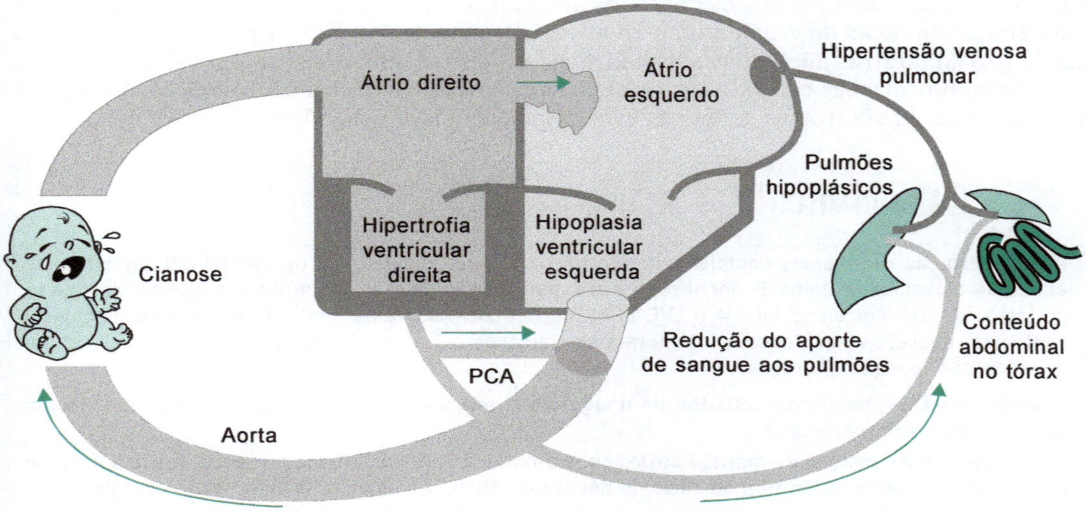

Figura 20.2. Hérnia diafragmática congênita. Fisiopatologia.
Fonte: Traduzida e adaptada de Chadrasekharan PK, Rawat M, Madppa R, Rothstein DH, lakshminrusimfa S, 2017.

Tabela 20.1 – Principais preditores fetais para desfecho na HDC e suas correlações.

Relação pulmão/cabeça (LHR)	LHR observado/ LHR esperado	Volume pulmonar observado/ esperado	Posição do fígado	Tamanho do defeito diafragmático	Outras anomalias associadas (especialmente cardíacas)
< 0,6 Sem prognóstico	< 15% + herniação de fígado Sem prognóstico	< 25% Sobrevida < 15%	Herniado para o tórax (*liver up*) Necessidade de ECMO 80%	A – Sem anomalias 99% de sobrevida	Sim Maior mortalidade
0,6 a 1,35 61% de sobrevida	< 25% Com herniação de fígado – sobrevida 10% Sem herniação de fígado – sobrevida 25%	> 35% Sobrevida até 80%	Não herniado Necessidade de ECMO 25%	D – Com anomalias associadas 39% de sobrevida	Não Menor mortalidade
> 1,35 100% de sobrevida	> 46% Sobrevida > 85%	–	–	–	–

ECMO: oxigenação por membrana extracorpórea.
Fonte: Desenvolvida pela autoria do capítulo.

O cálculo da relação entre o volume pulmonar observado/volume esperado (O/E LHR) tem sido preferido ao LHR como indicador de prognóstico pós-natal e, nesse caso, uma relação < 25% está associada a uma sobrevida inferior a 30%, ao passo que a relação > 46% está associada à sobrevida superior a 85%.[1,4,7] O volume pulmonar total calculado por meio de ressonância magnética tem mostrado maior acurácia e a relação entre o volume observado sobre o esperado (O/E) tem mostrado o melhor valor preditivo de mortalidade. Nos fetos cujo O/E de volume pulmonar total é menor que 25%, a sobrevida é < 15%, ao passo que, naqueles com O/E de volume pulmonar total maior que 35%, a taxa de sobrevida pode chegar a 80%.[1,4,7] A presença de anomalias cardíacas está associada a pior prognóstico em pacientes com HDC.[3] Anomalias cromossômicas estão presentes em 7,2% dos casos de HDC e síndromes genéticas em 25% dos nascimentos únicos.[1] Entre as anomalias cromossômicas, as mais comuns são as trissomias, sendo as do cromossomo 18 as mais frequentes (4,2%), seguidas do 13 (1,1%) e do 21 (0,9%).[1] Outras anomalias não sindrômicas ocorrem em 42% das gestações com HDC e incluem malformações cardíacas, urinárias, musculoesqueléticas e neurológicas. A presença de anomalias ou síndromes genéticas está associada a pior prognóstico.[1]

 Caso clínico (*continuação*)

Após realização de exames complementares, foi confirmada a presença de defeito diafragmático de extensão classificada como B, localizado em região posterolateral esquerda e ausência de fígado no tórax. O LHR calculado foi 1,4 e O/E LHR 50. O ecocardiograma fetal não evidenciou hipoplasia ventricular esquerda significativa e não foram identificadas outras malformações associadas. O estudo genético não mostrou alterações.

Questão 4 – Com base nos achados de imagem e avaliação genética, qual seria a melhor forma de conduzir essa gestação?

Comentário: Com relação ao **manejo cirúrgico pré-natal**, a HDC foi um dos primeiros defeitos a serem considerados para correção fetal no início da década de 1990.[7] Atualmente, a intervenção cirúrgica antenatal, quando indicada, é realizada por meio de técnica denominada "oclusão traqueal fetoscópica" (*fetoscopic tracheal occlusion* – FETO) e consiste na oclusão traqueal por meio da colocação de um balão na traqueia do feto, promovendo obstrução das vias aéreas superiores e, assim, impedindo a saída de fluido

Caso clínico (continuação)

pulmonar.[7,10] É uma tentativa de promover distensão alveolar, crescimento e aceleração da maturidade do pulmão afetado.[7] O procedimento deve ser considerado para fetos de alto percentual de mortalidade e má evolução pós-natal e realizado com idade gestacional entre 26 e 29 semanas. É um procedimento associado a maior taxa de ruptura prematura de membranas e redução na idade gestacional ao nascimento.[7,8] Os resultados dos exames complementares realizados no feto em questão sugerem evolução provavelmente favorável em relação à sobrevida (LHR > 1,35; O/E LHR > 46) e gravidade das intercorrências neonatais (ausência de fígado no tórax, defeito diafragmático moderado, ausência de hipoplasia ventricular significativa e de alterações genéticas associadas). **Dessa forma, a indicação de intervenção cirúrgica antenatal poderia agregar mais riscos do que benefícios nesse caso.**

A idade gestacional ideal para o parto é controversa. No entanto, o nascimento prematuro traz consigo todas as complicações e adversidades da prematuridade em si agregando maior morbidade. **Dessa forma, estudos sugerem ser mais prudente programar o nascimento para 39 semanas ou mais de idade gestacional. Nos casos em que se preveja o nascimento anterior a 34 semanas, o uso de corticosteroide antenatal deve ser indicado.**[1,3,4,11]

Com relação ao melhor local de nascimento, a hérnia diafragmática congênita é uma situação de baixa ocorrência, mas de alta mortalidade e a experiência da equipe na condução do caso é de primordial importância na sua evolução. Pacientes com HDC devem nascer em centros com experiência em cuidados intensivos, presença de UTI neonatal (UTIN), cirurgia pediátrica, ecocardiografia, cardiologista pediátrico e, preferencialmente, acesso à ECMO. O serviço deve ainda contar com protocolos de atendimento para esses casos.[1,4]

Finalmente, o tipo de parto (vaginal ou cesárea) não parece influenciar o prognóstico do recém-nascido e, portanto, **ele deve ser determinado por indicação das condições materna**.[1,3,4]

A gestação progrediu com acompanhamento rigoroso, até 39 semanas de gestação, quando a mãe, espontaneamente, entrou em trabalho de parto. Foi encaminhada a um serviço de referência, com experiência em HDC.

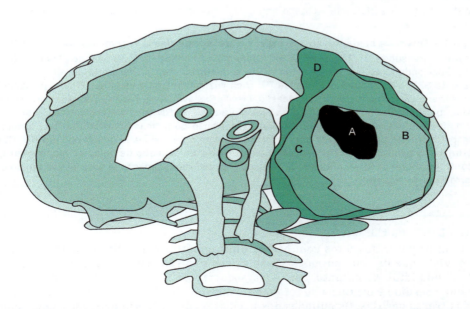

Figura 20.3. Hérnia diafragmática congênita. Classificação de acordo com o tamanho do defeito: A = pequeno, B e C = moderado e grande, D = agenesia.
Fonte: Traduzida e adaptada de Chadrasekharan PK, Rawat M, Madppa R, Rothstein DH, lakshminrusimfa S, 2017.

Caso clínico (continuação)

Questão 5 – Qual o protocolo recomendado para assistência dessa criança ao nascer?
Resposta: Até o momento, não existe consenso quanto à rotina de atendimento na sala de parto para esses recém-nascidos portadores de HDC e em nosso meio, o protocolo de atendimento na sala de parto deve seguir as orientações do Programa de Reanimação Neonatal da Sociedade Brasileira de Pediatria (SBP),[12] ressaltando-se alguns aspectos específicos para esses recém-nascidos[3-5,9] (Figura 20.4): ao nascimento, o clampeamento do cordão deve ser imediato, procedido de intubação traqueal, sem utilização de ventilação com balão e máscara e a confirmação da intubação deve ser realizada por meio de detector de CO_2 expirado. Todas as manobras de reanimação devem ser realizadas com atenção à manutenção da temperatura, sob fonte de calor radiante, e a ventilação deve, preferencialmente, ser realizada com ventilador com tubo em T, com controle de pressões inspiratórias e expiratórias. Um oxímetro de pulso deve ser colocado em posição pré-ductal (mão direita) durante as manobras de ressuscitação, mantendo os níveis de saturação indicados para o tempo de vida e a monitorização da frequência cardíaca deve ser realizada por meio de monitor cardíaco, utilizando-se três sensores posicionados um em cada braço (próximo ao ombro) e o terceiro na face anterior de uma das coxas.[12] Uma sonda gástrica deve ser inserida (oro ou naso) com aspiração intermitente ou contínua para promover alívio da distensão gasosa nos órgãos digestivos, que, em parte, estarão em localização torácica.[1,3,4] A veia e, preferencialmente, também a artéria umbilical devem ser cateterizadas para acesso vascular, infusão de líquidos e de medicamentos e coleta de gasometrias. Posteriormente, na UTIN, se possível, deve-se obter acesso à artéria radial para realização dos controles subsequentes. Iniciar a reanimação com concentrações de oxigênio inferior a 100%, reduzindo-as paulatinamente à medida que a saturação pré-ductal ultrapasse 95%. Utilizar estratégia de ventilação protetora com pressão inspiratória < 25 cmH_2O; PEEP = 2 a 3 cmH_2O; volume-corrente de 3 a 4 mL/kg e FR = 40 a 60 resp/min.[4] No caso de hipotensão e/ou perfusão periférica deficientes, deve ser, inicialmente, administrada expansão volumétrica com soro fisiológico 10 mL/kg que pode ser repetida mais uma vez. Caso persista a hipotensão, administrar droga inotrópica ou vasopressora.[4,12,13] O uso de droga bloqueadora neuromuscular deve ser prescrito na sala de parto.[1-4]

Questão 6 – A utilização de surfactante exógeno está indicada?
Resposta: O uso de surfactante exógeno não está indicado rotineiramente para esse recém-nascido de termo.

Questão 7 – Quais os cuidados ao se realizar o transporte desse recém-nascido à UTIN?
Resposta: O transporte à UTIN deve se dar conforme as normas do Programa de Reanimação Neonatal da Sociedade Brasileira de Pediatria (SBP) e diretrizes para o transporte do recém-nascido de alto risco da SBP e do Ministério da Saúde.[13,14] Uma vez confirmada a vaga na UTIN, o paciente deve ser estabilizado clinicamente, garantido acesso vascular estável, oxigenação adequada com ventilação protetora, manutenção da temperatura e da pressão arterial. O RN deve ser transportado em decúbito lateral do mesmo lado da hérnia, para facilitar a ventilação do pulmão contralateral,[14] em incubadora de transporte previamente aquecida em conformidade com o peso e idade gestacional do RN. Durante todo o trajeto, o paciente deve permanecer monitorizado com oxímetro de pulso ou monitor multiparamétrico. O transporte deve ser efetuado por equipe especializada, capacitada para intervir em possíveis intercorrências no traslado.

Transição para vida extrauterina

A maior parte dos fetos com hérnia diafragmática congênita isolada sobrevive até o termo, visto que os seus pulmões hipoplásicos não são requisitados para troca gasosa durante a vida fetal. No entanto, com o clampeamento do cordão umbilical ao nascimento, esse apoio é perdido e ele torna-se totalmente dependente dos próprios pulmões para realização das trocas gasosas. Os pulmões dos pacientes com HDC são pequenos, com superfície para trocas gasosas e desenvolvimento vascular pulmonar reduzidos, resultando em dinâmica respiratória deficiente e hipertensão pulmonar que se manifesta precocemente ao nascer.[7] Os protocolos atuais recomendam que as crianças com HDC sejam imediatamente intubadas ao nascimento para evitar distensão gasosa de vísceras digestivas presentes no tórax.[2,3,11,15] Na prática, intubação imediata geralmente significa clampeamento imediato do cordão ao nascimento e remoção do recém-nascido para uma mesa de ressuscitação para fornecimento de suporte respiratório.[2-4,15] A espera para que a ventilação pulmonar ocorra antes do clampeamento do cordão umbilical, desencadeando redução da pressão pulmonar e aumento do fluxo sanguíneo pulmonar, tem sido denominada "**clampeamento fisiológico**" e seria capaz de influenciar positivamente a adaptação dos fetos com HDC,[3-5] resultando em encurtamento do período de débito cardíaco reduzido e menor flutuação nas pressões sistêmica e pulmonar, frequentes na adaptação neonatal desses recém-nascidos.[2,5,8] A forma de permitir essa aeração tem sido descrita tanto por meio da intubação eletiva, realizada antes do clampeamento do cordão, como permitindo a respiração espontânea durante a transição, naqueles fetos com graus mais leves de acometimento da doença.[2,5,7,16] A pacientes com maior probabilidade de boa evolução, com base na avaliação antenatal (ausência de fígado no tórax, defeito pequeno ou moderado localizado à esquerda, relação O/E LHR > 50%), poderia ser permitido respirarem espontaneamente ao nascimento, antes do clampeamento e da intubação traqueal.[4]

O **uso rotineiro de surfactante exógeno** tem sido questionado em pacientes com HDC. Apesar de estudos pré-clínicos apontarem para a presença de imaturidade e de deficiência de surfactante em pulmões de animais com HDC, estudos em humanos não evidenciaram nenhuma vantagem na sua utilização e o seu uso não tem sido recomendado de forma rotineira.[1,4,7,8]

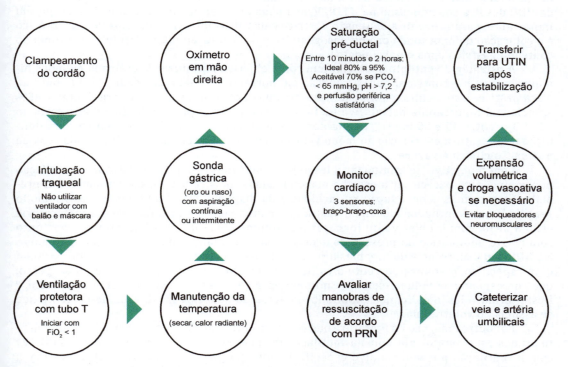

Figura 20.4. Fluxograma do atendimento em sala de parto do recém-nascido com hérnia diafragmática congênita.
UTIN: Unidade de Terapia Intensiva Neonatal; PRN: Programa de Reanimação Neonatal da Sociedade Brasileira de Pediatria.
Fonte: Desenvolvida pela autoria do capítulo.

Assistência ventilatória inicial na UTI neonatal

 Caso clínico (continuação)

Após a reanimação e o transporte para a UTIN, o recém-nascido encontra-se intubado.
Questão 8 – Qual é a estratégia ventilatória inicial mais adequada para este paciente?
Resposta: A estratégia ventilatória inicial deve focar na ventilação protetora visando a estabilização respiratória do paciente enquanto se aguarda condições ideais para a correção cirúrgica.

Estratégia ventilatória inicial

O objetivo da intubação e da ventilação mecânica na hérnia diafragmática é evitar a distensão gástrica e a compressão dos pulmões. Embora os fatores prognósticos pré-natais (LHR – *lung to head ratio* e o volume pulmonar observado sobre o esperado – O/E) possam dar uma ideia sobre a gravidade da apresentação clínica (em outras palavras, o grau de hipoplasia pulmonar associado), eles não apresentam elevada acurácia. A intensidade da insuficiência respiratória é acessada após o nascimento e a estabilização inicial, com auxílio da monitorização da oximetria de pulso e dos exames acessórios (radiografia de tórax e gasometria). A tomografia por impedância elétrica permite monitorar a aeração pulmonar em tempo real de forma não invasiva e isenta de radiação, sendo uma ferramenta útil no acompanhamento da HDC desde a sua admissão na UTIN. Vale a pena lembrar que um cuidado simples, porém importante, para prevenir a distensão gástrica e das alças intestinal no espaço intratorácico é a colocação de uma sonda oro ou nasogástrica para aspiração intermitente ou contínua do conteúdo gástrico após o nascimento.

A estratégia ventilatória inicial tem como objetivo minimizar a lesão aos pulmões hipoplásicos, o que contribui para a redução da mortalidade e da morbidade.[17,18] Do ponto de vista prático, isso significa a manutenção de uma saturação de oxigênio pré-ductal > 85% associada à hipercapnia permissiva (definida como pressão parcial de dióxido de carbono – $PaCO_2$ – entre 45 e 55 mmHg, assumindo-se um pH arterial > 7,25). Não há uma clara definição da literatura em relação ao modo ventilatório inicial a ser usado na HDC, uma vez que a situação clínica é variável.

Com o objetivo de minimizar a lesão pulmonar induzida pelo ventilador, a ventilação por volume-alvo parece ser a escolha mais adequada, pois reduz a lesão pulmonar em prematuros extremos com redução na incidência da displasia broncopulmonar.[19] Neste modo ventilatório, o ventilador mecânico ajusta automaticamente o pico de pressão inspiratória ciclo a ciclo, com o objetivo de fornecer um volume-corrente pré-determinado, portanto com ajuste automático da pressão de acordo com as mudanças de complacência pulmonar. Na HDC, em decorrência da hipoplasia pulmonar que ocorre em grau desconhecido para um caso específico, o volume-corrente-alvo deve ser ajustado para 4 mL/kg de peso corpóreo, que corresponde ao volume-corrente mínimo para se superar o espaço morto anatômico.[20] Desta forma, a lesão pulmonar é minimizada evitando-se o excesso de volume-corrente que se associa ao volutrauma.[21]

Por outro lado, não há literatura que compare outros modos ventilatórios frequentemente usados em neonatologia, como a ventilação mandatória intermitente sincronizada (SIMV) com a ventilação por volume-alvo especificamente em pacientes com HDC. Desta forma, a vantagem da ventilação com volume-alvo nesta situação clínica é teórica, ainda necessitando de confirmação direta na literatura.

De modo geral, inicia-se a ventilação mecânica convencional no paciente intubado por HDC com uma frequência respiratória de 30 a 40 respirações por minuto, volume-corrente-alvo de 4 mL/kg ou um pico de pressão inspiratória (PIP) de 15 a 20 cmH_2O (quando não se usa ventilação com volume-alvo), uma pressão expiratória final positiva (PEEP) em níveis fisiológicos (5 cmH$_2$O) se não houver outro tipo de comprometimento parenquimatoso pulmonar além da HDC. A hiperventilação com a consequente hipocapnia e alcalose respiratória deve ser evitada pela associação não apenas com maior lesão pulmonar, mas também com menor fluxo cerebral.[22] Por outro lado, a hipercapnia permissiva tem sido usada em recém-nascidos com HDC, com relatos de aumento da sobrevida em comparação com hiperventilação e alcalização.[23,24]

Ventilação de alta frequência

A ventilação de alta frequência (VAF) não é utilizada de rotina como estratégia ventilatória inicial, sendo uma boa opção para os recém-nascidos que não respondem adequadamente à ventilação mecânica convencional, evoluindo com hipoxemia e hipercapnia (PaCO$_2$ ≥ 65 mmHg), havendo relatos na literatura de melhora da ventilação com redução da PaCO$_2$ e aumento da sobrevida em crianças com diagnóstico de HDC.[25] Todavia, a VAF utilizada como estratégia ventilatória inicial em recém-nascidos com diagnóstico de HDC não se mostrou superior à ventilação mecânica convencional em relação ao resultado combinado de mortalidade ou displasia broncopulmonar.[26] Ao contrário, nos pacientes inicialmente ventilados de forma convencional, foram observados menor tempo de ventilação mecânica, diminuição da indicação de oxigenação por ECMO, menor necessidade de uso de vasodilatadores pulmonares e menor duração de drogas vasoativas.

Óxido nítrico inalatório

O óxido nítrico inalatório (NOi) é um vasodilatador local que tem o potencial de melhorar a relação ventilação-perfusão mediante uma ação vasodilatadora sem repercussão sistêmica.[27] A hipertensão pulmonar é uma complicação frequente da HDC secundária à hipoplasia pulmonar e mais de 50% dos recém-nascidos necessitarão de tratamento com NOi.[28]

A recomendação conjunta da American Heart Association e da American Toracic Society indica que o NOi pode ser usado para melhorar a oxigenação nos recém-nascidos com diagnóstico de HDC com hipertensão pulmonar grave, no entanto seu uso deve ser cauteloso na vigência de disfunção ventricular esquerda.[29] Contudo, existem evidências de que o NOi pode não melhorar a sobrevida ou reduzir a necessidade de ECMO entre recém-nascidos com HDC e hipertensão pulmonar grave.[30,31]

Caso clínico (continuação)

A primeira gasometria na UTIN mostrou pH = 7,385; PaCO$_2$ = 58 mmHg; PaO$_2$ = 68 mmHg; BE = -4,5; HCO$_3$ = 22 mEq/dL; sendo colhida em SIMV com FiO$_2$ = 0,4; FR = 40 resp/min; PIP = 18 cmH$_2$O; PEEP = 5 cmH$_2$O; Ti = 0,5 seg. O raio X de tórax inicial é mostrado na Figura 20.5.

Questão 9 – Levando-se em conta a gasometria e a radiografia de tórax, quando seria o melhor momento para a correção cirúrgica na HDC?

Resposta: Com melhor compreensão da fisiopatologia da HDC, a decisão do melhor momento para a intervenção cirúrgica mudou do tratamento precoce para a abordagem depois da estabilização do recém-nascido, que pode ocorrer após 24 a 48 horas ou em períodos mais longos, até 1 semana de vida.[32] De modo geral, a cirurgia é retardada em recém-nascidos com formas mais graves de hipoplasia pulmonar e hipertensão pulmonar que requerem cuidados adicionais, que, em situações de maior gravidade, podem incluir ECMO.[33] As taxas de sobrevivência em recém-nascidos com HDC usando esta abordagem de estabilização pré-operatória variam de 79% a 92%.[32,34] Em uma revisão dos dados de HDC utilizando-se uma abordagem ventilatória protetora e cirurgia após estabilização, a nossa taxa de sobrevida foi de 75% em uma casuística pequena de oito recém-nascidos.[35] Desta forma, na situação clínica apresentada anteriormente, o ideal seria aguardar 24 a 48 horas para confirmação da estabilidade clínica mostrada na gasometria antes de indicar a cirurgia corretiva.

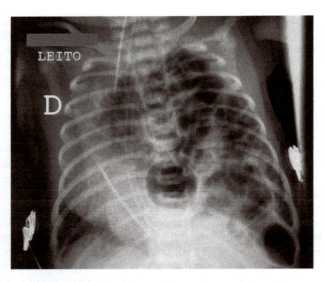

Figura 20.5. Raio X de tórax após a admissão na UTI neonatal.
Fonte: Acervo da autoria do capítulo.

Referências bibliográficas

1. Weems MF, Jancelewicz T, Sandhu HS. Congenital diaphragmatic hernia: maximizing survival. NeoReviews. 2016;17;e705. doi: 10.1542/neo.17-12-e705.
2. Horn-Oudshoorn EJJ, Knol R, Te Pas AB et al. Perinatal stabilization on infant born with congenital diaphragmatic hernia: a review of current concepts. Arch Dis Child Fetal Neonatal Ed. 2020;105:F449-54.
3. Lakshminrusimha S, Vali P. Congenital diaphragmatic hernia – 25 years of shared knowledge: what about survival? J Pediatr (Rio de Janeiro). 2020;96:527-32.
4. Snoek KG, Reiss IKM, Greenough A, Calpolupo I, Urlesberger B, Wessel L et al.; CDH EURO Consortium. Standardized postnatal management of infants with congenital diaphragmatic hernia in Europe: the CDH EURO Consortium Consensus – 2015 Update. Neonatology. 2016;110:66-74. doi: 10.1159/000444210.
5. Chadrasekharan PK, Rawat M, Madppa R, Rothstein DH, lakshminrusimfa S. Congenital diafragmatic hernia: a review. Maternal Health Neonatology and Perinatology. 2017;3:6. doi: 10.1186/s40748-017-0045-1.
6. Ministério da Saúde. DATASUS – SINASC – Sistema de Informação de Nascidos Vivos [homepage na internet]. Disponível em: http://sinasc.saude.gov.br/default.asp. Acesso em: 9 mar. 2021.
7. Galindo RM, Gonçalves FL, Figueira RL, Sbragia L. Manejo pré-natal da hérnia diafragmática congênita: presente, passado e futuro. Ver Bras Ginecol Obstet. 2015;37(3):140-7.
8. Ferri WAG. Hernia diafragmática congênita: conduta atual. In: Procianoy RS, Leone CR; Sociedade Brasileira de Pediatria (ed.). Artmed Panamericana; 2018. p. 109-38. (Sistema de Educação Continuada a Distância, v. 4).
9. The Canadian Congenital Diaphragmatic Hernia Collaborative. Diagnosis and management of congenital diaphragmatic hernia: a clinical practice guideline. CMAJ. 2018 Jan 29;190:E103-12. doi: 10.1503/cmaj.170206.
10. Carmo RI, Peixoto-Filho FM, Bueno A, Fonseca M, Junior SC. Prognostic factors of death in children during the first year of life due to congenital diaphragmatic hernia: analysis of a hospital cohort from 2005 to 2015. J Pediatr (Rio de Janeiro). 2020;96:569-75.
11. Harting TM, Lally KP. The Congenital Diaphragmatic Hernia Study Group registry update. Seminars in Fetal and Neonatal Medicine. 2014 Dec;19(6):370-5.

12. Almeida MFB, Guinsburg R (coord.). Sociedade Brasileira de Pediatria – Programa de Reanimação Neonatal. Rio de Janeiro: Sociedade Brasileira de Pediatria; 2016. 237 p.
13. Sociedade Brasileira de Pediatria. Transporte do recém-nascido de alto risco: diretrizes. 2. ed. Rio de Janeiro: Sociedade Brasileira de Pediatria; 2017. 46 p.
14. Ministério da Saúde, Secretaria de Atenção à Saúde, Departamento de Ações Programáticas e Estratégicas. Manual de orientações sobre o transporte neonatal. Brasília: Ministério da Saúde; 2010. 40 p.
15. Kashyap AJ, Hodges RJ, Thio M, Rodgers KA, Amberg BJ, McGillick EV et al. Physiologically based cord clamping improves cardiopulmonar hemodynamics in lambs with a diaphragmatic hernia. Arch Dis Child Fetal Neonatal Ed. 2020;105:18-25.
16. Hooper SB, Binder-Heschl C, Polglase GR, Gill AW, Kluckow M, Wallace EM et al. The timing of umbilical cord clamping at birth: physiological considerations. Maternal Health, Neonatology and Perinatology. 2016;2:4. doi: 10.1186/s40748-016-0032-y.
17. Puligandla PS, Grabowski J, Austin M et al. Management of congenital diaphragmatic hernia: a systematic review from the APSA outcomes and evidence based practice committee. J Pediatr Surg. 2015;50:1958.
18. Wilson JM, Lund DP, Lillehei CW, Vacanti JP. Congenital diaphragmatic hernia – A tale of two cities: the Boston experience. J Pediatr Surg. 1997;32:401.
19. Klingenberg C, Wheeler KI, McCallion N, Morley CJ, Davis PG. Volume-targeted versus pressure-limited ventilation in neonates. Cochrane Database Syst Rev. 2017;17:CD003666.
20. Keszler M. Volume-targeted ventilation: one size does not fit all. Evidence-based recommendations for successful use. Arch Dis Child Fetal Neonatal Ed. 2019 Jan; 104(1):F108-12.
21. Keszler M. Mechanical ventilation strategies. Semin Fetal Neonatal Med. 2017 Aug;22(4):267-74.
22. Barton SK, Tolcos M, Miller SL, Roehr CC, Schmölzer GM, Davis PG et al. Unraveling the links between the initiation of ventilation and brain injury in preterm infants. Front Pediatr. 2015 Nov 10;3:97.
23. Chiu PP, Sauer C, Mihailovic A, Adatia I, Bohn D, Coates AL et al. The price of success in the management of congenital diaphragmatic hernia: is improved survival accompanied by an increase in long-term morbidity? J Pediatr Surg. 2006 May;41(5):888-92.
24. Boloker J, Bateman DA, Wung JT, Stolar CJ. Congenital diaphragmatic hernia in 120 infants treated consecutively with permissive hypercapnea/spontaneous respiration/elective repair. J Pediatr Surg. 2002 Mar;37(3):357-66.
25. Datin-Dorriere V, Walter-Nicolet E, Rousseau V, Taupin P, Benachi A, Parat S et al. Experience in the management of eighty-two newborns with congenital diaphragmatic hernia treated with high-frequency oscillatory ventilation and delayed surgery without the use of extracorporeal membrane oxygenation. J Intensive Care Med. 2008 Mar-Apr;23(2):128-35.
26. Snoek KG, Capolupo I, Rosmalen J et al. Conventional mechanical ventilation versus high-frequency oscillatory ventilation for congenital diaphragmatic hernia: a randomized clinical trial (the VICI-trial). Ann Surg. 2016;263:867.
27. Ichinose F, Roberts Jr JD, Zapol WM. Inhaled nitric oxide – A selective pulmonary vasodilator: current uses and therapeutic potential. Circulation. 2004;109:3106-11.
28. Putnam LR, Tsao K, Morini F, Lally PA, Miller CC, Lally KP et al; Congenital Diaphragmatic Hernia Study Group. Evaluation of variability in inhaled nitric oxide use and pulmonary hypertension in patients with congenital diaphragmatic hernia. JAMA Pediatr. 2016;170:1188-94.
29. Abman SH, Ivy DD, Archer SL, Wilson K; AHA/ATS Joint Guidelines for Pediatric Pulmonary Hypertension Committee. Executive summary of the American Heart Association and American Thoracic Society joint guidelines for pediatric pulmonary hypertension. Am J Respir Crit Care Med. 2016 Oct 1;194(7):898-906.
30. Neonatal Inhaled Nitric Oxide Study Group (NINOS). Inhaled nitric oxide and hypoxic respiratory failure in infants with congenital diaphragmatic hernia. Pediatrics. 1997;99:838-45.
31. Clark RH, Kueser TJ, Walker MW et al.; Clinical Inhaled Nitricoxide Research Group. Low-dose nitric oxide therapy for persistent pulmonary hypertension of the newborn. N Engl J Med. 2000;342:469-74.

32. Logan JW, Rice HE, Goldberg RN, Cotten CM. Congenital diaphragmatic hernia: a systematic review and summary of best-evidence practice strategies. J Perinatol. 2007 Sep;27(9):535-49.
33. Deeney S, Howley LW, Hodges M, Liechty KW, Marwan AI, Gien J et al. Impact of objective echocardiographic criteria for timing of congenital diaphragmatic hernia repair. J Pediatr. 2018;192:99-104.e4.
34. Downard CD, Jaksic T, Garza JJ, Dzakovic A, Nemes L, Jennings RW et al. Analysis of an improved survival rate for congenital diaphragmatic hernia. J Pediatr Surg. 2003 May;38(5):729-32.
35. Rossi FS, Warth NA, Deutsch AD, Troster EJ, Rebello CM. Gentle ventilatory approach for the treatment of congenital diaphragmatic hernia. Rev Paul Pediatr. 2008;26:378-82.

Índice remissivo

Obs.: números em *itálico* indicam figuras; números em **negrito** indicam quadros e tabelas.

A

Abordagem nutricional
  durante hospitalização, 75
  após atingir a alimentação plena, 75
Aditivação
  ajustável, 80
  com um valor alvo, 81
  de leite materno individualizada, 81
Aditivação-padrão ao leite materno da própria mãe
    ou LMB, 80
Aditivo(s)
  de leite materno
      é necessário para o RNPT?, 79
      estratégias para uso, 80
  multinutrientes derivados do leite
      de vaca, 79
      materno, 79
Adrenalina, uso de, 27
ALARA (as low as reasonably achievable), 199
Alcalose induzida por hiperventilação, 91
Alterações hemodinâmicas em recém-nascidos,
    fatores de risco e mecanismo das, **145**
Aminoácido(s)
  essenciais, não essenciais e semiessenciais para o
      RN, **55**
  soluções disponíveis para uso na nutrição
      parenteral, **56, 57**
Anfotericina, formulações lipídicas de, 136
Anfotericina-B, 136
Antibioticoterapia empírica, 232
Apneia secundária, 21
Asfixia perinatal, 87
  grave, 27
  recém-nascido com, 15
Avaliação baseada na condição clínica, 117

B

Balanço hídrico, itens a serem considerados no, **53**
Benzodiazepínicos, 216

C

Cálcio, necessidade de, **59**
Canal arterial, termo de fechamento espontâneo
    do, **152**
Candidíase invasiva, 133
Cânula
  nasal de alto fluxo, 98
  traqueal
      em sala de parto, indicações de ventilação por, 25
      profundidade de inserção conforme idade
          gestacional, **25**
Cardiopatia, 87
Cateterismo
  umbilical, 27
  venoso umbilical, de urgência, 28
Clampeamento
  do cordão umbilical, 4
  fisiológico, 243
Concentração de oxigênio a ser utilizada durante a
    VPP, 7
Convulsão(ões), 207
  clônicas, 208
  mioclônicas, 208
  neonatal
      exame físico do recém-nascido com, 206
      fatores de risco para, 205
      não familiar benigna, 211
  no período neonatal, 208
      abordagem inicial da, 212
      monitorização eletroencefalográfica no
          diagnóstico da, 213
  parcial migratória maligna da infância, 211
  sutis, 208
  tônicas, 208
Cordão umbilical, clampeamento do, 4, 20
CPAP (continuous positive airway pressure), 9
Creatinina sérica, valores de, **177**
Crescimento
  de referência de, 78

linear, 79
pós-natal, metas de, 77
Crise(s)
convulsiva(s)
no recém-nascido
aparesentação clínica da, 208
caracterização, 207
tratamento de manutenção das, 21
convulsiva no período neonatal
como tratar, 215
etiologia, 209
prognóstico, 219
Critérios de Bell modificados, 229
Cuidado pós-reanimação, ciclo de avaliação contínua
nos, 11
Curva(s)
de crescimento fetal, 78
de referência de crescimento, 78
prescritivas-padrão, 78

D

Deficiência de piridoxina, 211
Descompensação hemodinâmica, fisiopatologia
da, *154*
Desconforto respiratório, 87
Desenvolvimento cerebral, alterações do, 210
Diazepan, 216
Dieta enteral plena, 67
Distúrbios
hereditários do metabolismo do surfactante, 87
metabólicos, 210
Doença
da membrana hialina, 96
hipertensiva, 4
específica da gravidez, 4
neurológica no período neonatal, 205
Drenagem peritoneal, 233
Duplicação ureteral, 190

E

ECMO (extracorporeal membrane oxygenation), 180
Eletrólitos, necessidades de, **58**
Encefalopatia
epiléptica infantil precoce, 211
hipóxico-isquêmica, 35, 210, 211
mioclônica precoce, 211
Energia, necessidades diárias recomendadas
na nutrição parenteral para o RN termo e
pré-termo, **52**
Enterocolite necrosante
fatores de proteção para, 226
fatores de risco para, 227
medidas terapêuticas, 232
procedimentos cirúrgicos na, tipos, 233

recém-nascido pré-termo, extremo baixo peso
com, 225
Epilepsia neonatal familiar benigna, 211
Equinocandinas, 137
Erros inatos do metabolismo, 211
Escore de Rodwell, **113**
Estresse fetal, 90
Expansor de volume, 28

F

Fenitoína, 216
Fenobarbital, 216
Fluconazol, 136
Fósforo, necessidade de, **59**
Fração excretada de sódio, 177

G

Gastrosquise, 39
cuidados cirúrgicos, 42
cuidados na internação na UTIN, 42
diagnóstico antenatal e via de parto, 40
incidência, 40
patogênese, 40
Glicose
hidratação e oferta de, 11
infusão contínua de, 34
recomendada na nutrição parenteral, oferta
diária, **54**

H

Hemocultura, 112
Hemodiafiltração contínua, 180
Hemorragia(s)
evolução das, 200
intracraniana, 210
intraventricular, recém-nascido pré-termo,
extremo baixo peso com, 195
pulmonar, 32, 87
Hérnia
diafragmática, recém-nascido a termo com, 237
diafragmática congênita, 237
classificação de acordo com o tamanho do
defeito, *241*
desenvolvimenteo embrionário da, 238, *239*
fisiopatologia, *239*
fluxograma do atendimento em sala de parto do
recém-nascido com, *243*
preditores fetais para desfecho, **240**
Herniação visceral com defeito paraumbilical da
parede abdominal, 40
Hidrato de carbono, necessidades de, 54
Hidronefrose antenatal, recém-nascido a termo com,
183

Hiperinsuflação pulmonar, 89
Hipertensão pulmonar, 87
  persistente do recém-nascido, 96
Hipotensão no primeiro dia de vida, recém-nascido
  pré-termo de extremo baixo peso com, 143
Hipotermia terapêutica, 34
Hora de ouro, 3

I

Ibuprofeno, 162
Imagem em couve-flor, 40
Incubadora de transporte, ajuste da temperatura da, **8**
Indometacina, 162
Infarto
  arterial cerebral no recém-nascido, 214
  cerebral, 210
Infecção
  fúngica
    incidência e gravidade, 133
    recém-nascido pré-termo extremo com suspeita
      de, 131
    sistêmica, 131
  intra-amniótica, 147
  invasão por *Candida*
    algoritmo da conduta na, *138*
    tratamento da, recomendações no, 137
  perinatal grave, 88
Insuficiência
  renal, 33
    recém-nascido pré-termo, muito baixo peso
      com, 173
  respiratória
    recém-nascido a termo com, 87
    recém-nascido pré-termo, extremo baixo peso
      com, 101
    recém-nascido pré-termo, muito baixo peso
      com, 95
INSURE (Intubação-Surfactante-Extubação), 103
Intervenção pós-HPIV, 203
Intubação
  mecânica na hérnia diafragmática, 244
  traqueal, 25, 26

J

Jitteriness, 207

L

Laparotomia exploradora, 233
Leite materno
  como primeira fonte nutricional para o RNPT, 75
  de banco, quando usar, 76
Lesão
  renal aguda, 173
    abordagem do RN com suspeita, 179

renal aguda neonatal
  diretrizes para definição da, **178**
  etiologia da, **175**
  opções terapêuticas para, 179
Leucócitos, contagem de, 113
Levetiracetam, 217
Lidocaína, 217
Lipídios
  na nutrição parenteral, necessidades diárias de, **58**
  necessidades de, 57
Liquor, cultura de, 113
LMB (leite materno de banco), 75
Lorazepan, 216

M

Malformação(ões)
  cardíacas, 96
  congênitas, 96
  de parede abdominal, recém-nascido com, 39
Marcadores de atividade inflamatória, 114
Máscara facial
  à face do RN para realização da ventilação, *7*
  transporte em CPAP com, *10*
Massagem cardíaca, 26
Matriz germinitiva, esquema da involução da, *196*
Mecônio, 90
Medida de suporte, **159**
Meningoencefalite, 131
  diagnóstico de, 135
Micafungina, 137
Microelementos, necessidades de, 60
Midazolan, 216
Minuto de ouro, 22
Mioclonias, 207
Mortalidade à sepse precoce, 118

N

Necessidade(s)
  diárias de sódio, cloro, potássio e magnésio, **58**
  de cálcio e fósforo, **59**
  de eletrólitos, 58
  de microelementos, 60
  hídricas basais para RN termo e pré-termo, **53**
  proteicas, 55
Neurorrestauração, 203
Normotermia em sala de parto, recomendações para
  a manutenção, **5**
Nutrição
  parenteral
    complicações da, 62
    parâmetros de avaliação da, 62
    preparo das soluções de, 62
  parenteral no recém-nascido, 49
    composição da, 50

contraindicações, 50

indicações, 50

necessidades nutricionais, 52

O

Obstrução da pelve renal na altura da junção ureteropiélica, 185

Oferta(s)

enterais, recomendações de, **78**

parenteral e enteral de proteínas, energia e relação proteína/energia, *69*

Oligoelementos na nutrição parenteral, necessidades diárias de, **60**

Onfalocele, 39, 42

cuidados na admissão na UTIN, 45

diagnóstico antenatal e nascimento, 44

epidemiologia, 43

patogênse, 44

reanimação e transporte, 44

Oxigênio na reanimação do recém-nascido a termo, uso de, 24

P

Paracetamol, 163

PCAhs, tratamento medicamentoso de, **153-164**

Persistência do canal arterial, recém-nascido pré-termo extremo com suspeita de, 151

Piridoxina, 217

Pneumonia, 87

bacteriana, 96

Pneumonite, 91

Pneumotórax, 87, 97

hipertensivo à esquerda, *90*

Porencefalia, 200

Pós-HPIV, intervenções, 203

Pré-eclâmpsia, 4

Prematura, sobrevida, 3

Prematuridade, risco de, 4

Pressão positiva

contínua nas vias aéreas por via nasal, 97

intermitente por via nasal, 97

Pré-termo, transporte intra-hospitalar do, 10

Probióticos, 227

Procalcitonina, 114

Processo asfíxico, tratamento das complicações do, 15

Prongas nasais, 9

Prostaglandina, inibidores de, 161

Proteína C-reativa, 114

Pulmão

do recém-nascido pré-termo, peculiaridades anatômicas e funcionais do, **9**

úmido, 87

R

Radiografia

de abdômen de controle no 21º dia de vida, *228*

de abdômen no 20º dia de vida, *226*

Razão Ca e P, **59**

Reanimação

do RNPT, passos iniciais, **6**

neonatal

fluxograma da, *17*

mesa para a, materiais necessários em cada, **18**, **19**

prolongada, 29

Recém-nascido

a termo

com hérnia diafragmática, 237

com hidronefrose antenatal, 183

com idade gestacional ≤ 34 semanas, 117

com idade gestacional ≥ 35 semanas

avaliação multivariada de risco, 116

avaliação por categoria de risco, 115, *116*

com insuficiência respiratória, 87

com síndrome convulsiva, 205

sem meningite, valores de parâmetros liquóricos em, **125**

uso de oxigênio na reanimação do, 24

com síndrome convulsiva, 205

com asfixia perinatal, 15

com malformação de parede abdominal, 39

com risco infeccioso ao nascimento, 109

de alto risco, manobras de reanimação e transporte do, 41

equipe neonatal para assistência ao, preparo da, 16

infarto arterial cerebral no, 214

na UTIN, condutas a serem tomadas imediatamente após a admissão do, **11**

nutrição parenteral, 49

prematuro sem meningite, valores de parâmetros liquóricos em, **125**

pré-termo, 3

com sepse tardia, 121

em CPAP nasal com prongas binasais, *13*

manifestações clínicas em, **155**

medidas para o controle térmico do, **8**

nutrição enteral no, 67

pré-termo extremo com suspeita de infecção fúngica, 131

pré-termo, extremo baixo peso

com enterecolite necrosante, 225

com hemorragia intraventricular, 195

com insuficiência respiratória, 101

pré-termo, muito baixo peso

com insuficiência renal, 173

com insuficiência respiratória, 95

Red flag, 112
Refluxo vesicoureteral, 189
Relação proteína:energia, 57
Repercussão
  clínica, parâmetros ecocardiográficos de acordo
    com o risco de, **157**
  hemodinâmica
    em RNPT com PCA, escore clinicorradiológico
      para avaliação da, **156**
    significativa, avaliação ecocardiográfica e clínica
      da PCA com, **161**
RNPT (*v. tb.*) Recém-nascido pré-termo
  em sala de parto, atendimento do, 4
  medidas para o controle térmico antes e durante o
    transporte, **8**
  reanimação do, 4
    estabilização inicial de particularidades na, 4

S

SatO$_2$, pré-ductais, valores, 24
Saturação de oxigênio pré-ductal nos primeiros
  minutos de vida do recém-nascido, alvos de, **7**
Sepse, 87
  neonatal precoce, 110
    diagnóstico laboratorial, 112
    fatores de risco, 110
    manifestações clínicas, 111
    tratamento, 114
  precoce
    abordagem da Academia Americana de Pediatria
      do RN sob risco infeccioso para, 115
    calculadora de, 116
    mortalidade atribuída à, 118
  tardia
    manifestações clínicas da, **124**
    patógenos da, 123
    prevenção da, 128
    recém-nascido pré-termo com, 121
    tratamento, 126
Síndrome(s)
  convulsiva, recém-nascido a termo, 205
  de aspiração de mecônio, 32, 87, 97
  de escape de ar, 33
  de HELLP, 4
  de Ohtahara, 211
  de Potter, 177
  do desconforto do RN, 32
  do desconforto respiratório, 87, 97

do pulmão úmido, 97
  epilépticas, 211
Suporte respiratório, 12
Surfactante exógeno, uso rotineiro de, 243

T

Taquipneia transitória do recém-nascido, 87
Taxa de filtração glomerular, **176**
Temperatura, manutenção de, 8
Terapia de substituição renal, 179
Termorregulação, 5
Tiopental, 217
Transição e choque transicional no prematuro,
  fisiopatologia da falha na circulação de, 145
Transporte intra-hospitalar, cuidados
  pós-reanimação e preparo do RN para o, 8
Tremores, 207
Trombocitopenia, 34
TTRN (taquipneia transitória do recém-nascido), 87

U

Ultrassonografia
  normal, *198*
  transfontanelar
    grau I de Papile, *198*
    graus II, III e IV de Papile, *199*
UTI neonatal (UTIN)
  assistência ventilatória inicial na, *244*
  cuidados na internação na, 42
  preparo e transporte para a, 30

V

Vancomicina, 127
Ventilação
  com pressão positiva, 6, 21
    reavaliação da técnica da, 23
  mecânica
    na hérnia diafragmática, 244
    preparo e transporte para a, 30
  não invasiva, 97
  pulmonar, 22
Ventilador manual com peça T, *6*
Via aérea, indicações de alternativas, 24
Vida extrauterina, transição para, 242
Vitamina(s)
  necessidades de, 61
  recomendações na nutrição parenteral no recém-
    nascido termo e pré-termo, **63**